# 氣功三百問

——氣功知識小百科

林厚省教授◎著

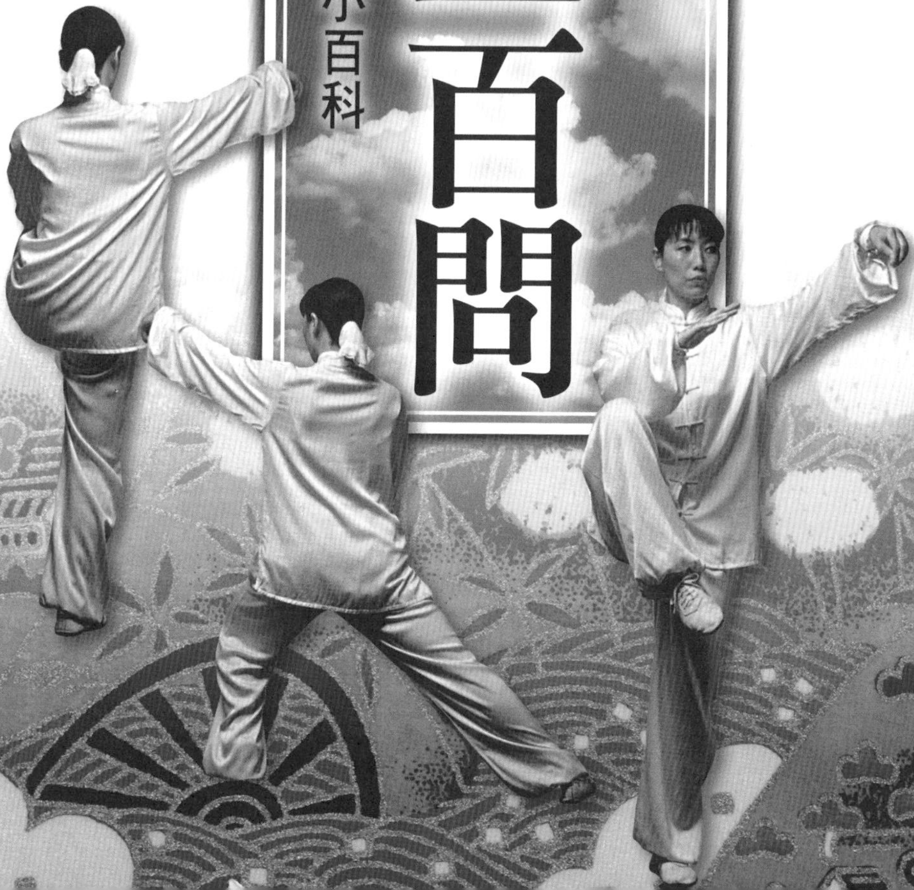

目錄

# 第一章・歷史、概述


1 什麼叫氣功？／27
2 氣功怎樣產生？／28
3 氣功的名稱從何而來？／29
4 氣功在春秋戰國時期有何記載？／31
5 氣功在兩漢時期有何記載？／32
6 氣功在兩晉南北朝時期有何記載？／33
7 氣功在隋唐時期有何記載？／35
8 氣功在宋金元時期有何記載？／36
9 氣功在明清時期有何記載？／38
10 爲什麼說氣功是具有中華民族特色的一種醫療體育？／40
11 氣功的發展爲什麼有幾起幾伏？／42

12 氣功之『氣』的含義是什麼？／43
13 氣與血有何關係？／46
14 什麼叫臟腑？氣與臟腑有何關係？／47
15 什麼叫陰陽？氣與陰陽有什麼關係？／49
16 什麼叫三焦？氣與三焦有何關係？／50
17 什麼叫經絡？氣與經絡有何關係？／52
18 什麼叫七情？氣與七情有何關係？／53
19 什麼叫六淫？氣與六淫有何關係？／55
20 什麼叫精、氣、神？三者有何關係？／56

## 第二章・理論探索

21 氣功爲什麼能使人健康？／58
22 氣功鍛鍊爲什麼能扶正祛邪？／59
23 氣功鍛鍊爲什麼能幫助放鬆和消除緊張狀態？／60
24 氣功鍛鍊爲什麼能疏通經絡、調和氣血？／61
25 氣功鍛鍊爲什麼能使大腦皮層起抑制性的保護作用？／63
26 氣功鍛鍊爲什麼能提高神經系統的協調能力？／64

27 氣功鍛鍊爲什麼能降低基礎代謝和提高『儲能』能力？／65
28 氣功鍛鍊爲什麼對腹腔能起按摩作用？／66
29 氣功鍛鍊爲什麼能起自我控制的作用？／67

## 第三章・物質基礎

30 氣功之『氣』有物質基礎嗎？／70
31 『氣』的物質性做了哪些科學實驗？／71

## 第四章・特點、原則

32 氣功的特點是什麼？／74
33 爲什麼說氣功是調動自身潛力的？／75
34 爲什麼說氣功是練氣和練意的運動？／75
35 爲什麼說氣功是鍛鍊精、氣、神的？／77
36 爲什麼說氣功是一種適合慢性病患者的鍛鍊？／77
37 爲什麼氣功鍛鍊要持之以恆，不能半途而廢？／78
38 爲什麼練習氣功要始終保持正確的練功姿勢？／79
39 爲什麼練習氣功要注意鬆靜自然？／79

40 爲什麼練習氣功要保持心情舒暢、情緒平靜？／80
41 爲什麼練習氣功要區別情況，辨證練功？／81
42 爲什麼練習氣功要以氣爲基礎，意氣相隨？／82
43 爲什麼練習氣功要注意循序漸進，不能急於求成？／82
44 爲什麼練習氣功要注意練養相兼？／83
45 爲什麼練習氣功要與綜合措施相結合？／84
46 爲什麼練習氣功容易推廣和普及？／85

## 第五章・練功要素

47 練功的三要素是什麼？／86
48 什麼叫意守法？怎樣進行練習？／87
49 什麼叫意守『內景』和意守『外景』？／88
50 什麼叫良性意念法？怎樣進行練習？／89
51 什麼叫『假借』，其意義何在？／90
52 什麼叫有爲法、無爲法？／91
53 什麼叫六妙法門？／92
54 什麼叫聽息法？／93

55 什麼叫放鬆法？怎樣練習？／94
56 什麼叫部位放鬆法？怎樣練習？／95
57 什麼叫三線放鬆法？怎樣練習？／95
58 什麼叫默念法？怎樣練習？／96
59 什麼叫數息法？怎樣練習？／97
60 什麼叫貫氣法？怎樣練習？／98
61 什麼叫止觀法門？怎樣練習？／98
62 什麼叫自然呼吸法？／100
63 什麼叫胸式呼吸法？／100
64 什麼叫腹式呼吸法？／101
65 什麼叫吸呼法和吸吸呼法？／102
66 什麼叫大呼大吸法？／102
67 什麼叫鼻吸口呼法和鼻吸鼻呼法？／103
68 什麼叫停閉呼吸法？／104
69 什麼叫胎息呼吸法？／104
70 什麼叫冬眠呼吸法？／105
71 什麼叫仰臥式和側臥式？／106

72 什麼叫平坐式和靠坐式？／107
73 什麼叫站式？／108
74 什麼叫動靜結合式？／108

## 第六章・功法介紹

75 什麼叫內養功？／109
76 什麼叫放鬆功？怎樣練習？／111
77 什麼叫強壯功？／113
78 什麼叫保健功？／114
79 內養功、放鬆功、保健功、強壯功是否可以配合鍛鍊？／115
80 什麼叫站樁功？怎樣練習？／116
81 什麼叫行步功？怎樣練習？／124
82 什麼叫太極氣功十八式？怎樣練習？／125
83 怎樣練習氣功十段錦？／144
84 怎樣練習按摩拍打功？／169
85 怎樣練習肢體活動操？／177
86 怎樣練習關節操十節？／181

87 怎樣練習氣功棒操？／187
88 怎樣練習自發動功？／197
89 怎樣練習採陽補氣法？／202
90 怎樣練習望月觀星法？／204
91 怎樣練習虛靜功法？／206
92 怎樣練習升陽法？／207
93 怎樣練習固精法？／208
94 怎樣練習中宮直透法？／209
95 怎樣練習氣功運目法？／210
96 怎樣練習周天搬運法？／211
97 怎樣練習丹田運轉法？／212
98 怎樣練習歸一清靜法？／213
99 怎樣練習眞氣運行法？／215
100 怎樣練習分症練功法？／218
101 什麼叫導引？／219
102 什麼叫禪修？／220
103 什麼叫華佗五禽戲？／222

104 什麼叫武當派太極十三式？／223
105 什麼叫少林派達摩易筋經十二式？／224
106 什麼叫太陽宗火龍功？／228
107 什麼叫『叫化功』？／232
108 什麼叫虎步功？／234
109 什麼叫峨眉宗十二樁？／236
110 什麼叫『瑜伽』？／237
111 什麼叫硬氣功？怎樣練習？／238
112 什麼叫鐵砂掌？怎樣練習？／243
113 什麼叫朱砂掌？怎樣練習？／244
114 什麼叫輕功？怎樣練習？／245
115 發放『外氣』的基本練功方法是怎樣的？／246

## 第七章・對症練功

116 患高血壓，怎樣進行氣功鍛鍊？／251
117 患心臟病，怎樣進行氣功鍛鍊？／254
118 患糖尿病，怎樣進行氣功鍛鍊？／256

119 患肺結核病，怎樣進行氣功鍛鍊？／259
120 患腎炎病，怎樣進行氣功鍛鍊？／261
121 患潰瘍病，怎樣進行氣功鍛鍊？／262
122 患哮喘病，怎樣進行氣功鍛鍊？／264
123 患病毒性肝炎，怎樣進行氣功鍛鍊？／266
124 患神經衰弱，怎樣進行氣功鍛鍊？／269
125 患腦血管意外，怎樣進行氣功鍛鍊？／269
126 患肥胖症，怎樣進行氣功鍛鍊？／270
127 患感冒，怎樣進行氣功鍛鍊？／274
128 患肩周炎，怎樣進行氣功鍛鍊？／274
129 患腰腿病，怎樣進行氣功鍛鍊？／280
130 患關節炎，怎樣進行氣功鍛鍊？／282
131 患腰椎間盤突出症，怎樣進行氣功鍛鍊？／284
132 患靜脈曲張，怎樣進行氣功鍛鍊？／286
133 患外傷性截癱，怎樣進行氣功鍛鍊？／288
134 患肺腫瘤，怎樣進行氣功鍛鍊？／290

## 第八章・臨床實踐

135 氣功鍛鍊使呼吸系統發生哪些生理變化？／292
136 氣功鍛鍊使循環系統發生哪些生理變化？／294
137 氣功鍛鍊使消化系統發生哪些生理變化？／297
138 氣功鍛鍊使神經系統發生哪些生理變化？／299
139 氣功鍛鍊使內分泌系統發生哪些生理變化？／301
140 氣功鍛鍊對婦產科有何影響和作用？／302
141 氣功鍛鍊對眼科有何影響和作用？／303
142 氣功鍛鍊治療肺結核情況如何？／305
143 氣功鍛鍊治療肺氣腫情況如何？／305
144 氣功鍛鍊治療支氣管哮喘情況如何？／306
145 氣功鍛鍊治療胃和十二指腸潰瘍情況如何？／307
146 氣功鍛鍊治療胃下垂情況如何？／308
147 氣功鍛鍊治療肝炎情況如何？／309
148 氣功鍛鍊治療便秘情況如何？／310
149 氣功鍛鍊治療過敏性結腸炎情況如何？／310

150 氣功鍛鍊治療神經衰弱情況如何？／311
151 氣功鍛鍊治療精神分裂症情況如何？／312
152 氣功鍛鍊治療腰椎間盤突出症情況如何？／312
153 氣功鍛鍊治療高血壓情況如何？／313
154 氣功鍛鍊治療心臟病情況如何？／314
155 氣功鍛鍊治療心動過速情況如何？／314
156 氣功鍛鍊治療青光眼情況如何？／315

## 第九章・運氣療法

157 什麼叫氣功運氣療法？／317
158 氣功運氣療法做了哪些動物和細菌實驗？／318
159 氣功運氣療法做了哪些物理實驗？／318
160 氣功運氣療法做了哪些生理指標實驗？／319
161 氣功運氣療法做了哪些臨床實踐？／320

## 第十章・「外氣麻醉」

162 什麼叫『氣功麻醉』？／321

163 氣功麻醉的依據是什麼？／322
164 氣功麻醉做手術情況如何？／323
165 氣功麻醉的前景如何？／323

## 第十一章・仿生方法

166 什麼叫信息和氣功信息療法？／325
167 氣功信息仿生的運用情況如何？／326
168 SZY—1、2、3型氣功信息治療儀有何特點和用途？／327

## 第十二章・綜合部分

169 什麼叫『內氣』、『外氣』？／329
170 什麼叫任脈和督脈？什麼叫小周天？／330
171 什麼叫氣湧沖脈和氣通帶脈？什麼叫大周天？／331
172 什麼叫三關？三關在何處？／332
173 什麼叫丹田？丹田在何處？／333
174 什麼叫意守丹田？其意義何在？／334
175 什麼叫氣貫丹田？／336

176 怎樣選擇意守點和意守部位？／337
177 怎樣具體掌握意守下丹田？／338
178 怎樣掌握意守的火候？／339
179 怎樣才叫入靜？／340
180 入靜的生理作用是什麼？／341
181 入靜後常出現哪些感應？如何對待？／342
182 姿勢與呼吸對入靜有何影響？／343
183 入靜與昏沉有什麼區別？／344
184 影響練功入靜的常見因素有哪些？／345
185 不能入靜，怎麼辦？／347
186 入靜有哪些常用方法？／349
187 練習氣功採用哪一種呼吸方法好？／350
188 練習氣功選擇哪一種姿勢最好？／352
189 練習氣功採用哪一種意念方法好？／352
190 練習氣功是練靜功好還是練動功好？／352
191 練功時睜眼好還是閉眼好？／353
192 練功的時間和次數應如何掌握？／354

193 練功前要做哪些準備工作？／355
194 練功過程要注意些什麼？／356
195 練功後的良好效應是什麼？／357
196 練習氣功是否一定要做好收功動作？／357
197 練習各種功法是否都要意守丹田和進行腹式呼吸？／358
198 練功多長時才能發放『外氣』？／359
199 練習發放『外氣』功應注意些什麼？／360
200 氣功與飲食的關係怎樣？／361
201 空腹與飯後立即練功好嗎？／362
202 健康人練氣功有什麼好處？／363
203 練功時意守不住會不會影響功效？／364
204 幾種功法可否同時練習？／364
205 練習太極氣功十八式時是否一定要練一整套？／365
206 氣功如何同其他體育活動配合鍛鍊？／366
207 氣功如何同太極拳結合？／366
208 練習氣功是否需要氣功醫師指導？／367
209 如何選擇氣功老師？／368

210 經常改變練功方法好嗎？／369
211 臥功鍛鍊時總想入睡，怎樣處理？／370
212 練側臥式時，在一次功內是否可以左右轉換位置？／371
213 練功時用鼻子呼吸好還是用口呼吸好？／371
214 練功時環境吵鬧，不易入靜，是否可用棉花等物塞耳？／372
215 練功時唾液增多是何原因？有何意義？／373
216 自然呼吸時長短不均是否可以用意控制？／374
217 有人主張呼吸時舌頂上顎或做上下活動，有人不主張，如何掌握？／374
218 爲什麼下按式站樁功不要求舌頂上顎？／375
219 爲什麼動功中喜歡做升降開闔動作？／376
220 腹式呼吸時，有些人對腹壁起伏運動難以感知，正常嗎？／377
221 練功中默念字句有何好處？爲什麼字數不能超過九個？／377
222 內養功是以調整呼吸爲主還是以靜爲主？／378
223 什麼叫目視鼻準？其意義何在？／379
224 什麼叫『內視』？其意義何在？／380
225 什麼叫『性功』和『命功』？／380

226 什麼叫『六神通』？／381
227 什麼叫生物回授？與氣功鍛鍊有何不同？／382
228 氣功與催眠術是否一樣？／383
229 硬氣功與保健氣功是否一樣？／384
230 硬氣功有哪些精彩的表演？／385
231 高血壓與低血壓患者練習氣功的功法是否相同？／387
232 練功期間怎樣對待性生活？／388
233 乘車坐船時如何練功？／389
234 婦女月經期間是否可以練功？／389
235 爲什麼練習氣功要注意針對性？／390
236 爲什麼硬板床、硬木凳適合於練功？／391
237 爲什麼練功要先修德？／392
238 氣功能治哪些病？不能治哪些病？／393
239 氣功治病痊癒後是否會復發？／394
240 想健康長壽，除了認眞進行氣功鍛鍊，還要注意什麼？／395
241 練功一段時間後病情不見起色，怎麼辦？／396
242 有的人練功一段時間後很少或根本不增加體重，怎樣理解？／397

243 有的人練功久了，小腹爲什麼會大起來？／398
244 爲什麼有的人練功時會出現半邊身熱、半邊身冷等現象？／399
245 爲什麼有的人練功時會頭痛、眼痛？／399
246 爲什麼有的人練功時手脚會抖動，甚至全身大動起來？／400
247 爲什麼練功時身體有溫暖感和出汗現象？／401
248 爲什麼練功時某些部位的皮膚、肌肉有酸、麻、脹、熱、涼、重、癢等感覺？／402
249 爲什麼有的人練功時眼前會出現各種各樣的幻景？／403
250 練功時全身感到發冷，是否可以繼續練下去？／403
251 練習站樁功，膝關節產生酸痛等反應是正常現象嗎？／404
252 練站樁功時間長了，會不會產生下肢靜脈曲張？／405
253 練站樁功時可聽音樂嗎？／406
254 練站樁功有時也會不由自主地舞動起來，怎麼辦？／407
255 練功後手指端變粗了，怎麼辦？／408
256 練功受驚後，應該怎麼辦？／408
257 急性扭傷應如何進行合理的氣功療法？／409
258 本書介紹的這套自發動功的一般外動規律是怎樣的？／410

259 為什麼練習自發動功後有些人會頭暈作嘔？怎麼辦？／411
260 為什麼練習自發動功後有些人會手腳冰涼？怎麼辦？／412
261 練習自發動功，意念活動程序未完便外動起來，怎麼辦？／413
262 練習自發動功，功間沒有產生外動，但收功時卻有點想動起來，為什麼？怎麼辦？／413
263 練習自發動功一段時間後，練功時往往會感到體內有熱氣團或熱氣流，為什麼？怎麼辦？／414
264 練習自發動功，單側或雙側耳朵有時會出現『如風蓋耳』現象，為什麼？怎麼辦？／415
265 練習自發動功，如何使意守丹田與自然呼吸配合好？／415
266 練習自發動功，體內有感應但無外動，會產生效果嗎？／416
267 練習自發動功，體內患部往往會作痛，為什麼？怎麼辦？／417
268 練習自發動功，有些人會流淚或鼻涕，為什麼？怎麼辦？／418
269 練習自發動功外動劇烈時，可強制自己立即收功嗎？／418
270 練習自發動功時出現咳嗽、痰液，怎麼處理？／419
271 《行氣玉佩銘》的內容是什麼？／419
272 馬王堆漢墓出土文物中有何重要的氣功文獻？／420

# 第十三章・偏差糾正


273 什麼叫練功偏差？／421
274 產生練功偏差的主要原因是什麼？／422
275 練功發生偏差時，自己應怎樣進行初步糾正？／424
276 練功時出現了『泰山壓頂』之偏差，該如何糾正？／425
277 練功時出現了『前額凝貼』之偏差，該如何糾正？／426
278 練功時出現了『丹田鼓脹』之偏差，該如何糾正？／427
279 練功時出現了『大椎腫脹』之偏差，該如何糾正？／428
280 練功時出現了『氣團纏身』之偏差，該如何糾正？／428
281 練功時出現了『胸悶憋氣』之偏差，該如何糾正？／429
282 練盤坐功時出現了『腿部麻木』之現象，該如何糾正？／429
283 練功時出現了『心慌意亂』之偏差，該如何糾正？／430
284 練功時出現了『頭緊舌硬』之偏差，該如何糾正？／430
285 練功時出現了『失控』之偏差，該如何糾正？／431
286 練功時出現了『昏沉思睡』之現象，該如何糾正？／432
287 練功時出現了『氣機衝竄』之偏差，該如何糾正？／432

288 練功時出現了『胸背寒熱』之現象，該如何糾正？／433
289 練功時出現了『漏氣遺精』之偏差，該如何糾正？／434
290 練功時出現了『興陽衝動』之現象，該如何糾正？／434

## 第十四章・國際動態

291 國際上建立了哪些氣功研究機構？／435
292 國際上召開過哪些氣功學術會議？／436
293 國際上有哪些著名科學家參加了氣功研究？／436
294 國際上做了哪些氣功神奇表演？／437
295 國際上開展了哪些氣功臨床實踐？／438
296 國際上在氣功儀器使用方面有哪些動向？／439
297 氣功在亞洲的情況如何？／440
298 氣功在歐洲的情況如何？／441
299 氣功在美洲的情況如何？／442
300 美國推行生物回授療法／443

●十四經經穴正面分布圖

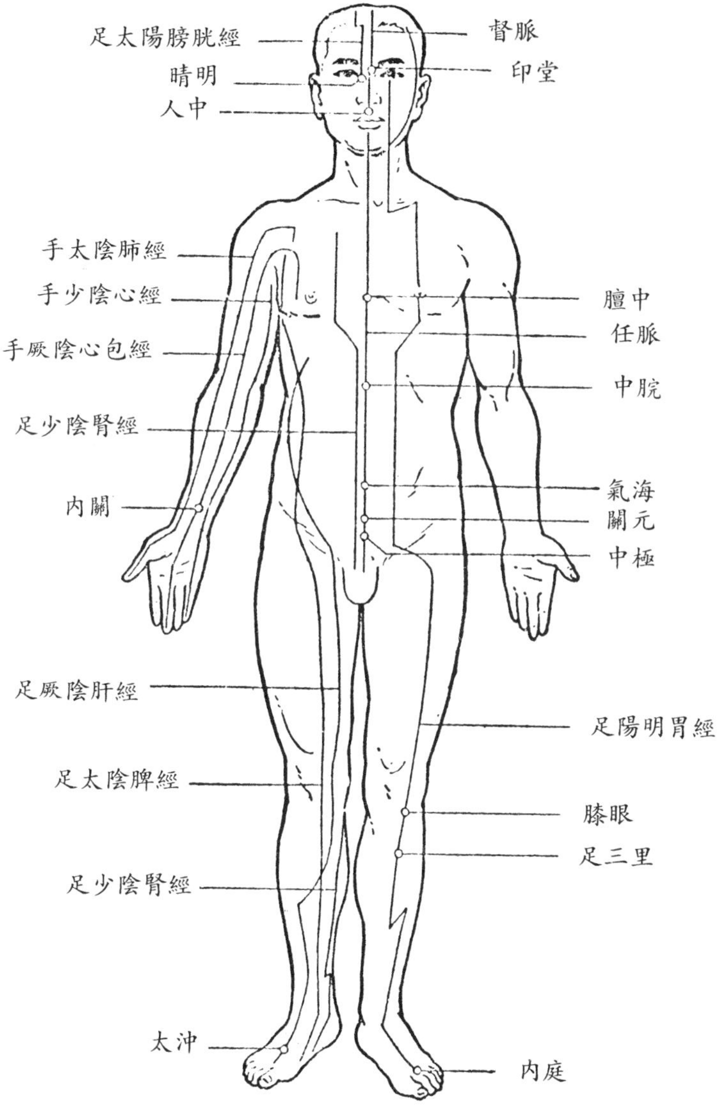

足太陽膀胱經
督脈
睛明
印堂
人中
手太陰肺經
手少陰心經
膻中
手厥陰心包經
任脈
中脘
足少陰腎經
內關
氣海
關元
中極
足厥陰肝經
足陽明胃經
足太陰脾經
膝眼
足三里
足少陰腎經
太沖
內庭

●十四經經穴背面分布圖

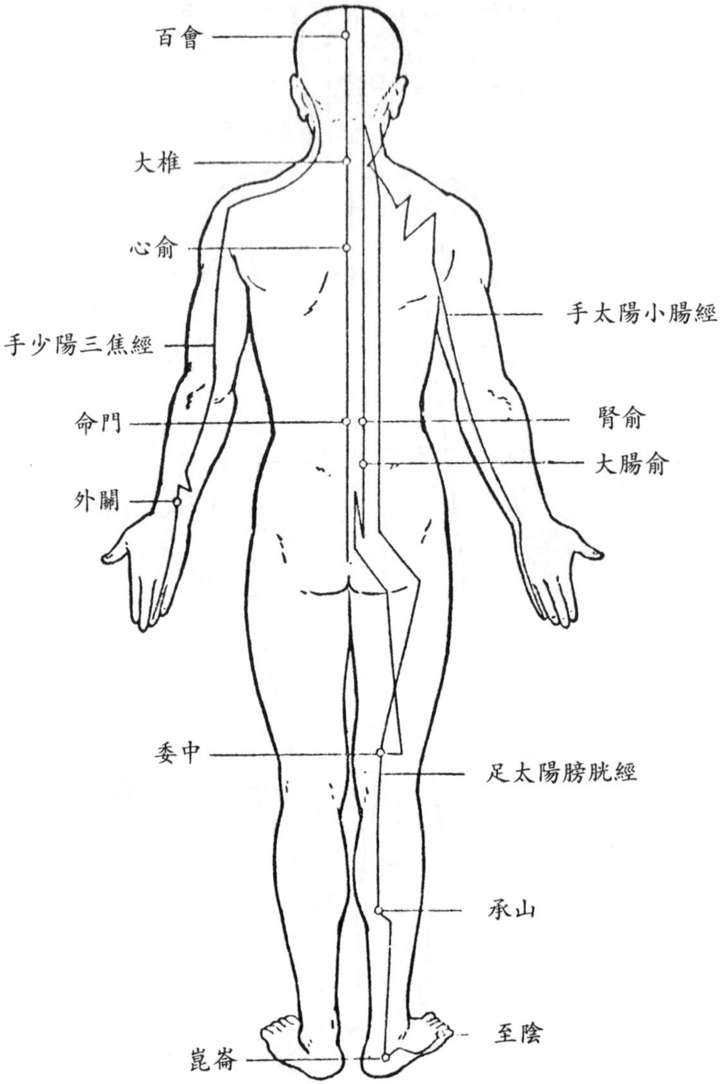
百會
大椎
心俞
手少陽三焦經
命門
外關
委中
崑崙
手太陽小腸經
腎俞
大腸俞
足太陽膀胱經
承山
至陰

## ●十四經經穴側面分布圖

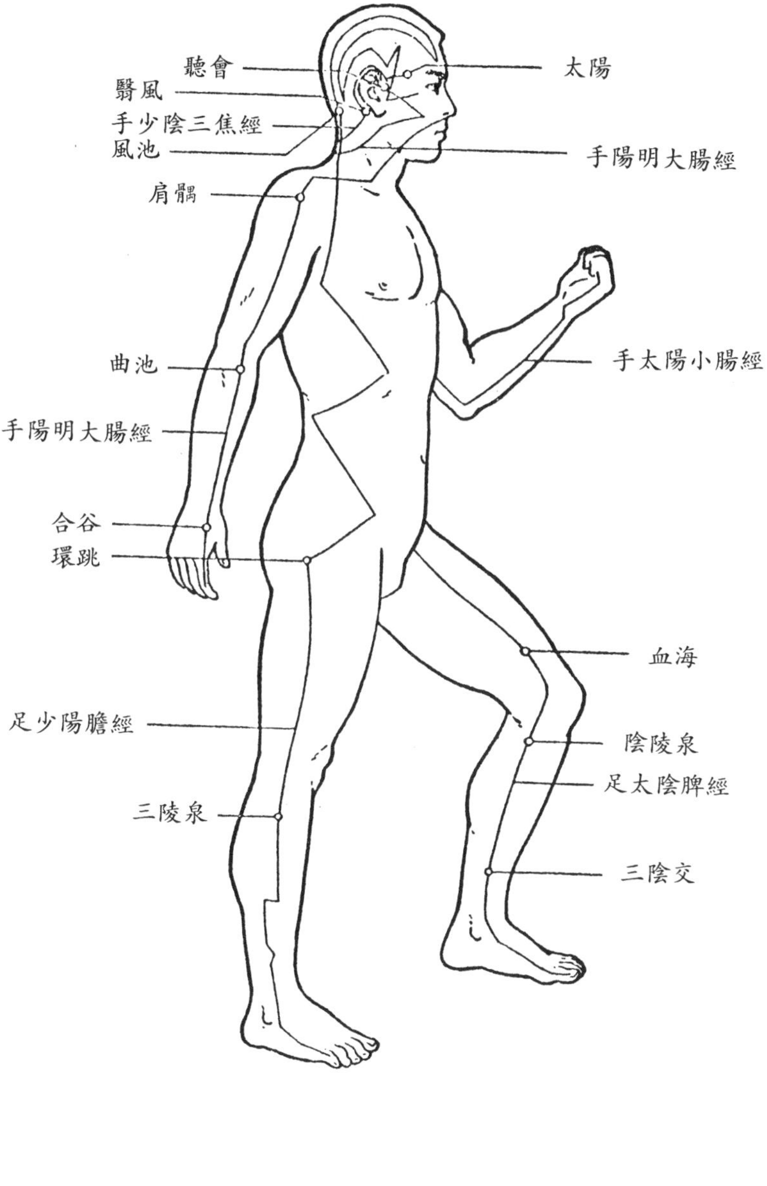

聽會
翳風
手少陰三焦經
風池
肩髃
曲池
手陽明大腸經
合谷
環跳
足少陽膽經
三陵泉
太陽
手陽明大腸經
手太陽小腸經
血海
陰陵泉
足太陰脾經
三陰交

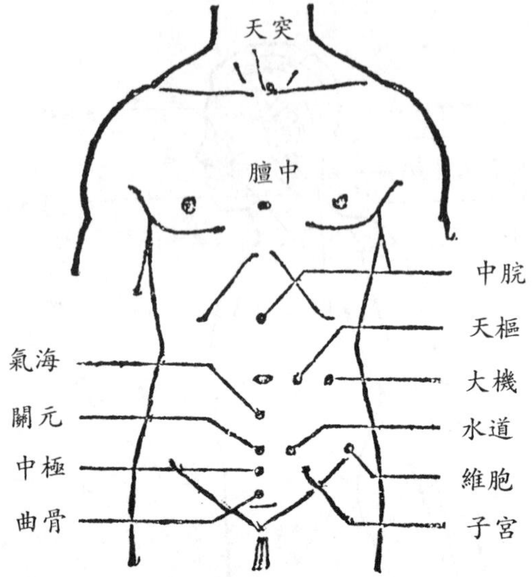


●胸腹部穴位

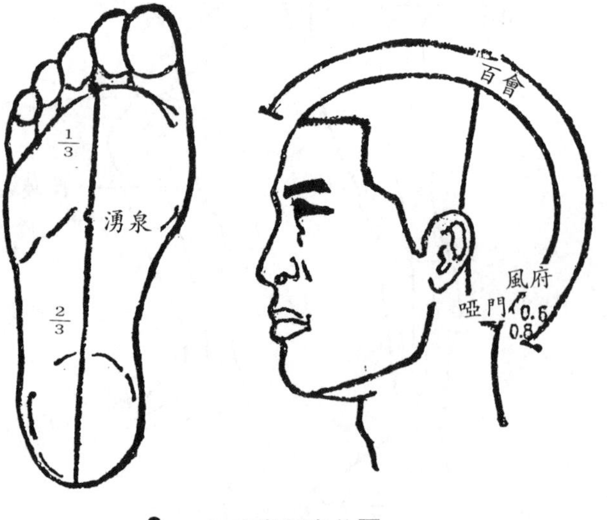


●氣功常用穴位圖

# 第一章・歷史、概述

## 1 什麼叫氣功?

氣功是中國醫學寶庫中的奇葩，是中國醫學遺產中具有民族特色的一種醫療保健運動。它是我國人民與大自然和疾病奮鬥的過程中，運用意識的作用，對生命過程實行自我調節的經驗總結，是一種獨特的鍛鍊精、氣、神的自我身心提升方法。

氣功的含義，簡單地說，就是練氣和練意的功夫。氣功的『氣』字是代表呼吸的意思，『功』字就是用意識不斷地調整呼吸和姿勢的練習。練氣功就是練氣和練意；以意引氣，循經運行，能促進、加強有關臟腑功能的氣化；通過氣的運行，加強元氣，可以達到治病強身的目的。

人們可根據病情的輕重，年齡的大小，體質的強弱，條件的差異，選擇氣功中的靜功、動功或動靜結合功，採用不同的練功方法，獲得疏通經絡、調和氣血、平衡陰陽、增強體質之作用，達到有病治病，無病強身的效果。

因此，氣功是運用意識的作用，採用自我身心鍛鍊的方法，對生命過程實行自我調節、自我控制、祛病延年、使人健康長壽的一門科學，是一種鍛鍊人體『元氣』，增強體質的功夫。

## 2 氣功怎樣產生？

氣功是我國人民長期和大自然環境奮鬥的過程中，總結、整理、提高，逐漸完善起來的一種防病治病、保健強身、益壽延年的鍛鍊方法。智慧的中華民族，早在幾千年前，就開始探索人的生命運動規律了。

在商、周初期的銅器上，有些圖像十分生動地描述了古人做『氣功』的各種姿勢。這說明，在文字產生之前，很可能就已經產生了氣功。

人類要生存下去，就要運用人的全身機能去戰勝大自然加諸人類的種種考驗，以適應千變萬化的大自然環境。人類除了利用大自然的各種有利的條件保存自己以外，要使人的機體適應大自然給人體造成的各種困難、病苦和磨難，這就促使人類認識抵抗疾病侵襲的自身保護的重要性，並提高防病治病的自身鍛鍊能力。

例如，人在勞累時，會不自主地打哈欠，要求休息或睡眠，以消除疲勞；在疾患痛楚時，會發出呻吟，以緩解疾病；在勞動時，會發出『嘿』聲以助力；在飢餓時，會要求進食；等等。同樣，當天氣寒冷時，人們會坐在避風朝陽的地方取暖，坐的姿勢自然會將伸直的手腳緊縮靠近軀幹，兩手放在小腹上（後來稱丹田穴），並將口自然閉合，以利保暖。在空氣稀薄處，自然產生了深呼吸；久而久之，腹式呼吸形成了。淨神定坐後，會感到精力充沛，身體舒適。

人們從這些活動中領悟到這是一種有益於身心的作法，從而進入到有意識的鍛鍊，並從中總結了多種多樣的方法。人們在古老的吐納、導引、行氣等方法的基礎上，不斷地完善提高，便演變成今天的氣功。

## 3 氣功的名稱從何而來？

氣功的名稱，過去由於各家、包括儒、醫、道、佛、武術等門派甚多，名稱龐雜，有吐納、導引、行氣、煉丹、玄功、靜功、定功、性功、內功、修道、坐禪、內養功、養生功等等；雖名稱不同，但均屬氣功之前身。

據考證，晉朝道士許遜寫的《淨明宗教錄》中有《氣功闡微》之記載，一九三四年以後董浩先生的《肺癆病特殊療法——氣功療法》和一九三五的《少林拳秘訣》等書中都提到『氣功』兩字，但都沒有做出解釋，並作爲正式名詞確定下來。

直到一九五三年劉貴珍先生同其他先生商榷後，寫作出版了《氣功療法實踐》一書，才對『氣功』兩字做了完整的解釋，並把上述功種統稱爲『氣功』，作爲正式名詞確定下來。

爲什麼又稱它爲『氣功療法』呢？

《氣功療法實踐》中說：『氣這個字，在這裡是代表呼吸的意思，功字就是不斷調整呼吸和姿勢的練習，也是俗語所說的要練得有功夫（現在看來，氣功除調整呼吸和姿勢練習外，還應當包括意念活動）。將這種氣功之法，用醫學觀點，加以整理研究，並且用在治療疾病和保健上，去掉以往迷信的糟粕，因此稱爲「氣功療法」。這樣稱呼它，既合乎實際，又易叫易懂，易爲我國人民所接受。』

就這樣，氣功和氣功療法這一名稱開始延用下來了。

## 4 氣功在春秋戰國時期有何記載？

氣功在我國流傳已有幾千年的歷史。早在春秋初期，我國人民就已運用氣功養生治病，文獻中有不少記載。我國現存最早的醫學經典著作——《黃帝內經》中就提出了『上工治未病』的預防醫療觀點，把養生問題列在首位。

《素問・上古天眞論》指出：『上古之人，其知道者，法於陰陽，和於術數，飲食有節，起居有常，不妄作勞，故能形與神俱，而盡終其天年，度百歲乃去。』又說：『虛邪賊風，避之有時，恬淡虛無，眞氣從之，精神內守，病安從來！是以志閑而少欲，心安而不懼，形勞而不倦。』『呼吸精氣，獨立守神，肌肉若一。』《素問・異法方宜論》云：『其民食雜而不勞，故其病多痿厥寒熱，其治宜導引按蹻。』《素問・刺法論》則指出：『腎有久病者，可以寅時面向南，淨神不亂思，閉氣不息七遍，以引頸咽氣順之，如咽甚硬物，如此七遍後，餌舌下津，令無數。』

經文中提到的『術數』、『導引』、『按蹻』、『呼吸精氣』、『餌舌下津』、『閉氣不息』、『獨立守神』、『淨神不亂思』等語都是指氣功的鍛鍊方法。

名醫扁鵲提出在練功時應用計算呼吸的方法，即『數息法』，作爲調息入靜的門徑。

《道德經》曰：『虛其心，實其腹。』『綿綿若存，用之不勤。』『載若魄抱一，能無離乎？專氣致柔，能嬰兒乎？』『致虛極，守靜篤。』意指練功時，心情須安靜，思想應集中，呼吸要柔和、細長，氣貫丹田，意守丹田，注意『意』與『氣』的鍛鍊。

《莊子・刻意篇》指出：『吹呴呼吸，吐故納新，熊經鳥伸，爲壽而已矣。此導引之士，養形之人……之所好也。』說明通過練氣功，有強身、延年的作用。

## 5 氣功在兩漢時期有何記載？

古代氣功到了漢代，有了進一步的發展。一九七三年底在長沙馬王堆三號墓出土了西漢早期的導引圖，繪有人體的各種運動姿勢，其中有一幅彩色帛畫繪人像四十多個，他們練功的姿勢多種多樣，有閉目靜坐的、有雙手抱頭的、有收腹下蹲的、有彎腰打躬的、有站立仰天的、有屈膝下按的，形象栩栩如生。它對於研究氣功的源流和發展，具有十分重要的價值。

《淮南子・精神訓》記載：『……吹呴呼吸，吐故納新，熊經鳥伸，鳧浴蝯躩，鴟視虎顧，是養形之人也。』

張仲景在《金匱要略》中提到：『若人能養愼，不令風邪干忤經絡，適中經絡，未流傳臟腑，即醫治之；四肢才覺重滯，即導引吐納，針灸膏摩，勿令九竅閉塞。』明確指出了內外功的鍛鍊既是一種預防之法，又是一種治療之方。

《後漢書・華佗傳》曰：『華佗……兼通數經，曉養性之術，年且百歲而猶壯實，時人以爲仙。』他在莊子『熊經鳥伸』的基礎上，發展爲『五禽戲』，一曰虎，二曰鹿，三曰熊，四曰猿，五曰鳥。他認爲：『人體欲得勞動，但不當使極耳。』並說明了通過五禽戲的鍛鍊，可達到血脈流通，耳目聰明，齒牙完整，病不得生及治療疾病等作用。相傳華佗的學生吳普按照這套方法，恆心鍛鍊，活到九十多歲，仍然耳目聰明，齒牙堅固。另一學生樊阿同樣用這種方法鍛鍊身體，活了百多歲，頭髮還是烏黑的。

《後漢書・王眞傳》也說：『王眞年且百歲，視之面有光澤，似五十者，能行胎息、胎食之方。』胎息即靜坐調息，胎食即咽下口中津液。

此外，佛教的止觀法、坐禪參禪等靜坐練功的某些部分也有可取之處。

## 6 氣功在兩晉南北朝時期有何記載？

兩晉南北朝時期，養生法方面有一定的成就與進展。

嵇康專門寫了有關養生的文章。

葛洪在他的著作中，更多地闡述了有關養生的文章。

《抱朴子·至理篇》：『服藥雖為長生之本，若能兼行氣者，其益甚速。若不能得藥，但行氣而盡其理者，亦得數百歲。夫人在氣中，氣在人中，自天地至於萬物，無不賴氣以生者也。善行氣者，內以養生，外以卻病惡。』

《抱朴子·雜應篇》：『養生之盡理者，行氣不懈，朝夕導引以宣動榮衛……可以不病……但患居人間者，志不得專，所修無恆。』

《抱朴子·養生論》：『……無久坐，無久行，無久視，無久聽，不飢勿強食，不渴勿強飲……體欲常勞，食欲常少，勞勿過極，少勿至飢……內心澄則眞神守其位，氣內定則邪物去其身……恬淡自適，則身形安靜，災害不干……養生之理盡於此矣。』

《抱朴子·祛惑卷》：『……夫導引療未患之疾，通不和之氣，動之則百關氣暢。』

陶弘景輯錄了六朝以前的養生經驗，編成《養生延命錄》，載有許多養生理論與方法。如：『靜者壽，躁者夭。靜而不能養，減壽；躁而能養，延年。然靜易御，躁難持，盡順養之宜者，則靜也可養。』說明了練功時應重視內養，方能起到強身延年之作用。

又：『凡行氣欲除百病，隨所在作念之，頭痛念頭，足痛念足，和氣往攻之。』說明通過默念，可以達到止痛的目的。

又：『納氣有一，吐氣有六。納氣一者，謂吸也；吐氣有六者，謂吹、呼、唏、呵、噓、呬，皆出氣也……吹以去風，呼以去熱，唏以去煩，呵以下氣，噓以散滯，呬以解極……』說明當時已開始應用六字訣默念呼氣的練功方法治病了。

## 7 氣功在隋唐時期有何記載？

隋唐時期，養生方面的導引、吐納等方法又有所發展。

巢元方在《諸病源候論》一書中，於絕大部分證候下，載導引吐納法約二六〇餘種，可說是隋代以前氣功療法的一次總結。如：『治四肢疼悶及不隨，腹內積氣，席床必須平穩，正身仰臥，緩解衣帶，枕高三寸，握固……安心定意，調和氣息，莫思餘事，專意念氣，徐徐漱醴泉。徐徐漱醴泉者，以舌略舐唇口牙齒，然後咽唾。徐徐以口吐氣，鼻引氣入喉，溫微微緩作，不可卒急強作。待好調和……漸漸增益，得至百息、二百息，病即除癒。』指出應用這種鍛鍊方法可達到治癒某些四肢、腹部疾病的效果。

孫思邈在千金方的各章內均有導引的論述，認爲：『養生之道，常欲小勞。』『人身氣息得理，即百病不生……善攝生者須調息方焉。』『和神調氣之道，當得密室……正身偃臥……瞑目，閉氣於胸中，鴻毛著鼻而不動，經三百息，耳無所聞，目無所見，心無所思……』他還介紹了六字訣的具體運用，天竺國按摩波羅門法十八勢，老子按摩法四十九個動作。

《外台秘要》一書中，王燾常於處方之前，先列導引吐納的鍛鍊方法。如心腹痛及脹滿痛，方十首前云：『常清靜，以雞鳴，安身臥，漱口三咽之，調五臟，令人長生，療心腹痛。』又如痰飲論二首前云：『左右側臥，調息十二遍，療痰飲。』白居易《靜生詩》云：『負喧閉目坐，和氣生肌膚。祁似飲醇醪，又如蟄若勞。外融百骸暢，中適一念無。曠至妄所在，心與虛空俱。』對入靜境界有深刻的描寫。

## 8 氣功在宋金元時期有何記載？

宋代，對醫學書籍做過一次較爲全面、系統地校刊和編纂總結，養生法方面的有關問題也做了一些編輯整理工作，並促進了它的發展。

《聖漸總錄》原書末有咽津、導引、服氣三部分，專論氣功鍛鍊方法。如咽津法：『開口，舌柱上齒取津咽之，一日得三百六十咽佳。』導引：『人之五臟六腑，百骸九竅，皆一氣所通，氣流則形和，氣滯則形病，導引之法所以行氣血，利關節，辟除萬邪，使不能入也。』

『若五臟三焦壅即以六氣治之……噓屬肝，呵屬心，呼屬脾，呬屬肺，吹屬三焦……大抵六字瀉而不補，但覺壅即行，本臟疾已即止……』

服氣：『……服氣之法……或食從子至巳，或飲玉池之津，或吐故納新，導引按蹻，或食日月，或閉所通，大抵氣以形載，形以氣充，氣形充符，自然長久……』

這時期有關養生的專著，有趙自化著《四時頤養錄》，陳直著《壽親養老新書》，蘇東坡搜集了前人的練功經驗，加上他個人的體會寫作專集，由後人編入《蘇沈良方》。陸游作的〈好事近〉詞：『心如潭水靜無風，一坐數千息；夜半忽驚奇事，看鯨波暾日。』是形容入靜後的特殊感覺。

張安道在《養生訣》一文中云：『每夜子時後，披衣起，面東或南，盤足坐，叩齒三十六通，握固，閉息，內視五臟……待腹滿氣樞，則徐徐出氣；候出入息勻調，即以舌攪唇齒，內外漱練……津液滿口，即低頭咽下，以氣通入丹田中……』對練功方法介紹得很具體，至今仍有一定的參考價值。

南宋無名氏編的《八段錦》是較早的一本養生、導引專書。據說，太極拳也是在北宋時代總結而成的。

金元時期，劉完素在《素問・玄機原病式》中提到六字訣，在「攝生論」中專門討論了攝生方法。張子和在《儒門事親》書中，談到以練功吹氣的方法治療外傷。他說：『默想東方，日出，始氣一口，吹在傷處。』

李杲在《蘭室秘藏・勞倦所傷論》中云：『夫喜怒無常，起居不時，有所傷勞，皆損其氣，氣衰則火旺，火旺則乘其脾土……懶於語言動作，喘乏，表熱，自汗，心煩。

當病之時，宜安心靜坐，以食其氣，再以甘寒瀉其火，以酸味收其散氣，以甘溫溫其中氣。』不僅說明勞倦可能傷脾致病，爲致病之病因病理，而且說明患病之時，可以『安心靜坐』來治療。這是氣功與藥物綜合應用的方法。

朱丹溪在《格致餘論》中談到：『氣滯痿厥寒治者，治以導引。』又：『令以順四時，調息神態，而爲治病之本。』說明練功『調息神態』，培養正氣爲治病之本，對氣功治療疾病的作用做了正確的解釋。

## 9 氣功在明清時期有何記載？

明朝中葉，徐春甫編《古法醫統大全》。他綜合了一些古代醫家的練功經驗，還考證了自宋元以來，養生科已被列爲十三科之一。

李時珍在《奇經八脈考》中說：『內景隧道，惟返觀者能照察之。』指出練功與經絡有密切之關係。

曹元白《保生秘要》一書中，列舉了四十六種病症的導引運動法，主張動靜兼施，在練功方法上較巢氏病源論更爲具體。

陳繼儒的《養生膚語》，認爲精氣神爲上品上藥，『保精』、『裕氣』、『養神』爲長壽之要方，提出練功中要辨別虛實寒熱，隨證施治的經驗。他說：『卻病之本，有行動一法，虛病宜存想收斂，固密心志，內守之功者以補之；實病宜按摩導引，吸努掐攝，外發之功以散之；凡熱病，宜吐故納新，口出鼻入以涼之；冷病以存氣閉息，用意生火以溫之。此四法可為治病捷徑，勝服草木金石之藥遠矣。』

張景岳《類經》：「若攝生者，必明調氣之故……」明確提出養生與調氣的關係。傅仁宇《審視瑤函》最早記載了應用六字訣的練功方法治療綠風內障，至今仍有很大的參考價值。

王肯堂《證治準繩・論青盲症》：『若能保真致虛，抱元守一者，屢有不治而癒。』提出了練功可以治青盲症。

王陽明對靜坐花了相當功夫，著《傳習錄》一書，教他的學生練功。

清初，汪訒庵著《醫方集解》，附〈勿藥元銓〉一卷，搜集了一些前人的練功方法。其中記曰：『調息之法，不拘時候，隨便而坐，平直其身，不倚不曲，解衣緩帶，務盡調適，口中舌攪數遍，微微吐出濁氣，鼻中微微納之，或三五遍，或一二遍，有津咽之，叩齒數遍，舌抵上顎，唇齒相著，兩目垂簾，令朧朧然，漸次調息，不喘不粗，或數息出，或數息入，以一至十，以十至百，攝心在數，勿令數亂。』

沈金鰲著《沈氏尊生書》，卷首有運動總法，專論練功方法，指出了運動十二則。如：『若身稍有絲毫不快，宜迅速運動，免致久滯積成大病。』『行動時，宜無人無我，休息以著之。』他還提出拋除雜念的方法：『攝心歸一，專其一處，皆可正念。』這就是我們常用的集中一處如意守丹田之類的方法。

清代後期，王祖源編著《內功圖說》，包括十二段錦總訣，十二段錦圖解，易筋經圖解及各部按摩導引等，主張動靜兼修。

席錫藩編繪的古代內外功圖說，詳細介紹了諸病導引治病，八段錦、易筋經等圖說及按摩調息。總名《內外功圖解輯要》，共分二十八門，百二十四圖。此外，鄭官應編《中外衛生要旨》，對於排除雜念入靜做了簡要的敍述。

此外尚有蔣維喬編《因是子靜坐法》，將呼吸鍛鍊和思想集中的養生法做了簡單的敍述，對當時學習氣功者有一定的幫助。丁福保編的靜坐法書籍，對練功也有參考價值。

## 10 為什麼說氣功是具有中華民族特色的一種醫療體育？

氣功在我國有悠久的歷史。根據考證，早在周代金文中（公元前十一世紀——公元前七七年）就有了有關氣功（當時的名稱不叫氣功）的記載。戰國初期的文物《行氣玉佩銘》就已記述了氣功的理論與練法。這段記述是刻在一根十二面體的玉柱上。我國現存最早的醫學典籍《黃帝內經》裡已有了關於氣功的描述，以後各個朝代也都有關於氣功的詳細記載。

氣功在我國普遍受人民喜愛，從古到今，就有千千萬萬人民進行著氣功鍛鍊，也使千千萬萬人民增強了防病治病的能力，增強了體質，增進了健康。

中國的氣功功種繁多，功法齊全，有臥功、坐功、站功、行步功，有動功、靜功、動靜結合功。

氣功與一般的體育運動有所不同，它不追求短期內身體的激烈運動，而是有意識地按練功原則練習，慢慢調整人體的生理功能來發揮作用；氣功的鍛鍊著重加強內運動，即調整人體內部的機能活動，也就是精、氣、神的鍛鍊。

氣功在治療疾病方面，是以中醫理論爲基礎，根據陰陽虛實的理論和氣血、經絡等學說辨症施治。

如陽虛的患者採用氣功中的意守法；陰虛的患者採用氣功中的貫氣法。又如高血壓病的患者意守『湧泉』穴，低血壓病的患者意守『百會』穴。

總之，在選擇功種方面，是根據患者病情輕重、不同病種的不同特點、相同病種的不同情況或同一病人在疾病的不同階段，採因人制宜，區別對待，辨證且有針對性地對症練功，因此說氣功是中國醫學的珍貴遺產之一，乃具有中華民族特色的醫療方法。

## 11 氣功的發展爲什麼有幾起幾伏？

氣功已有幾千年的歷史，內容豐富，流派繁多，是防病治病、增進健康的一門科學。但氣功的發展爲什麼有時進入高潮，有時處於低潮呢？

作者認爲有以下幾個原因：

(1)氣功之氣是看不見、摸不著的東西，雖然練功者有八觸，即有酸、麻、脹、熱等感覺，但有部分人總感到捉摸不定，很玄虛，因此對氣功能防病治病、增進健康的現實不敢給予肯定。

(2)氣功的門戶和種類繁多，如道家、佛家、儒家等派別，它們雖然在推廣氣功、增進健康方面起了作用，但也滲雜了一些長生不老、得道上天、見鬼見神等迷信色彩，使人感到十分神秘玄虛。

(3)某些江湖騙子利用氣功可健身治病的特點，或通過表演硬氣功，招搖撞騙，販賣假藥，騙取錢財，敗壞了氣功的名聲。

(4)門戶林立，相互保守，相互排斥，相互攻擊，造成兩敗俱傷。

(5)有的人練功心切，急於求成，沒有掌握練功要領，沒有遵循練功的原則和注意事項，產生了偏差，從而對氣功產生懷疑與不信任。

(6)氣功能防病治病，使人健康，但在介紹上講得過了頭。如說：『氣功萬能』、『氣功能治百病』等。這樣不僅對推廣氣功不利，而且還給人們留下不好的印象，產生反感情緒。

(7)有的人對氣功存有偏見，總認爲氣功是江湖的一套，是不學無術的東西，沒有科學根據，把氣功鍛鍊誤認爲迷信活動且加以抨擊，使練功的人寥寥無幾，導致氣功的發展受阻礙而陷入低潮。

現在，人們對氣功的看法已有了很大的改變，越來越多的人認識到氣功在促進人類健康方面的重要作用。我們相信，通過不斷地總結經驗，整理提高，氣功療法必將在醫療體系中受肯定而占有一席之地。

## 12 氣功之『氣』的含義是什麼？

氣——是古代人民對自然現象的一種樸素的認識，認爲氣是構成有形世界最基本的物質，宇宙間一切事物都是由氣的運動變化而產生。

這種觀點被引用到醫學領域，就認爲氣是構成人體的基本物質，以氣的運動變化解釋人的生命活動。正如《景岳全書》所說：『人之有生，全賴此氣。』《醫門法律》也說：『氣聚則形成，氣散則形亡。』

氣功是鍛鍊人體之氣。人體之氣有多種多樣的表現形式，其中最基本的氣即是眞氣（又名元氣、正氣、精氣、眞元之氣）。

眞氣是由腎中的精氣（指稟受於父母之精氣）、脾胃吸收運化而來的水穀之氣（是由人吃進去的營養物質所化生）和肺吸入的空氣三部分結合組成。它是一種活動力很強的精微物質。它流行於全身，無處不在，無處不到。它的運動，在中醫學理論裡稱爲『氣機』，主要表現爲升、降、出、入四種形式。人體的臟腑、經絡等組織都是眞氣升降出入的場所。所以眞氣是流行分布於全身各處，表現爲各個臟腑、經絡等不同組織的生理活動，因此有各種不同的名稱。如：

**臟腑之氣**：眞氣分布於臟腑，即成爲臟腑之氣，如心氣、肺氣、脾氣、胃氣、肝氣、腎氣等等。

**經絡之氣**：眞氣流行於經絡，即成爲經絡之氣，簡稱「經氣」。

**營氣**：營氣是與血共行於脈中之氣。

**衛氣**：衛氣是行於脈外之氣。它的性質慓悍滑利，不受脈管約束，運行於脈外。

**宗氣**：宗氣是積於胸中之氣。

從氣的流行與分布，我們可以看到氣的功能主要包括五個方面：

**動力作用**：人體生長發育，各臟腑、經絡的生理生化活動，血的循行，津液的輸布，都要依靠氣的激發和推動。氣虛則推動作用減退，生長發育就會遲緩，臟腑、經絡的功能就會減弱，或發生血行停滯、水液停留等各種病變。

**溫煦作用**：人體之所以能維持正常體溫，主要依靠氣的溫煦作用調節。如果氣的溫煦作用不正常，失於調節，大多出現畏寒怯冷、四肢不溫等症狀。

**防禦作用**：氣能護衛肌體，防禦外邪入侵。《素問・評熱病論》說：『邪之所湊，其氣必虛。』這裡所說的氣，是指氣的防禦作用。如果防禦能力減弱，邪氣侵入，人就得病。在疾病過程中，正氣不斷發揮抗病機能，以正氣克邪氣，使病邪得以消滅，健康得到恢復。

**固攝作用**：氣的固攝作用表現於控制血液，不使溢出脈管之外；控制汗液與尿液，使其有節制地排出；固攝精液，使其不產生遺洩等等。氣的推動作用與固攝作用是既矛盾又統一的。例如，氣對血的作用，一方面能推動血的流行，另一方面又能統攝血的流行，這樣才能使血液得以正常循行。如果氣虛，致推動作用減退，會導致血行不利，甚至產生瘀血、氣虛，致固攝作用減退，便將導致出血。

**氣化作用**：一是指精、氣、津、血之間的相互化生。《素問・陰陽應象大論》說：『精化爲氣。』王冰注《素問・陰陽應象大論》說：『氣化則精生，味和則形長。』這是指精、氣之間的相互化生。二是指臟腑的某種功能活動。如《素問・靈蘭秘典論》說：『膀胱者，州都之官，津液藏焉，氣化則能出焉。』這裡的氣化指的是膀胱的排尿功能。

以上幾方面的作用雖然各有不同，但又是密切配合爲用的。

總之，氣功是練人之氣，它的含義，概括起來有兩個：一是指構成人體和維持人體生命活動的精微物質；二是指臟腑組織的生理功能；兩者相互聯繫。因此，中國醫學認爲：『氣是維持人體生命活動的一種基本物質。』氣功行氣是我國古代用以防病治病的重要手段。氣功鍛鍊人體之正氣，對促進人體健康起著極其重要的作用。

## 13 氣與血有何關係？

氣與血都是人體生命活動的基本物質，兩者之間是既可分又不能相離的，存在著相互依存、相互爲用的密切關係。

**氣爲血之帥**。血，是通過營氣的作用，將脾胃吸收運化而來的水穀精微物質上注於肺脈，與肺氣相合所化生。形成之後，又與氣沿著經脈一起流行。心的主血，肝的藏血，脾的統血，都是臟腑之氣發揮作用的結果。可見血在其形成與運行的過程中，始終離不開氣。氣能『生血』、『行血』，又能『攝血』，所以說『氣爲血之帥』。

**血爲氣之母**。『氣行血則行』，說明血是在氣的推動下循環運轉的，也說明氣起著血之帥的作用。但另一方面，全身的氣得以充分發揮作用，使人體各部分能夠進行生理活動，又有賴於血的充分供給營養，故又有『血爲氣之母』的講法。

**氣血相依**。氣與血存在著相互依存的關係。氣血互相依存，共同構成人體生命活動的主要物質，並且『氣主呴之，血主濡之。』（《難經・二十二難》）互相爲用，周流全身，運行不息，不斷地進行新陳代謝，促進人體的生長、發育和進行生理活動及生命活動。如古人說：『氣血瘀阻，病由之生，氣血通則百病癒。』『血氣不和，百病乃變化而生。』說明氣與血關係密切，在人體的生命活動中都起著極其重要的作用。

## 14 什麼叫臟腑？氣與臟腑有何關係？

中醫學中關於臟腑的理論，稱爲「臟象學說」。臟象學說將人類的內臟分成臟與腑兩大類：心、肺、脾、肝、腎，稱爲五臟；膽、胃、大腸、小腸、膀胱、三焦稱爲六腑。化生和貯藏精氣是五臟的功能；腐熟水穀、傳化糟粕是六腑的功能。如《素問・五藏別論》說：『所謂五藏者，藏精氣而不瀉也，故滿而不能實。六腑者，傳化物而不藏，故實而不能滿也。』這就是五臟與六腑在生理功能上的區別。

**臟腑功能的產生主要賴於臟腑之氣**。何謂臟腑之氣？眞氣通過經絡輸送至臟腑而發生作用時，即稱爲臟腑之氣。假如一個人的眞氣不足，則臟腑之氣也就隨之虛弱，臟腑的功能必然相應減退。例如：如果心氣不足，就會出現心煩、驚悸、少寐、多夢等心神不寧的症狀，嚴重的還可能出現昏迷、痴呆、譫妄、狂躁等精神失常的症狀。另外，心氣不足時會使血行瘀滯，出現面色靑紫發紺、四肢不溫，甚至眩暈、神疲、氣短、汗多等症狀。如果肺氣不足，會引起呼吸功能減弱，而且會影響眞氣的生成，從而導致全身性氣虛，出現體倦無力、氣短、自汗等症狀。如果肺氣在水液調節方面失於宣散，就會形成腠理閉塞無汗等症候；失於肅降，就會出現水腫、小便不利或尿少等症候。

**脾胃之氣**。清代葉天士說：『納食主胃，運化主脾，脾宜升則健，胃宜降則和。』脾升的是清氣（水穀精氣），胃降的是濁氣。清氣不升，可導致濁氣不降，濁氣不降也會影響清氣的上升。因此，就會出現食欲不振、脘腹飽脹、噁心、噯氣、消化不良、腹瀉、舌苔厚膩等症狀。

總之，臟腑之氣不足，就會產生臟腑功能相應失調，造成了各種各樣的病症。要強化臟腑之氣，必須加強眞氣的聚集、運行和儲存。而進行氣功鍛鍊，就可以起到加強眞氣的作用。

## 15

# 什麼叫陰陽？氣與陰陽有什麼關係？

陰陽，是古人對自然界相互關聯的某些事物和現象對立雙方的概括。概言之，凡是活動的、外在的、上升的、溫熱的、明亮的、功能性的、機能亢進的，都屬於陽；凡沉靜的、內在的、下降的、寒冷的、晦暗的、機能衰減的，都屬於陰。

陰陽學說在闡釋人體的組織結構時，就大體部位來說，人體上部屬陽，下部屬陰；體表屬陽，體內屬陰；體表的背部屬陽，腹部屬陰；外側屬陽，內側屬陰。以臟腑來分，六腑屬陽，五臟屬陰。正如《素問・寶命全形論》所說：『人生有形，不離陰陽。』

陰陽學說在說明病理的變化時，與氣的關係極其密切。它認為疾病的發生是陰陽失去相對平衡，出現偏盛或偏衰的結果。疾病的發生、發展關係到正邪兩個方面。人體抗病機能——正氣，與致病因素——邪氣，以及它們相互作用、互相牽制的情況，都可以用陰陽概括說明。病邪有陰邪、陽邪之分；正氣包括陰精與陽氣兩個部分。陽邪致病，可使陽偏盛而陰傷，因而出現熱症；陰邪致病，即使陰偏盛而陽傷，因而出現寒症。陽氣虛不能制陰，則出陽虛陰盛的虛寒症；陰液虧虛，不能制陽，則出現陰虛陽亢的虛熱症。因此，儘管疾病複雜多變，均可以用陰陽失調，『陰勝則寒，陽勝則熱；陽虛則寒，陰虛則熱』來概括說明。

在疾病的診斷方面，陽氣不足屬『陰症』，陰精不夠屬『陽症』，即表、熱、實屬陽，裡、寒、虛屬陰。診斷時，首先要分清正邪之氣，陰陽之別。例如——望診：見色鮮明者屬陽，晦暗者屬陰。聞診：聽聲音洪亮者屬陽，低微斷續者屬陰。切診：脈象浮、數、大滑、實者屬陽，沉、遲、小澀、虛者屬陰。

在陰陽失調的情況下，若陽邪致病，出現熱症和實症，練習氣功須注意氣往下引，並採用瀉法；若陰邪致病，出現寒症和虛症時，練習氣功就須注意氣往上引，氣貫丹田，並採用補法。因此，氣功鍛鍊不僅能扶正祛邪，且能調節陰陽平衡，使人健康。

## 16 什麼叫三焦？氣與三焦有何關係？

三焦亦為六腑之一。因在人體的十二臟腑中，唯它最大，故又有『孤府』之稱。正如《類經》所指出的，三焦是：『藏府（注：即臟腑）外，軀體之內，包羅諸藏，一腔之大府也。』

三焦是上焦、中焦、下焦的合稱。現在常用的上焦、中焦、下焦的概念已和原來作為六腑之一的三焦之意義有所不同。現在常用的上、中、下三焦，主要是用於人體部位的劃分，即橫膈以下到臍爲中焦，包括脾與胃；臍以下爲下焦，包括內臟肝、腎、大小腸、膀胱等。

三焦有主持諸氣，總司人體氣化之作用，爲通行元氣和水穀運行的道路。元氣發源於腎，但須借三焦的通路才能敷布周身，以激發、推動各個臟腑組織器官的功能活動。所以，《難經・三十八難》謂三焦：『有原氣之別焉，主持諸氣。』《難經・六十六難》又說：『三焦者，原氣之別使也，主通行三氣，經歷於五臟六府。』由於原氣通過三焦運行於全身，所以在上、中、下焦三個不同部位以及所經過之不同臟腑，使飲食水穀的消化吸收與輸布排泄發生不同的氣化作用。上焦主宣發敷布，即通過心肺的輸布作用，將飲食物的水穀精氣布散於全身，以溫養肌膚、筋骨，通調腠理。

《靈樞・營衛生會篇》將這一功能形容爲『上焦如霧』。霧，就是形容輕清的水穀精氣彌漫的狀態。中焦主腐熟水穀，是指脾胃的消化飲食，吸收精微，蒸化津液，使營養物質化生營血的作用。《靈樞・營衛生會篇》將這一功能形容爲『中焦如漚』。漚就是對水穀腐熟物質化爲乳糜狀態的形容。下焦主分別清濁，並將代謝之水液及糟粕排泄於外。這種功能主要是指腎與膀胱的泌尿作用，同時也包括腸道的排便作用。《靈樞・營衛生會篇》把這種功能稱爲『下焦如瀆』。瀆是溝渠、水道的意思，形容水濁不斷地向下疏通，向外排泄的狀態。而三焦之所以能通行水穀，成爲水液代謝的通道，又主因三焦是運行元氣的通路，有主持諸氣，總司人體氣化的功能。

因此，三焦主通行元氣與運行水穀、疏通水道的功能，與氣功練氣有著密切的聯繫。

## 17 什麼叫經絡？氣與經絡有何關係？

經絡是人體氣、血、津液運行的主要通道，人體各個部分之間互相聯結的途徑。它遍布於全身。如《難經》說：『經脈者，行血氣，通陰陽，以榮於身者也。』人體所有的臟腑、器官、孔竅以及皮毛、筋肉、骨骼等組織就是依靠經絡的溝通和聯結，成爲一個統一的整體。

經絡包括經脈和絡脈兩個部分。經脈是經絡中的主幹，大多循行於人體深部，有一定的循行路線；絡脈是經脈的分支。如《醫學入門》說：『經者徑也；經之支脈旁出者爲絡。』經脈可分爲正經和奇經兩類。正經有十二條：手太陰肺經、手陽明大腸經、足陽明胃經、足太陰脾經、手少陰心經、手太陽小腸經、足太陽膀胱經、足少陰腎經、手厥陰心包經、足少陽膽經及足厥陰肝經，合稱十二經脈。奇經有八條：任脈、督脈、沖脈、帶脈、陰蹺脈、陽蹺脈、陰維脈、陽維脈，合稱奇經八脈。在絡脈之中，較大的稱別絡，浮行於淺表的稱浮絡，細小的分支稱孩絡。沿著經絡途徑運行的氣稱『經氣』，表現爲經絡的反應性及傳導作用。針刺治療時的『得氣感』就是經氣的一種表現。

外邪侵犯人體，通過經絡而由表入裡，傳入內臟。如《素問・繆刺論》說：『邪氣之客於形也，必先舍於皮毛。留而不去，入舍於孩脈；留而不去，入舍於絡脈；留而不去，入舍於經脈。內連五藏，散於腸胃；陰陽俱盛，五藏乃傷。此邪之從皮毛而入，極於五藏之次也。』從而說明氣與經絡關係很密切，因爲經絡之氣是沿著經絡而運行，而經絡卻是氣運行的主要通道。

在練氣功的過程中，讓經絡之氣通於十二經脈的一種功法稱爲大周天運行法；讓經絡之氣暢通於任、督二脈的一種功法，稱小周天運行法；讓氣以丹田爲基地，使丹田之氣循經絡而運行於全身，稱爲丹田運行法。氣功鍛鍊的方法雖然不一，但總是爲了疏通經絡，調和氣血，達到增進健康之目的。因此，經絡與氣的關係非常密切。經絡是氣血運行的通路，它起著行氣血、通陰陽、養臟腑、濡筋骨、利關節等作用，從而說明氣與經絡，在生命活動中起著重要的作用。

## 18 什麼叫七情？氣與七情有何關係？

七情，是指人的精神情志活動。在中醫學中分爲喜、怒、憂、思、悲、恐、驚七類，故稱爲七情。在一般情況下，大多屬於生理活動的範圍，並不足以致病。

但是，如果由於長期的精神刺激或突然受到劇烈的精神創傷，七情的變化超過了生理活動所能調節的範圍，就會引起體內的陰陽、臟腑和氣血功能失調，從而產生疾病，中醫學稱爲「內傷」。因此，七情與氣的關係密切。

七情的異常變化會傷及內臟，主要是影響內藏的氣機，使氣機升降失常，氣血功能紊亂，即《素問・疏五過論》所說：『離絕菀結，憂恐喜怒，五藏空虛，血氣離守。』臟腑氣機失常的具體表現是：怒則氣上，喜則氣緩，悲則氣消，恐則氣下，驚則氣亂，思則氣結。所謂怒則氣上，是指過於憤怒，使肝氣的疏泄功能失常，橫逆而上沖，甚至血隨氣逆，並走於上，蒙蔽清竅，引起昏厥。過度的喜笑，以致心氣緩散，精神不能集中，是謂喜則氣緩。過度的悲哀，以致意志消沉，肺氣耗傷，是謂悲則氣消。過於恐懼，以致腎氣不固，氣陷於下，二便失禁，是謂恐則氣下。突然受驚，以致心無所依，神無所附，慌亂失措，是謂驚則氣亂。思慮過度，以致氣機阻滯不暢，脾胃運化無力，是謂思則氣結。

因此七情與氣的關係非常密切。要排除七情的干擾破壞，要使身體健康，就必須保持樂觀的情緒，具有開闊的胸懷，排除私心與雜念。《太平經・以樂卻災法》提到樂觀的作用時說：『樂乃可以和合陰陽。』『元氣樂則生大昌。』氣功鍛鍊能使人心靜氣平，排除雜念，放鬆、樂觀，是排除七情的重要方法，從而能達到增進健康之目的。

## 19 什麼叫六淫？氣與六淫有何關係？

六淫即風、寒、暑、濕、燥、火，在正常下稱為「六氣」，指的是自然界六種不同的氣候變化。人們在生活實踐中，逐步認識了它們變化的特點，產生了一定的適應能力，所以正常的六氣不易致病。只有氣候異常急驟變化或人體的抵抗力下降時，六氣才會成為致病因素，侵犯人體，產生疾病。這種情況下的六氣就稱為『六淫』。淫，有太過的意思。由於六淫是不正之氣，所以又稱『六邪』，屬於外感病一類的病因。

六淫致病，一般具有下列幾個特點：

**六淫為病多與季節氣候、居住環境有關**。如春天多風病，夏天多暑病，長夏初秋或久居濕地多濕病，深秋多燥病，冬天多寒病等。

**六淫邪氣既可能單獨使人致病，又可能有兩種以上的邪氣同時侵犯人體而致病**。如風寒感冒、濕熱泄瀉、風寒濕痺等。

**六淫在發病過程中，不僅可能互相影響，而且在一定條件下會相互轉化**。如寒邪入裡可化熱，暑濕日久可化燥傷陰等。

**六淫為病，其入侵途徑多從肌表或口鼻而入，或兩者同時受邪，故稱『外感病』**。

疾病的發生、發展和變化，與病者的體質強弱和致病因素的性質極具關聯。六淫即風邪、寒邪、暑邪、濕邪、燥邪、火邪等。當這些外邪侵犯人體時，必然遭到人體正氣的反抗，因而中醫學把這種邪正作用稱爲『邪正相搏』，認爲外感疾病過程中所出現的怕冷、發熱、寒戰、汗出的症狀都是外邪侵入人體後，人體正氣同病邪抵抗的反映，也就是『邪正相搏』的臨床表現。疾病的好轉和惡化取決於邪正雙方的力量對比和邪正雙方的形勢發展，即是：正勝邪退，疾病痊癒；邪盛正衰，疾病惡化。

練習氣功，能扶正祛邪，即可以提高人體抵抗和戰勝外邪侵襲的能力。所以，氣功成爲醫療體系的重要方法之一。

## 20 什麼叫精、氣、神？三者有何關係？

精、氣、神是人體生命活動不可缺少的物質。古人稱：『天有三室——日、月、星；人有三寶——精、氣、神。』

精是人體中的精微物質。廣義的精神即是指人體之精，包括五臟之精。狹義的精即是指生殖之精。

精還有先天、後天之分。先天之精稟受於父母。《靈樞·經脈篇》說：『人始生，先成精。』後天之精由飲食化生。《素問・經脈別論》說：『食入於胃……淫精於脈……飲入於胃，游溢精氣。』這就是指後天之精。先天之精與後天之精是相輔相成的。

精在人體內起著重要的作用。古人說：『人含氣而生，精盡而死。』

氣是構成人體生命活動的基本物質，有元氣（又稱眞氣）、臟腑之氣、經絡之氣、宗氣、營氣、衛氣等等。氣之重要性正如《景岳全書》所說：『人之有生，全賴於氣。』

神是精與氣所產生的生命活動的另一種物質。《靈樞經》說：『兩精相搏謂之神。』《靈樞・平人絕穀篇》說：『故神者，水穀之精氣也。』《大平經》說：『人有氣則有神，氣絕則神亡。』神，一般人認爲，它是一種思維意識活動。但中醫則把它看成是人體生命中的重要物質之一。正如《靈樞・移精變氣篇》所說：『得神者昌，失神者亡。』氣功強調練神，參神，守神，其重要意義就在此也。

那麼精、氣、神的關係又如何呢？《素問》說：『精中生氣，氣中生神。』《類經》說：『精全氣全，氣全則神全。』古代氣功家根據此理論提出：『練精化氣，練氣化神，練神還虛（虛是指虛實）。』和『積神生氣，積氣生精。』氣功對於練精生氣、養神健身起著重要的作用。

# 第二章·理論探索

## 21 氣功爲什麼能使人健康?

因爲氣功鍛鍊的實質是鍛鍊眞氣，培育元氣，扶植正氣，所以它能扶正袪邪，增強人體的免疫力和抵抗力；氣功鍛鍊要求放鬆、入靜、自然和排除雜念，所以能排除『應激性反應』，消除緊張狀態；氣功鍛鍊能疏通經絡、調和氣血和平衡陰陽，提高神經系統的協調能力，使大腦皮層起保護性的抑制作用；氣功鍛鍊能降低基礎代謝和提高儲能能力，對腹腔起按摩作用，從而增進食欲，提高消化功能；氣功鍛鍊能發揮人體潛力，調動自身的積極因素，並起自我控制的作用。所以，氣功鍛鍊雖不用服藥，不用打針，但它能通過自己身心的鍛鍊，達到防病治病，健康長壽的目的。

## 22 氣功鍛鍊爲什麼能扶正祛邪？

在流行性感冒的季節裡，爲什麼有的人得病，有的人不會得病？同在一起進食不潔的東西，爲什麼有的人患了腸胃炎，有的卻沒有得病？練習氣功和經常參加體育運動的人爲什麼臉色比較紅潤，身體結實，冬天不大怕冷，夏天不大怕熱，並少患疾病？而不經常參加體育運動的人則容易怕冷怕熱，又容易生病？

中國醫學對疾病的認識，歷來貫串著以『正氣』爲本的論點，所謂：『邪之所湊，其氣必虛。』『正氣內存，邪不可干。』（正氣，指人體抵抗疾病的功能；邪氣，指各種致病因素。）就是說，疾病的發生不僅取決於病邪，還取決於人體抵抗病邪，維護健康的能力。氣功鍛鍊能防病治病，根本原因在於它能增強體質，培育眞氣（元氣），扶植正氣，提高人體抵抗病邪的能力。

外感疾病都有外邪存在，如風、寒、暑、濕、燥、火等。外邪侵犯人體，必然遭到正氣的反抗，引起邪正作用，中醫學稱爲『邪正相搏』。一般情況下，取得矛盾的主要方面地位的是人體的正氣，由於正氣的防禦能力逐漸戰勝了病邪，促使疾病得到好轉和痊癒。但是，在一定的條件下，邪正作用的雙方力量對比發生變化，正氣的防禦能力一時抵制不了病邪的侵襲，於是邪正作用就朝著不利於人體健康的方向發展，使疾病惡化，甚至引起死亡。因此，疾病的轉化實質上是取決於邪正雙方的力量對比和形勢發展；即是：正勝邪退，疾病痊癒；邪盛正衰，疾病惡化。

氣功鍛鍊是培育眞氣，扶植正氣，所以可以做到未病防病，提高免疫力；已病，通過氣功的鍛鍊，爭取正勝邪退的轉化而恢復健康。因此，氣功的鍛鍊主要是通過扶正而達到祛邪之目的。

## 23 氣功鍛鍊爲什麼能幫助放鬆和消除緊張狀態？

因爲氣功鍛鍊本身就是有意識地要求放鬆、安靜、自然，排除雜念，所以它能幫助放鬆，消除緊張狀態。國內外大量材料證明，人的健康與精神緊張有密切的聯繫，因精神上過於緊張，造成許多疾病，甚至死亡。早在兩千多年前，我們的祖先已經注意到這個問題了。

《黃帝內經》就曾指出：『怒傷肝』、『喜傷心』、『思傷脾』、『憂傷肺』、『恐傷腎』等等。許多科學實驗也證明，『應激反應』狀態下出現腎上腺素分泌增加，呼吸、心搏加快，外周血管舒張，血壓增高，血糖增多。

然而，氣功訓練正好相反。據美國學者研究認爲：氣功訓練可使人處於一種『鬆弛反應』狀態，導致交感神經系統的活動性減弱。斯特恩和德羅的研究進一步指出：氣功訓練又使血漿多巴胺$\beta$羥化酶活性下降，腎素活動性減弱。這表示血管緊張素分泌系統發生變化，因而血管的緊張程度緩解，血壓下降。氣功鍛鍊也使中樞神經介質及內分泌發生變化。

據瑞士瑪赫瑞希歐洲研究大學報導：氣功鍛鍊者五—羥色胺代謝水平較常人高二～三倍，血漿中催乳激素濃度提高；意味著作爲中樞神經介質的多巴胺活性降低。這可能就是練功後爲什麼感到輕鬆、安寧、緊張感消失的原因。練習氣功能排除情緒的干擾，降低對外界刺激的反應，可使人體的生理、生化過程處於最優狀態，緩解大腦皮層對整體的應激性反應，爲機體休息、修復和調整提供了有利的條件，促進了身體的健康。

## 24 氣功鍛鍊爲什麼能疏通經絡、調和氣血？

《靈樞・經脈篇》說：『經脈者，所以能決死生、處百病、調虛實，不可不通。』李時珍在《奇經八脈考》中說：『內景隧道（經絡）惟返觀者（靜坐者）能照察之。』指的是練功與經絡有密切的關係。練功者往往也會出現手足或身體某些部位有酸、麻、脹、熱等感覺，或者感覺到有一股暖流沿著經絡路線移動。

這些感覺有時在某一部位，或是在某一節段，有的會沿著某一經絡循行；比較常見的是出現在任脈與督脈之間周轉循行，或出現在奇怪的其他脈中，特別是在帶脈上。這種循經感傳現象和針刺『得氣』時出現的感傳一樣，氣功上稱為『內氣』。內氣充足時，可在身體的某一部位發放出體外，稱為『外氣』。不管是內氣循行，或是內氣外放，它總是循經絡路線而行。中國醫學認為：『通則不痛，不通則痛。』練習氣功能疏通經絡，消除疼痛，增進健康，道理就在於此。

練習氣功一般均能使手部皮膚的溫度升高二～三度C，在停功後二十～六十分鐘才開始逐漸下降到功前水平。熱象儀拍攝表明，練功後比練功前，掌心勞宮穴皮膚溫度上升攝氏二・八度，並顯示出明顯的光圈。練功後，還發現手部血管舒張，血管容積增大，磷吸收率加快，血管的通透性也有明顯的改善，末梢血流量增加，血漿內的多巴胺$\beta$羥化酶的活性降低，嗜酸性粒細胞增加，紅細胞和血紅蛋白亦有所增加，白細胞吞噬作用提高，血漿皮質素分泌量減少一半。由此證明，通過氣功鍛鍊，能疏通經絡，調和氣血，從而達到防病治病之目的。

## 25 氣功鍛鍊為什麼能使大腦皮層起抑制性的保護作用？

人的情緒變化與腦電波頻率或波幅有相當密切的關係。當病人情緒激昂或憂慮時，往往出現低幅快波；當病人情緒平靜時，常常出現慢波。為了查明氣功訓練對大腦功能的影響，國外對腦電圖的變化做了大量測量，發現常人在清醒狀態下記錄到的是大量的高頻低幅波，且同步性差；而訓練有素的氣功家出現的卻是低頻波，波幅比常人高三倍，同步性很好。

練習氣功的腦電波與清醒、閉目靜息、睡眠時的腦電圖都不一樣，有其特殊類型：(1) $\alpha$ 波周期延長，波幅增高，頻率減低；(2) $\theta$ 波的出現和擴散。在 $\theta$ 波出現的同時，仍有 $\alpha$ 波的存在。練功時的腦電圖表明，抑制性的 $\alpha$ 波波幅增高，節律減慢，說明抑制過程增強。依靠這種抑制過程的保護，可使那些由於過度興奮而致機能紊亂的大腦皮層細胞得到復原，頑固的病理性興奮灶轉入抑制狀態，為健康的恢復創造有利的條件。依靠這種抑制過程的保護，可使大腦皮層中由於過度興奮所致的機能紊亂得到糾正，因為能使大部分中樞神經獲得積極的休息，進一步提高中樞神經興奮與抑制的協調能力，更好地指揮全身各器官的機能活動，達到防病治病之目的。

## 26 氣功鍛鍊爲什麼能提高神經系統的協調能力？

有的人爲什麼聽到不幸的消息就頭發昏、眼發花、手脚冰冷、全身無力。這是因爲不好的消息刺激了神經系統，破壞其協調能力。健康人的植物性神經系統包括交感神經和副交感神經系統，在通常狀態下維持著動態、相對的平衡；在患某些疾病或應激性異常反應時，交感神經興奮性過高，表現爲心率加快、血壓增高、腸胃蠕動減弱。而練習氣功久而久之可以逐漸改變這種異常的反應，提高交感神經和副交感神經的協調能力。

實驗證明，高血壓患者練功時，血漿內的多巴胺β羥化酶的活性降低，這是交感神經興奮性減弱的一個表現。國外所做的實驗也證實，練功時人體的肌電、心電活動、心率和呼吸頻率等均有所降低，說明交感神經反應減弱，副交感神經的興奮性反應相對增強。爲什麼能使神經系統起調節作用呢？可能是因爲練功時肢體的肌肉、關節等放鬆，來自這些地方的『內激感』減少。而動物實驗也證實，『內激感』的減少能降低丘腦下部和內臟交感神經的反應。

另外，由於練功處在一種安靜、放鬆、自然、愉快的環境，一些不良及惡性的外在環境刺激減少了，即應激性的反應大大減少了，從而進一步調整了異常反應，提高了協調能力，增進了健康。

## 27 氣功鍛鍊爲什麼能降低基礎代謝和提高『儲能』能力？

從生理學觀點，呼吸加強，心跳加快，交感神經興奮，骨骼肌緊張，這種反應叫「耗能性反應」。在這種反應時，能量消耗趨向於增加。相反，呼吸減弱，心跳減慢，交感神經系統抑制，骨骼肌放鬆，這種反應叫「儲能性反應」。在這種反應中，能量消耗趨向於減少。

氣功鍛鍊，強調思想安靜、身體鬆弛、呼吸柔和，因此有利於儲能性反應。練坐功和臥功時，身體的耗氧量減少（比練功前減少三〇%左右），能量代謝也減少（比練功前減少二〇%左右），甚至低於深度睡眠時；呼吸頻率和每分鐘的通氣量也減少。

據心理學家華萊士測量，常人熟睡時，耗氧量比清醒狀態降低一〇%，而練氣功時，耗氧量比清醒時下降一六%左右，有的訓練有素的氣功家的耗氧量甚至下降了三四%，熵的增加率變慢（熵的增加率大於排出熵流量是生物體衰老的標誌）。氣功鍛鍊可使人在大腦功能提高的同時，伴著基礎代謝降低，即人體的總消耗下降，『儲能』能力提高。有人認爲，其原因是生物等離子的復合：練功過程，使人體中的一個離子吸收一個電子，變成一個激發態的原子，並發射光子，釋放剩餘的能量；或一個離子與兩個電子同時碰撞，與其中一個電子結合成一個激發態原子，另一個電子帶走剩餘的能量。由於生物等離子在復合過程中放出能量，就相對地減少機體組織的能量消耗，呈現『儲能性』，使機體重新積蓄能量，積聚精力，抵禦疾病，獲得健康。

## 28 氣功鍛鍊爲什麼對腹腔能起按摩作用？

練功者一般都感覺到食欲增加，消化功能提高。這是因爲氣功強調呼吸（調息）和意念（調心），特別是進行腹式呼吸和意守丹田的作用。

實驗中發現，腹式呼吸時，唾液和胃液等消化腺體分泌量增多；腹部的溫度升高，加強了腸胃血液之循環；橫膈肌活動幅度增強，活動範圍比平日增加三～四倍，改變了腹腔的內壓。腹腔內壓周期性的變動能『按摩』腸胃，促進腸胃蠕動，改善消化及吸收功能，故練功後，食欲和食量顯著增加，體重亦因而升高，面色漸趨紅潤，體力也隨之增強，從而增進了健康。

## 29 氣功鍛鍊爲什麼能起自我控制的作用？

平常不大活動的人，稍一勞動或參加輕微的活動，就氣喘吁吁，感到疲倦。而經常參加體育和氣功鍛鍊的人就沒有這種現象。有的人體質虛弱，經常疲乏無力，但練習氣功後就精神充沛，精力旺盛，這是什麼原因呢？是因爲經過氣功鍛鍊，發揮了人體的潛力。

實驗證明，人體有很多潛力尚未很好地發揮。例如，人的大腦神經細胞約有一四〇億個，而經常活動運用的只有十幾億，還有八〇～九〇％的神經細胞尚未很好地發揮作用。人的毛細血管也有不少經常處於未發揮作用的狀態。又如人的肺泡約有七億五千萬，但經常使用的也只不過是一部分。練習氣功後，腦電波發生明顯的變化，肺活動明顯增大，血管容積明顯提高，就有力地證明氣功鍛鍊能發揮人體潛力，同時還能起著自我控制的作用。

從現代科學「生物控制論」的觀點來看，人體是一個完整的自我調節系統，大腦是自我調節系統的中心，它擔負著分析處理來自內外環境的種種信息，以維持生命活動的動態平衡。

近來，許多科學家提出自我控制的新理論，承認人體中存在一種關於自我控制的系統。這個系統主要部分是某種性質的信號（介質）和細胞結構（復體）以及它們之間的相互作用。細胞與細胞之間是通過釋放介質而相互傳遞信息。這種信息爲受體所接收。練功中的『調身』、『調心』、『調息』都是自我控制。練功後，血漿環磷腺苷（CAMP）含量增高，使傳遞信息的介質增加了；練功又可使一些介質，例如五－羥色胺比正常人升高二～三倍。這些介質對機體細胞活動具有整合作用和有序化，因而能夠治療那些由於細胞間通訊誤差所引起的疾病。

有人把氣功這一療法稱爲自我控制或自我訓練療法。已經證明，通過氣功訓練，可以控制自己的心率、血壓、肌電、腦電等方面的內部機能活動。國外也有類似的報導。

本世紀七〇年代初，英國物理學、心理學家E·格林曾對氣功師斯瓦米進行實驗觀察，發現這位氣功師能用意念控制手的溫度，十分鐘內，使同一手掌拇指側與小指側的皮膚溫度相差華氏十二度；還能用意念改變心率，從七十次／分變爲三百次／分。

一九六〇年，美國醫生瑪里納西和霍蘭德在治療中風和外周神經損傷的患者時發現：如果將患者有關功能受損組織的肌電圖變成視覺或聽覺能夠接受之信號，再作用於患者自身，通過患者氣功的自我控制，病情能較快地好轉。

一九六四年，安德紐斯醫生用同樣的方法觀察二十例半身不遂的患者，也獲得同樣的效果。這一結果引起了美國、加拿大醫學界的注意。從一九六九年起，他們研製了一系列電子監測器：如皮膚電阻回授計、血壓回授計、肌電回授計等等。病人練功時，因體內或體表狀態改變而產生的『信息』能夠通過這些儀器『反饋』於病人自身，起自身調節和控制的作用，達到防病治病之目的。這種方法稱爲『生物回授法』。

據加拿大的格門士和布朗士報導：他們用這種方法治療二百名患者，結果六〇%主訴症狀消失，三二%好轉，無效者僅八%。美國的布勒德禮等用這種方法治療一一四例，結果大多數在八～十二週後逐漸好轉。這些患者都經過長期的常規治療，卻沒有效果。從而證明，氣功鍛鍊能進一步發揮人體的潛力，並起自我調節和控制的作用。

# 第三章・物質基礎

## 30 氣功之『氣』有物質基礎嗎？

氣功之『氣』，雖然是看不見、摸不著的東西，但它是有物質基礎的。中國醫學認爲：『氣』是維持人體生命活動的一種基本物質。中醫的『氣血理論』、『氣化理論』等都涉及到氣的問題。建立在幾千年大量臨床實踐基礎上的中國醫學理論認爲，人體存在著一種『氣血運行』的經絡系統。人體的『內氣』在體內循經運行，『外氣』經經絡穴位發放。人體之內部運動和外在聯繫無不與氣有密切之關係。

但『氣』究竟是什麼？過去一直沒有明確的回答。爲揭示氣的物質性，一九七七年底，各方面有關機關運用現代科學儀器對氣功師發放的『外氣』進行了探測研究，初步證明氣功師發放的『外氣』是有物質基礎的。科學家對氣功師發放的外氣，用現代儀器測試，分別接收到紅外、靜電、磁和某種流體等信息。當然，這些信息是『氣』的實質或是『氣』的載體？還有待進一步探索。

爲證實氣功之『氣』的物質性，各有關機關邀請了六百多位有關人員和著名的科學家於一九七八年七月十五日和七月十九日進行了現場鑑測，再次證明氣功之『氣』有一定的物質基礎，從而把氣功科學研究推進到一個新的階段，使古老的氣功從此納入科學研究的範圍，成爲探索生命科學的新課題。目前對氣功之『氣』的探索僅僅是開始，還必須進一步採用現代科學手段，多學科地進行研究，以揭示其眞正本質。

## 31 『氣』的物質性做了哪些科學實驗？

**紅外探測器實驗：**我們採用HD—II型紅外測溫儀（探測窗口波長八～十四微米）進行探測。本書作者林厚省發功的手距儀器一米遠處，固定對準儀器發放『外氣』，儀器果然收到作者從掌心勞宮穴發放的紅外輻射信號。這種信號既不同於常人，也不同於作者自己常態的紅外輻射，而是有較大低頻漲落調製的紅外信號。

**靜電探測器實驗：**試驗時，氣功師程之久和劉錦榮瞬時以全身之『氣』提向發功穴位，此時離程之久發功部位——印堂穴二厘米遠，離劉錦榮發功部位——百會穴五厘米遠的靜電增量探測儀均收到靜電增量爲$10^{-14}$～$10^{-11}$庫侖量級的電荷富集信號（相當於十萬到百萬個電子所帶的電荷數目）.，還發現改變練功方式時，可直接影響電增量信號的形狀、強度和極性。

**磁探測器實驗**：試驗時，氣功師劉錦榮發功提氣到百會穴，另一人用五厘米寬、七十六厘米長、四毫米厚的鋼板條向劉的頭頂百會穴猛力敲擊，鋼板條都敲彎了，而劉也不感到痛。用磁敏二級管探測裝置的儀器進行測試，測到劉錦榮百會穴發射的磁信號。

**壓電陶瓷探測器實驗**：氣功師趙偉發功時，能在一米遠處打動懸掛的縫紉線，使垂直自由下落的粉塵向前飄動。用鈮鋰鉛壓電陶瓷探測器做了多次實驗，測得這位氣功師的發功信號是脈衝型。脈衝上升時間五〇毫秒～一五〇毫秒，脈衝振盪頻率〇・三赫，時間間隔二秒～二〇秒。信號指向這位氣功師的正前方，其距離可遠達二～三米。在正常大氣中的運行速度二〇～六〇厘米／秒之間，信號能穿越六〇微米孔徑的激光柵，但爲玻璃所阻擋。信號受對流條件制約。在壓電陶瓷試驗中，還做了縱向電場的實驗，氣功師在距儀器探頭一米遠處發功與開動的電吹風（吹風機）相比較，取得不完全相同的信號，這就說明氣功師的『外氣』與一般空氣流有不完全相同的屬性。

其次，又對趙偉的『外氣』做了塑料晶體光電倍增管閃爍譜儀測量。此系統只對光和粒子靈敏，在一次三種不同條件的能譜實驗中都收到了信號譜。

另外，對氣功師發放的『外氣』進行探測時，也發現了次聲的信息。儀器也同時顯示氣功師頭上光圈特別亮。蘇聯科學家在人體周圍也觀察到一種光輝，他們採用複雜的X射線設備，發現人體隨著感情和相愛程度的加深，光輝也增加，甚至在螢幕上看到放煙火似的現象。紅外攝影顯示氣功師頭上之氣有一股熱氣團；輻射場攝影也表明氣功師和一般人手指的發光程度有明顯的差異。以上的測示和實驗都表明人體之氣是有物質基礎的，是有科學依據的。

# 第四章・特點、原則

## 32 氣功的特點是什麼？

氣功屬於一種獨特的自我鍛鍊方法，是中國醫學遺產中具有民族特色的一種醫療保健方法，也是醫療與體育相結合的健身活動。它是以發揮人體的潛力，通過調身（姿勢）、調心（意識）、調息（呼吸）的功夫，鍛鍊精、氣、神，增強眞氣，並調整身體內部的功能來增強體質，提高抵抗疾病的能力，從而達到治病強身之目的，所以講氣功具有主動性、整體性、意識作用和外靜內動及動靜結合的特點。從外靜內動的特點來看，如練靜功時，練功者的外表很靜，其實，練功者的體內運動很激烈，如唾液增加、腸鳴、橫膈肌升降幅度增大，心率、血管容積、血壓等也均在變化之中。

## 33 爲什麼說氣功是調動自身潛力的？

氣功鍛鍊是通過自己正確地掌握練功方法，注意練功原則和事項，有信心、有耐心、有恆心、有決心地堅持鍛鍊以調整身體的內部功能，調動人體自身的潛力，發揮人體的主觀能動性，依靠自己的力量治病強身。它與其他療法不同，如藥物治療等，起主導作用的是藥物的性能和醫生的技巧，病人處於配合地位，只能起到協同作用。但氣功必須由病人自己鍛鍊增強體質，增進人體的抵抗力以後才能完成治療任務。由於這種療法是依靠自身鍛鍊而非服藥打針，所以不存在藥源性的副作用。

## 34 爲什麼說氣功是練氣和練意的運動？

氣功練習是增強人體眞氣的一種鍛鍊。中醫理論認爲：『氣者人之根本也。』這裡所謂的氣即是眞氣。眞氣由三個方面組成：一是人體中的先天之氣（即稟受於父母之精氣，又稱元氣）；二是人體中的水穀之氣（即是人吃進去的營養物質所化生的精氣，又稱穀氣）；三是天地之氣（主要是指人體所需要的氧氣，又稱大氣）。這三者（元氣、穀氣、大氣）都是人體生命活動不可缺少的基本物質。因此，人體眞氣充足，便會健康長壽。

練眞氣之初，是先從練肺氣（呼吸之氣）入手，通過各種不同功法、不同呼吸方式的練習，由淺入深，由快至慢，逐漸形成完整的深長呼吸，即勻、細、長、緩的腹式呼吸，由開始的以意誘導進展到自然而規律的呼吸，把自身的『內氣』調動起來，使眞氣充沛，並循經絡運行，從而達到疏通經絡、調和氣血、治病強身之目的。

氣功練習也是一種意識的鍛鍊，即練意。練意一方面是要排除雜念，使大腦高度入靜，處於保護性抑制狀態；另一方面是要掌握意守，使內氣運行進一步暢通，整個機體產生變化。入靜，對初學練功者有一定的困難，必須通過一段時間的入靜練習才能排除雜念，達到要求。意守是練功的重要內容之一，掌握得好，收效快，否則收效慢。入靜與意守是統一的，入靜得好，易於意守，意守得好，雜念也就自然排除了。練功者選擇合適、正確的練功姿勢，通過練氣與練意的密切配合，做到意氣合一，就能增強人體眞氣，達到防病治病、益壽延年的目的。

## 35 爲什麼說氣功是鍛鍊精、氣、神的？

前面已經說過，中醫理論認爲，精、氣、神是人體生命活動的基本物質。一個人的精、氣、神很好，也就是說他的身體很健康。因此，古人把身體的鍛鍊方法分成內功和外功兩類，即：內練精氣神，外練筋骨皮。

中醫理論又認爲：可以『練精化氣，練氣化神，練神還虛』。

氣功是通過調身、調息和調心的鍛鍊，以調整身體內部的功能，改善和加強精、氣、神，從而增強體質，提高抵抗疾病的能力，達到治病強身之目的。氣功鍛鍊著重加強內運動，因此，也可以說：內練精、氣、神。

## 36 爲什麼說氣功是一種適合慢性病患者的鍛鍊？

俗語說：『生命在於運動。』但有些慢性病患者不能做劇烈的運動，怎麼辦？我們認爲，參加氣功鍛鍊是比較適宜的。

氣功的功種、功法多式多樣，是以加強人體內運動爲主的一種運動形式，對不能做劇烈運動的慢性病患者，可根據自身的病情、體質、條件等情況，選擇合適的功法，進行氣功鍛鍊。如體質尚好的患者可練站樁，體質稍差的可練坐功，體質虛弱的可練臥功；行走方便的可到室外空氣清新的地方練功，行動有困難的可在室內練功。無論是站樁還是坐功和臥功，無論在室外練還是在室內練，都能收到較好的效果。所以說，慢性病患者練習氣功是很適宜的。

## 37 爲什麼氣功鍛鍊要持之以恆，不能半途而廢？

氣功鍛鍊，其實質是氣與意的鍛鍊。練功者只有樹立練習氣功的信心、決心和恆心，堅持不懈地練習，才能使自身的生理功能由疾病向健康轉化。那種練練停停，『三天打魚，兩天曬網』的練功作法必然收不到良好的效果。正如燒開水，燒燒停停，是永遠燒不開的。因此，我們希望有志練功者要做到堅持鍛鍊，不要半途而廢。

## 38 為什麼練習氣功要始終保持正確的練功姿勢？

練習氣功的方法很多，其姿勢也有臥、坐、站、行步和動靜結合等多種，但各種姿勢都必須擺得正確舒適。練功者自始至終都要注意練功的姿勢是否正確。如果姿勢不正確，就達不到氣功鍛鍊的目的，也收不到如期的效果。例如站樁功，如果練習時不注意沉肩垂肘，而聳肩抬肘；不是含胸拔背，而是挺胸或彎腰；如果練習時膝關節之投影超出脚尖，即使鍛鍊較長的時間，也達不到較好的效果。因此，練習氣功，強調始終保持正確的姿勢，其道理就在於此。

## 39 為什麼練習氣功要注意鬆靜自然？

練習氣功很重要的一點是要「鬆靜自然」。鬆就是全身放鬆；靜就是思想安靜；自然是指姿勢、意念和呼吸都要順其自然。

放鬆，是指軀體、思想意識和精神情緒放鬆。人體放鬆後，氧的消耗量減少，能量代謝率降低，儲能反應狀態增強，交感和副交感神經調節與協調能力增大，進一步疏通經絡，調和氣血，有利於機體功能的調整和修復，從而達到增進健康的目的。

入靜，是指思想安靜，不胡思亂想，或想單一的或是非常愉快的良性意念。這樣可對大腦皮層起主導性的抑制作用，進一步調整和恢復神經系統的功能，從而提高全身各組織器官的機能，起對身心健康有益的作用。

自然，是指姿勢正確，放鬆自然，思想愉快自然，呼吸細勻自然。練功之際，不憑主觀願望去追求練功效應，在呼吸方面做到出入無聲，顯出悠閒自得的神態。

只有在練功時眞正做到鬆靜自然，才能使功夫深化，並達到如期的效果。

## 40 爲什麼練習氣功要保持心情舒暢、情緒平靜？

一個人的精神情緒是外界事物作用於機體之後的一種反應。心情不舒暢，情緒不平靜，健康的人也易罹病。疾病患者如能減少過多的情緒波動，對於向康復轉化也極爲有利。臨床觀察證明，一個人的精神情緒與健康和疾病的關係十分密切。

俗話說：『心寬體胖。』一般說來，一個無憂無慮、情緒樂觀的人，身體是比較健康的；相反，一個多愁善感、精神緊張的人，是容易生病的。這是因爲精神緊張使『應激性反應』加強，從而影響到人體的正常功能。練氣功，就是要克服精神緊張造成的『應激性反應』。因此，在練習氣功時，要強調保持心情舒暢，情緒平靜，排除雜念，以促進健康，消除疾病。

## 41 爲什麼練習氣功要區別情況，辨證練功？

氣功功法很多，練功過程中必須根據練功者的病情輕重、體質強弱、年齡大小、陰陽虛實、臟腑盛衰等不同情況區別對待，因人制宜，靈活選擇，進行辨證練功，才能提高療效，增進健康。我們認爲，應根據以下幾個原則選擇功法：

**一是根據病情輕重選擇不同的功法**。例如病情重的採用臥功和坐功；病情輕的採用站樁功、行步功和太極氣功等。

**二是根據病種不同選擇不同的功法**。例如胃、腎下垂的患者，以採用臥功並意守丹田爲宜；心臟病、肺氣腫患者宜採用太極氣功等。

**三是同一病種的不同病員選擇不同的功法**。例如肝炎患者有的喜歡散步，就採用行步功；有的喜歡打太極拳，就採用太極氣功。只有針對性地練功，對症練功，才能更好地提高療效。

## 42 為什麼練習氣功要以氣為基礎，意氣相隨？

氣功的氣和意相互聯繫、依存、促進。氣是人體生命活動的一種基本物質，是經絡臟腑、組織器官進行生理活動的基礎，所以氣功的鍛鍊主要是練氣。如未能把自身的『內氣』調動起來，逐步積蓄充實，循經運行，就談不上以意行氣。

另一方面，練氣的同時必須注意練意，因為練功過程要做到讓身體放鬆自然，疏通經絡，調和氣血，意氣相隨，動靜結合，練養相兼等，都離不開意的引導。練意的過程中必須注意不要用意過濃，莫強求各種感覺和急於『通關』，即所謂通『大小周天』等。

## 43 為什麼練習氣功要注意循序漸進，不能急於求成？

氣功鍛鍊對增強體質，增進健康，確實能起到一定的作用，治療某些疾病也確實有一定的療效。因此，許多人，特別是患慢性病的人，對於用氣功療疾充滿信心和決心。但有些人在練習方法上不注意循序漸進，會出現不好的反應。練功者欲獲理想的練功效果，必須掌握好方法，堅持鍛鍊，注意循序漸進，不能急於求成。

練功者要根據體力情況，採取逐漸增加運動量，逐漸增大難度，逐漸增多練習次數，逐漸增長練習時間，即循序漸進的鍛鍊方法。

由於每個人的體質、病情和掌握功法的程度不同，收效時間、效果程度當然也會各不相同；但隨著練功者功夫的深化，療效也就會由小到大，由微至著，練功者不應急於求成，以免影響對練功鍛鍊的信心。

## 44 爲什麼練習氣功要注意練養相兼？

練養相兼就是指練功和合理的休養並重；慢性病患者尤其需要注意。每次練功，在練習了一段功法之後，可以暫時放棄調心與調息的鍛鍊，全身放鬆，靜養十～十分鐘，養足精神後又可繼續再練。初練氣功者，採用這種練練養養的方法鍛鍊，效果很好。如練功時間長了，功夫深化了，也就不一非得採用這個方法不可，而是可以一直堅持練下去了。

## 45
## 爲什麼氣功鍛鍊要與綜合措施相結合？

有的人認爲氣功能治『百病』，甚至主張練習氣功就必須排除其他療法。這些主張與作法都是沒有根據的，是錯誤的。我們認爲，在練氣功的同時，還必須和其他治療措施（包括中西醫各種治療）有機地結合起來，相輔相成，才能收到良好的效果。打針服藥等治療，在較大程度上是通過消除致病因素，幫助機體恢復健康，這是通過祛邪爲扶正創造條件；而練氣功則是調整機體相對平衡，增強抗病能力，提高健康水準，則是通過扶正來達到祛邪的目的。

對於慢性病患者，爲了迅速解除病痛，控制病情發展，打針服藥是必要的。但由於慢性病的病程較長，藥量也較多，容易引起藥源性的副作用，最好同時採用氣功的整體性療法。這樣，肯定有利於提高療效，增進健康。

## 46 爲什麼氣功容易推廣和普及？

氣功分動功、靜功及動靜結合功。

一般靜功多數練習單一動作，有時結合用意練習；動功的動作也很簡單，每一節拍也只有單一動作。

練功方法多種多樣，有臥式、坐式、站樁、行步和動靜結合的方法，但每個動作都不複雜，容易掌握。

所以說，氣功的動作簡單，易學易懂，形式多樣，針對性強，並可根據病情和體質情況任意選擇功法，便於群衆掌握，因而也便於推廣和普及。

# 第五章・練功要素

## 47 練功的三要素是什麼？

氣功鍛鍊的三要素是：意念（調心）、呼吸（調息）、姿勢（調身）。

**意念（調心）**：指意識訓練。就是說，氣功中要求自己的思想、情緒、意識逐漸停止活動，安靜下來，排除雜念，使大腦進入一種入靜、虛空、輕鬆愉快的境界。這樣就可使全身肌肉、神經、血管等各器官組織進一步得到放鬆而消除疲勞，使氣血調和，經絡疏通，精神充沛，從而調動人體之潛在能力，發揮自我調節的生理機能，以達到強身治病之目的。其方法有放鬆法、默念法、數息法、意守法、貫氣法、良性意念法等。

**呼吸（調息）**：指通過調整呼吸來調動人體之內氣，使之逐步聚集、儲存於身體某一部位，並逐步循經絡路線運行，以疏通經絡氣血。其方法有自然呼吸法、深呼吸法、腹式呼吸法、吸呼法、口吸鼻呼法、胎息呼吸法、冬眠呼吸法等。

**姿勢（調身）**：指通過調整身體姿勢，使其放鬆、舒服、適宜，爲調心、調息打下基礎。中醫學有『形不正則氣不順，氣不順則意不寧，意不寧則氣散亂』之說。因此『調身』是練功中首先必須注意掌握的關鍵問題。其方法有臥式（仰臥式、側臥式）、坐式（平坐式、靠坐式）、站式（自然站樁、三圓式站樁、下按式站樁、混合式站樁），以及太極氣功、行步功等動靜結合的各種姿勢。

## 48 什麼叫意守法？怎樣進行練習？

意守法是把意念完全集中到身體某一部位，或意念默想某一經絡穴位，或默想某一景物等，所謂以一念代萬念，將雜念排除，達到入靜、舒適境界的方法。

意守時可以守體內某一特定的部位或穴位，常用的是意守丹田，因爲丹田稱爲生命之根，元氣聚集之所，內氣發動之源。這裡指的丹田是小腹部位之丹田。意守命門，因爲命門爲督脈、帶脈交會之處，亦爲兩腎間氣機會合之處，有生命的門戶之稱。意守會陰，因爲會陰位於前後陰之間，爲任脈、沖脈、督脈發源與匯集之處，亦爲精氣之根。意守湧泉，因爲湧泉位於脚底心，爲腎氣之根，降氣之處，具有育陰潛陽的作用。

還可意守大自然某一特定物體和景物。一般腸胃病患者意守丹田爲宜，高血壓患者意守湧泉爲好。爲防止意守時用意過濃，可採用意守外景如松樹、花朵等物。意守體內某一部位，如意守丹田時，不要過分用意，要似守非守，若即若離，用意宜淡不宜濃。

如果勉強死守，用意過濃，反而會引起不必要的偏差。例如腸胃病患者採用意守丹田方法較好，起先感到小肚上發熱，腸鳴音增多，腸胃蠕動增強，這是好現象。但如若進一步勉強死守，思想高度集中在丹田，用意過濃，氣沉丹田過量，丹田處就會產生氣脹的現象；如果再進一步繼續死守丹田，丹田處就會產生氣膨脹的偏差。

意守外景時也要注意意守的景物，必須是對心身健康有益的景物，如青松、花朵、海洋、天空等。

## 49 什麼叫意守『內景』和意守『外景』？

意守有守『內景』和守『外景』之分。意守身體的某一部位，如意守丹田、意守命門、意守湧泉、意守百會、意守祖竅等，都屬於意守『內景』。而意守身體之外的景物，如意守百花盛開的花園和美麗的田園景色、皎潔的明月和藍色的海洋等，都屬於意守『外景』。

一般初學者意守『內景』以先意守丹田、命門或湧泉爲好，而不要先守百會、祖竅等部位，以免氣機上竄，造成偏差。意守過程中還要注意不要死守。死守即用意過濃，會造成『執著』或『走火』。意守應該用意較輕，默默微思，似守非守，若有若無。意守外景時也要注意意守美麗的景色和喜歡的景物，不要意守凄涼的景色和討厭的景物。這樣的意守，對於身體健康，能起著良性刺激的作用。

## 50 什麼叫良性意念法？怎樣進行練習？

人的精神狀態和思想情緒對於人體的健康起著重要的作用。良性意念是指在練功時，思想意念著美好的景物、愉快的事情和滿意的東西。練功時可想著工作順利時的高興，想著與同事共處時的愉快，想著看到百花盛開的美景，想著站在開闊的田野上，呼吸著新鮮空氣的舒服感，想著逗小孩時的歡樂。

總之，要想好的、愉快的、滿意的良性事物，絕對不能想恐怖、害怕、生氣、煩惱等惡性刺激的東西。例如，絕對不能想與人打架、吵架的情景和工作不順利時的煩惱。

這種良性意念法對於排除惡念、邪念，促使人精神愉快、心情舒暢、情緒樂觀、促進身心健康能起到很大的作用。

## 51 什麼叫『假借』？其意義何在？

『假借』是指在練功時，借助於某種景物或回憶某件愉快而有意義的事情時的意念和假想。例如，在練氣功時，假借自己進入公園裡觀看百花爭艷的景色，觀看各種動物的玩耍與表演；假借自己站在輪船甲板上，觀看一望無際的藍色海洋；或者回憶自己過去工作順利時的情況，和在科學實驗獲得成功時的喜悅情景。

這些「假借」都是良性的意念，對排除雜念，去掉邪念，對恢復身體健康都能起重要的作用。當然，『假借』也有惡性的，例如觀想墓地、死人，或回憶車禍、火警的情景，在練習氣功時是不允許意念這些『假借』的，因爲這種惡性的『假借』對恢復身體的健康是不利的。

## 52 什麼叫有爲法、無爲法？

在練功的過程中，對待意念的問題上，歷來有兩種不同的見解，即有爲派與無爲派。無爲派認爲練功時不需要用意，甚至反對用意；即在練功過程中什麼東西都不要想，只要求自然入靜就行了；也就是要求排除一切念頭，把人引到空無的境界，達到練功之效果。有爲派則相反，主張發揮意的作用，不管意守內景或意守外景，都是以一念代萬念，排除雜念，達到練功之效果。

我們認爲有爲派與無爲派各有一定的道理，最好把兩者結合起來，取長補短，『有爲中寓無爲，無爲中寓有爲』，以提高練功的效果。

有爲派主張在練功的過程中發揮意的作用有其長處，因爲在練功的過程中，尤其在練靜功時，各種雜念必然會湧上來，較難做到放鬆入靜。前人採用有爲法，幫助入靜，例如意守法、默念法、數息法、止觀法、觀想法等都是以一念代萬念，都是練功中發揮意之作用的好經驗。

無爲派主張練功中要順其自然，不要用意念引導，也有其道理，因爲用意不當往往會形成『執著』，不僅不易做到放鬆入靜，還易於產生氣脹或憋氣、傷氣，以及意息亂動成火，甚至走火入魔等偏差。

因此，我們主張，在練功的過程中，用意不要過濃，即不要『執著』；尤其練功到一定程度時，意越淡越好，以便逐漸達到所謂『若有若無』、『似意非意』、『恬淡虛無』的空無境界。但另一方面，在練功進入空無境界時，虛無也不是絕對的，而是相對的。就是說，不要讓意念離身（即不要忘記自己在練功），即所謂『不即不離』，以免導致昏睡或失控等弊病。

## 53 什麼叫六妙法門？

六妙法門是一種調息的功夫。它有六個名稱：一數；二隨；三止；四觀；五還；六靜。

**數**：就是數息。即調和氣息，不澀不滑，極其安祥，徐徐而數，從一至十，從十至百，從百至千，或數出息，或數入息。數息日久，漸漸純熟，出息入息，極其輕微，達到似數非數之境界。

**隨**：就是隨息。即一心跟隨息的出入，心隨於息，息也隨於心，心息相依，綿綿密密，久而久之，心息漸細，意境達到寧靜之境界。

**止**：就是止息。即不去隨息，把一個心，若有意，若無意，止於鼻端等部位，修止以後，忽然覺得全身好像沒有了，泯然入定。

**觀**：就是觀息。即於定心中細細審視微細的息出息入，如空中的風，了無實在。觀久，心眼開明，徹見息的出入已周流全身。

**還**：就是還息。即是用心觀照息，觀人的心智和息境。但境與智是相對的，應該還歸於心的本源。觀心智是從心生而來，既從心生，應隨心滅。須知心的生滅好比水上起波，波平方見得水的眞面目；心的生滅一如波浪，除去雜念，才能見到眞心。

**淨**：就是淨息。即是一心清淨，心如止水，雜念全無，眞心顯露。要知道，沒有雜念就是眞，猶如波平就是水一樣。這種息的境界稱爲「淨」。

六妙法門，數與隨爲「前功」，止與觀爲「正功」，還與淨爲「練功的結果」。

## 54 什麼叫聽息法？

聽息法是指練習氣功時安靜下來，意念歸一，只聽鼻中呼吸之氣的方法。

聽息法是莊子提出來的。他認爲，開始練功時，意念要專一，不要雜念干擾，即意念歸一，然後通過聽息，進入聽氣、聽神。這時的功夫漸漸入混沌的境界，身中神氣合一。這種神氣合一的境界是無知覺的，外表上看起來和睡著了一樣，但身體內部的情況是不相同的，最後進入虛無的境界。這個虛無是從不知不覺中自然產生的，不是用意識製造出來的。

大家知道，凡是呼吸系統正常，呼吸不發生障礙的人，氣息都沒有聲音；雖然沒有聲音，但自己卻知道鼻中氣息一出一入，或慢或快，或粗或細，縱然是聾子也有所感覺。因此，借助於聽息法，能幫助入靜，意念歸一，提高練功的效果。

## 55 什麼叫放鬆法？怎樣練習？

這是練習氣功時的一種意念（調心）方法。練功時，擺好姿勢（坐式、臥式、站式均可），用意識引導全身放鬆，稱「放鬆法」。全身最大限度放鬆後，自我感覺尤如騰雲駕霧，飄飄然，此時自然會產生一種輕鬆舒適感。

放鬆對於促進入靜，提高練功效果可以起很重要的作用。

## 56 什麼叫部位放鬆法？怎樣練習？

這是練習氣功時的一種意念（調心）方法。練功時，擺好姿勢，從頭部到腳部逐個部位放鬆，稱部位放鬆法。其次序是：頭部鬆、頸部鬆、胸部（包括上臂部）鬆、腹部（包括前臂部和手部）鬆、大腿鬆、小腿鬆、足部鬆。也就是說，從頭部到腳部，依次緩慢地一個部位一個部位放鬆。

## 57 什麼叫三線放鬆法？怎樣練習？

這是練習氣功時的一種意念（調心）方法。擺好練功姿勢後，使情緒平靜下來，把身體分成三線，依次放鬆。

第一線（兩側）：頭部兩側→頸部兩側→兩肩→兩上臂→兩肘關節→兩前臂→兩腕關節→兩手掌→兩手指。

第二線（前面）：頭頂→面部→頸部→胸部→腹部→兩大腿→兩膝→兩小腿→兩踝關

節↓兩脚趾。

第三線（後面）：頭部↓後頸↓背部↓腰部↓兩大腿後部↓兩腿膕窩↓兩小腿後部↓脚根↓脚底。

練三線放鬆法，先從第一條線開始，等放完第一條線（約三分鐘），再放第二條線（約三分鐘），最後放第三條線。每放完第三條線，可把意念暫放臍部或病灶上一分鐘，作爲一個循環。以意放線的過程，如果感覺沒有放鬆時，不必急躁，可任其自然，按照次序，繼續一條線一條線地放鬆。一般每次練功可循環一～三次。

## 58 什麼叫默念法？怎樣練習？

默念法是用意默念詞句，不要念出聲音的練功方法。

默念法的鍛鍊程序是：

**默念詞句，化雜念爲正念的方法**：默念哪些詞句，可根據練功者的具體情況，有針對性的運用。如神經衰弱和高血壓病者常易焦慮、緊張，可以默念『鬆』、『靜』、『身體鬆』、『思想靜』、『降低血壓』和『精神愉快』等詞句。不但在意念上默念這些詞句，而且要使機體確是按照這些詞句在生理上產生有益的變化。因爲這些詞句本身通過第二信號系統，對練功者確實能起到特殊的治療作用，從而通過練功默念詞句，使病者心情舒暢，身體放鬆，思想安靜，使身心獲得健康。

吸『靜』呼『鬆』法：練功時根據呼吸的節拍默念，每一次呼吸，吸入時想『靜』字，呼出時想『鬆』字。這種呼吸一般採用均勻、細長的深呼吸，默念時要輕些。

吐氣法：練功時，每當呼氣時吐出噓、呵、呼、呬、吹、嘻等字（不要吐出聲音）。此法一般是用於治療臟腑實證的功法。

## 59 什麼叫數息法？怎樣練習？

數息法是練功時默數呼吸，連續計數（一呼一吸爲一數）的方法。

我國古代名醫扁鵲提出，練功時應用計算呼吸的方法是調息入靜的門徑。一般失眠的人宜用數息法幫助入睡。因爲思想集中在計數呼吸，其它的念頭便被排除出去，這樣全身就會逐漸進入安靜、輕鬆狀態。一般數息幾百次，待思想比較安靜下來，感到全身舒適後，就不必再連續數息，而可改爲隨息，即思想隨著呼吸而不想其它，讓身體進入這種安靜舒適的狀態。

採用這種方法既有助於排除雜念，又可起到調整和鍛鍊呼吸的作用。

## 60 什麼叫貫氣法？怎樣練習？

貫氣法有兩種方法，一種是根據呼吸中呼和吸的變化，意念從一個部位或一個穴位轉到另一個部位或穴位。例如，高血壓患者吸氣時意守丹田，呼氣時意守湧泉穴，這樣隨著吸氣和呼氣來回意念不同部位和穴位的方法稱貫氣法。另一種是提『清氣』降『濁氣』的方法，即有意把清氣升到頭頂，然後把濁氣從頭頂降至脚底，即把濁氣從脚底下入地三尺。這種提『清』降『濁』的方法也稱貫氣法。

採用貫氣法，對於疏通經絡、調和氣血、扶正祛邪很有幫助。如果是低血壓患者和中氣不足者，不宜採用此法。

## 61 什麼叫止觀法門？怎樣練習？

止，是停止的意思，亦即把我們的心念停止下來。有三種：

**『繫緣止』**——修止的第一步，叫『繫緣止』。我們把心念繫在一處，猶如用鎖鎖住猿猴，所以叫作『繫緣止』。

這個止法通常適用的有兩種：一是繫心鼻端——把一切雜念拋開。專心注視鼻端，把雜念慢慢排除掉。二是繫心臍下——人們全身的中心在小腹，把心繫在這個地方，想鼻中出入的氣息像一條垂直的線直通小腹，使雜念暫停，提高調息功夫。

『**制心止**』——學習繫緣止稍純熟後，便可進修『制心止』。『制心止』是在心的本體上下功夫，就是要看清我們心中念頭起處，隨時制止它，斷除它的攀緣。

『**體眞止**』——此法才是眞正的修止。體是體會，眞是眞實。仔細體會心中所想的事物倏忽都會過去，不必去想它。這樣一來，所有雜念不必有意去制它，自然會止息。沒有雜念，就是眞實，心止於此，故稱爲「體眞止」。

**觀**：不是向外觀，而是閉目返觀自心。也有三種，介紹如下：

**空觀**——觀察宇宙中間一切事物時刻在變化，都有發生、發展至滅亡的過程，提起這心，觀這空相，叫作空觀。

**假觀**——假想世間一切事物都內因外緣湊合而成，因緣湊合即生，因緣分散即滅。同樣，我們心中念頭的起落也是如此，絲毫不可執著。如此觀察，叫作假觀。

**中觀**——觀空時不去執著空，觀假時不去執著假，離開空假兩邊，心中無依無著，洞然光明，叫作『中觀』。

具體來講，就是念念歸一爲止，了了分明爲觀。止時決不能離開觀，觀時也決不能離開止，這就是**止觀法門**。**止觀法門**也是練習入靜的一種方法。

## 62 什麼叫自然呼吸法？

自然呼吸法是指以人們原來自然呼吸的頻率和自然習慣進行呼吸的方法，每分鐘呼吸十五～十八次左右，適合於初學者、一般練功者以及站樁功採用。

在自然呼吸的基礎上，呼吸頻率逐漸減慢、呼吸深度逐漸加深的方法稱**深呼吸法**。適合於練習太極氣功和十段錦（包括床上十段錦和站式十段錦）時採用。

自然呼吸法可用鼻吸鼻呼法，也可採用鼻吸口呼法，以平時的呼吸習慣自然進行。

## 63 什麼叫胸式呼吸法？

主要是以胸腔擴展和縮小的呼吸方法稱爲胸式呼吸法，即吸氣時胸腔膨脹，小腹微縮；呼氣時相反。

吸氣時力由脊發，以心窩後的脊椎骨爲支點，朝心窩後的脊背，由下而上，氣貼脊背，向胸中吸入，使脊後肋骨向上提起，又好像從腹中抽氣入胸的樣子，這時實際上是在擴胸縮腹。自覺不能吸入時爲止，不可用強力，以免造成不舒服的感覺。這樣，胸部就擴張，小腹就不知不覺地微微收縮起來。吸氣量以收縮後的小腹腔不再擴張爲限。

呼氣時，意想仍從心窩後脊背處呼出的樣子，從而使胸腔周圍縮小而引起呼氣。呼氣後胸圍較平時擴大些，亦即呼氣後不許胸圍縮小到原位。

這種變更胸圍大小所進行的呼吸運動叫作**胸式呼吸**。

## 64 什麼叫腹式呼吸法？

吸氣時腹部隆起，呼氣時腹部凹陷（順呼吸），或吸氣時腹部凹陷，呼氣時腹部隆起（逆呼吸）的呼吸方法。

吸氣時，意想從腹腔中心點的脊後發出力量，直起腰桿，鬆開腹肌，大量吸氣入腹腔中，好像氣貼脊背，向肛門送下去的樣子，邊吸邊向下擠壓，吸到小腹，有向下壓實之感，感到小腹充實、飽滿、膨脹並舒適。吸氣後，要屏息片刻，然後慢慢呼氣。

此種呼吸法對於腸胃病患者和便秘者有一定的療效。

## 65 什麼叫吸呼法和吸吸呼法？

在練習氣功的某一功法時，做一個動作時吸氣，做另一個動作時呼氣，這樣的呼吸方法叫**吸呼法**。而在練習氣功的某一功法時，一個動作做兩次暫短的吸氣，另一個動作做呼氣的方法稱**吸吸呼法**。

這種呼吸方法，一般適用於練行步功時採用。它對癌症患者，提高其抵抗力和免疫力有很大的幫助。採用這種呼吸方法，應在新鮮空氣的環境中進行，它可使人吸進大量氧氣，呼出大量二氧化碳。此種呼吸方法對防病治病、增進健康，能起積極作用。

## 66 什麼叫大呼大吸法？

大呼大吸法是古代吐納、導引採用的一種呼吸法，即用鼻使勁大吸大呼，或者是用鼻吸氣、用口呼氣，每一吸一呼要求儘量延長時間，並要求每一吸、呼都要發出較大的聲音（安靜時離兩、三百米遠都能聽到）。

這是一種以擴大肺活量爲主的呼吸法，它對增強體質，調動機體內氣，以及對某些慢性疑難病有一定的治療作用。

在鍛鍊大呼大吸的方法時，聲音應從小到大，並注意在新鮮空氣的曠野裡鍛鍊。

## 67 什麼叫鼻吸口呼法和鼻吸鼻呼法?

鼻吸口呼法是指在練習氣功時採用鼻吸氣、口呼氣的呼吸方法。一般是太極氣功、行步功等採用。

鼻吸鼻呼法是指在練習氣功時採用鼻吸氣和呼氣，口則不參加呼吸的呼吸方法。一般自然呼吸法多採用。

練習氣功時，大多數是採用鼻吸鼻呼或鼻吸口呼的方法。也有少數練功者採用口吸鼻呼的方法，即採用口吸氣、鼻呼氣之方法。這種方法不宜提倡，因爲從生理結構和衛生角度考慮，用鼻吸氣比用口吸氣更爲合理。

## 68 什麼叫停閉呼吸法？

停閉呼吸法是在腹式呼吸和深呼吸的基礎上進行的一種呼吸法，即在一吸一呼之間，或一吸一呼之後，有一停頓閉氣時間，或者是適當延長吸氣呼氣的時間，即吸長呼短，或吸短呼長，都存在停閉的時間。這種停閉呼和吸的呼吸法稱爲**停閉呼吸法**。停閉呼吸法每分鐘呼吸次數只有二～三次。

這種呼吸法對內氣的儲存和調動很有好處，對某些胃腸消化系統疾病患者較有幫助。但一般初學者不宜採用，以免在練功過程中產生憋氣現象。

## 69 什麼叫胎息呼吸法？

胎息呼吸法是一種較高深的呼吸法，即呼吸頻率最大限度地減慢，呼吸次數最大限度地減少。有些功夫到家的氣功師，呼吸頻率降低至每分鐘呼吸只有一～二次。這種呼吸「如同胎兒在母腹中的內呼吸」，因而稱**胎息呼吸法**。

胎息呼吸是練功到高深階段，達到『鼻息微微，若有若無』的境界時才會出現。胎息呼吸是自然形成的，而不是勉強追求得到的；但練功到一定程度時可以逐漸體會到。這種呼吸法對培育元氣，涵養精、氣、神，治療五勞七損較有效果。它可使練功者有全身舒適、輕快等感覺，爲古代練功家所採用的培育元氣的呼吸法。

## 70 什麼叫冬眠呼吸法？

冬眠呼吸法是指在練功期間進行非常輕微，甚至近似停止呼吸的方法。印度的瑜伽術曾採用過此種呼吸方法。例如科學家對印度氣功師斯瓦米進行研究後證實：他甚至可以使自己睡在棺材裡淺埋地下，處於冬眠狀態達七天之久。心電圖和肺活量的實驗也證實，淺埋在地下棺材裡的氣功師斯瓦米，他的肺幾乎處於休息狀態，心臟也幾乎處於停止跳動狀態。

這一切表明，氣功鍛鍊能使大腦皮膚起保護性抑制作用，基礎代謝降低，人體總消耗下降，『儲能』能力提高。人體幾乎處於冬眠狀態，呼吸幾乎處於極微弱狀態，這種呼吸法稱爲**冬眠呼吸法**。初學者不可能，也不宜採用。

## 71 什麼叫仰臥式和側臥式？

臥式是練功的一種姿勢，分「仰臥式」與「側臥式」兩種。

仰臥式的具體要求是：

平臥在床上，頭自然正直，枕頭高低適宜，輕閉口眼，四肢自然伸直，兩手分放身旁。（見圖一）

側臥式的具體要求是：

臥在床上，左右側均可，一般採取右側爲主。頭稍微向前低，平穩著枕，口眼輕閉。下面一隻手自然彎著，放在枕頭上，手心向上，離頭約二寸許。下面一條腿自然伸直，上面一條腿略彎（約成一二〇度角），放在下面腿上。上面一隻手輕輕放在髖關節處。總之，要使身體彎成弓形，頭略向胸收，姿勢要擺得自然舒適（見圖二）。

做臥功練習時，可選擇適當的意念和呼吸方法。

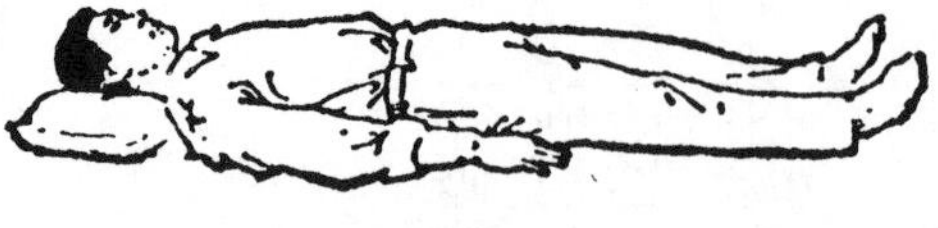

圖一

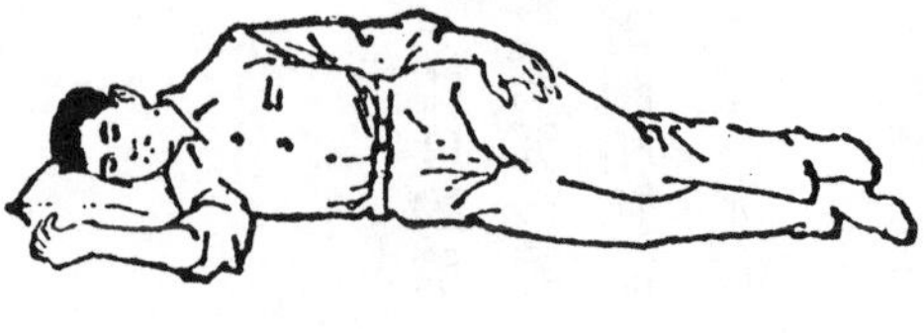

圖二

## 72 什麼叫平坐式和靠坐式？

坐式是練功的一種姿勢，分「平坐式」和「靠坐式」兩種。

平坐式的具體要求是：

坐在凳上，自然端正，頭頸正直，沉肩垂肘，稍含胸，兩手分放大腿上，兩足平放觸地，兩下肢外側相距與肩同寬，平行向前，上身與大腿，大腿與小腿夾角均約成九十度，口輕閉，眼瞼自然下垂（見圖三）。

靠坐式的具體要求是：

姿勢與平坐式相同。

開始練平坐時，如果體力不夠，可以靠椅或靠牆而坐。

做坐式時，可選擇適當的意念和呼吸方法，這就是**坐功**。

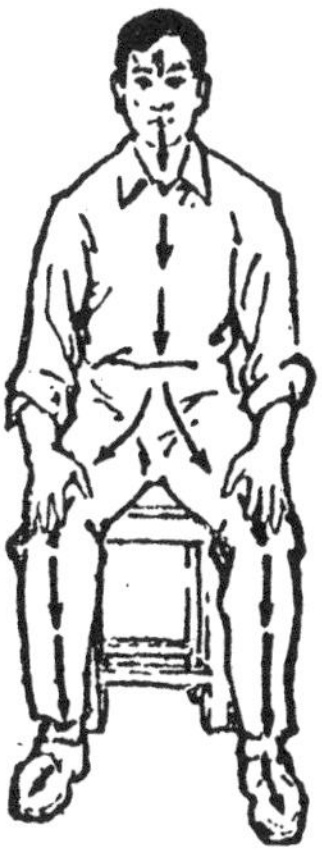

圖三

## 73 什麼叫站式？

站式是練功的一種姿勢，在靜功練習方面分有自然站樁、三圓式站樁、下按式站樁和混合式站樁。站式姿勢配合選擇合適的意念和呼吸方法就是一種**站功**。

## 74 什麼叫動靜結合式？

動靜結合式是一種練功姿勢。如練自發動功時，先是以靜功的坐式、臥式或站式姿勢引導入靜，然後產生自發的外動，因而練功姿勢也由靜態轉入動態，成爲**動靜結合式**。

# 第六章・功法介紹

## 75 什麼叫內養功？

內養功是靜功的功種之一。通過特定的姿勢、呼吸和意念的調練，以實現形體鬆適、呼吸調和、意念恬靜等要求，從而起到靜心寧神、培育正氣、平衡陰陽、調和氣血、疏經活絡、協調臟腑等作用。

內養功強調默念字句，呼吸中有停頓、舌體起落、氣沉丹田等動作，具有大腦靜、臟腑動的鍛鍊特點。

內養功是劉貴珍等先生繼承和總結前人的經驗，並結合自己的臨床實踐，於一九四七年提出並推廣各地的。內養功對治療胃和十二指腸潰瘍、胃下垂、肝炎等內臟疾病有顯著的療效。

內養功的練習方法：

**1 姿勢**

有側臥式、仰臥式、平坐式、靠坐式。

**2 呼吸**

內養功呼吸法較為複雜，要求呼吸、停頓、舌動、默念四個動作相結合。常用呼吸有三種：

(1)吸——停——呼。默念的字句，一般用『鬆』、『靜』、『愉快』、『健康』等詞句。

(2)吸——呼——停。默念字句與上同。

(3)吸——停——吸——呼。默念字句與上同。

**3 意守**

意守丹田、膻中、湧泉穴位。意守時用意要輕，做到似守非守。

## 4 注意事項

(1)內養功側重於脾胃功能的調整，練功後出現食欲增強，消化旺盛等效應，此時可酌情增加食量，對營養不良或身體瘦弱者，應放寬食量的限制。
(2)空腹時不宜做內養功。
(3)在臨床應用中，要注意辨證選功，呼吸法、意守法、默念法、姿勢等都應根據病種、病情，虛證、實證辨證選擇。
(4)內養功可同其他功種配合練習，效果更佳。

# 76 什麼叫放鬆功？怎樣練習？

放鬆功是靜功的一種，它是有意識地讓身體的各部位結合默念『鬆』字，逐步將全身調整得自然、輕鬆、舒服，解除精神緊張狀態，排除雜念，同時使注意力逐漸集中，安定心神，從而調和氣血，協調臟腑，疏通經絡，增強體質，防治疾病。

放鬆功對於某些慢性病（如高血壓、腸胃病、神經官能症、神經衰弱、心臟病等）均有一定的療效。

放鬆功的鍛鍊方法是：

**1 姿　勢**

一般採用仰臥、平坐和靠坐姿勢。

**2 呼　吸**

一般採用自然呼吸法。

**3 意　念**

有三線放鬆法、部位放鬆法（分段放鬆法）、局部放鬆法和全身放鬆法（整體放鬆法）以及吸『靜』呼『鬆』法。

**4 練功注意事項**

練功前要思想集中、情緒安定、寬衣解帶。練功場所要空氣新鮮、環境安靜。練功時要排除雜念，儘量使身體處於放鬆狀態，才能獲得練功之效果。

## 77 什麼叫強壯功？

強壯功是將儒、道、佛的練功方法進行整理，取其精華，去其糟粕，編導而成。

強壯功的練功方法是：

**1 姿　勢**

有自然盤膝坐、單盤坐、雙盤膝、站式和自由式。

**2 呼　吸**

靜呼吸法（自然呼吸法）、深呼吸法、逆呼吸法。

**3 意　守**

強壯功也採意守丹田，藉以集中精神，排除雜念，達到入靜目的。也可意守外景，如美麗的風景和景物，增加良性刺激，以良性意念代替惡念，排除雜念，增進健康。

強壯功對於高血壓、神經衰弱，神經官能症、心臟病、關節炎等有一定的療效。

## 78 什麼叫保健功？

保健功是氣功中的一種輔助功種，它既可治療，也可保健，對體弱的患者和老年人尤為適宜。

保健功也稱「按摩拍打功」，它是通過自身按摩拍擊等鍛鍊方法，達到疏通經絡，調和氣血，增進健康。它對某些慢性病，如腸胃病、心臟病、神經官能症、肝病、腎病等有一定的療效。

它的練功方法有：耳功、叩齒、舌功、漱津、擦鼻、目功、擦面、項功、揉肩、擦胸、揉腹、夾脊功、搓腰、搓尾骨、擦丹田、揉膝、擦湧泉、浴手、浴臂、浴大腿等。

保健功練習的注意事項：

按摩動作的次數和用力的輕重可因人而異，以按摩之後能夠感到舒適、輕鬆為度。用力要適當。用力過小無感覺，用力過猛會傷及皮膚。

## 79 內養功、放鬆功、保健功、強壯功是否可以配合鍛鍊？

內養功、放鬆功、保健功、強壯功都是氣功之功種，它們鍛鍊的基本原則都是相同的，正像體育鍛鍊的跳高、跳遠、跑步、擲手榴彈訓練一樣，都是為了增進健康，所以幾種功種是可以配合鍛鍊的。但一般來說，要根據病情的輕重、病種的不同和體力的強弱，以及個性的差異，選擇一種主要功種進行鍛鍊，其他功種配合。如高血壓、心臟病患者宜選放鬆功，消化道疾病的患者宜選內養功，其他功種配合。如果體質較弱，不能採用強壯功的端坐和站式，可暫用內養功中的臥式，待身體好轉時，再進行強壯功姿勢訓練。

至於保健功，一般在做完內養功、放鬆功、強壯功之後再進行鍛鍊為宜。因此保健功也稱氣功的輔助功。

# 80 什麼叫站樁功？怎樣練習？

站樁功源於古代大成拳之站式練功法。它分兩部分，一種是養生樁，一種是技擊樁。下面介紹的是養生樁。養生樁是根據樹木深根在地，在固定不動的狀態下，生長發育壯大起來的規律，運用到人體保健和治療強身上來的一種功法。

此功是站著練，不需特殊場地，也不需任何練功設備，任何時間，任何地方都可以練；故長期以來，一直是我國民間深受人們喜愛的一種養生治病法。其特點是，動作簡單，收效較快，對於慢性病如神經衰弱、神經官能症、腸胃病、冠心病及體弱體虛、四肢冰冷等症，療效較爲顯著。

## 1 姿勢

站樁功的姿勢各家流派很多，但可概括爲：自然站樁、三圓式站樁、下按式站樁和混合式站樁等四大類型。如以其姿勢難度來分，則可分爲高位站樁、中位站樁和低位站樁等三種。高位站樁指站樁架式較高，膝關節微屈，消耗量較小，適合於年老體弱的病人鍛鍊。中位站樁是介於高低之間的一種架式，膝關節夾角約一三〇度左右，消耗量適中，一般體質較好的病人可採用。低位站樁架式低，膝關節夾角約九〇度，消耗量最大，適合於無病或身體已經恢復健康的人鍛鍊。

**(1)自然式站樁**：兩腿分開呈平行，間隔距離與肩同寬，頭頸要正直，稍含胸不挺不彎，膝關節微屈，右手在外，左手在裡，手心向內，疊放在小腹上，兩眼平視，或看向前下方均可（見圖四）。

**(2)三圓式站樁**：分抱球式和環抱式。抱球式和環抱式主要是根據手臂彎曲程度的大小而分：屈曲得小，稱抱球式；屈曲得大，稱環抱式（見圖五、六）。

抱球式動作，上肢呈半圓形，兩手似抱球狀，掌心相對，手指相對，置離眼前一尺左右處；眼睛平視或望向前下方均可。環抱式動作時，兩手似抱樹，掌心朝內，置離胸前兩尺左右；眼睛平視或望向前下方。站立姿勢可按本人情況取高、中、低位練習。

**(3)下按式站樁**：兩手彎曲，掌指朝前，前臂與地平行，掌心向下，五指分開，成下按式；眼睛平視或望向前下方。站立姿勢可按本人情況取高、中、低位來練習（見圖七、八、九）。

**(4)混合式站樁**——

①雙臂鬆垂：站立，兩脚平行，與肩同寬，上體基本正直，頭端正，眼睛平視，唇齒相著，含胸拔背，沉肩，兩手伸直，掌心向內，平放大腿旁，全身肌肉儘量放

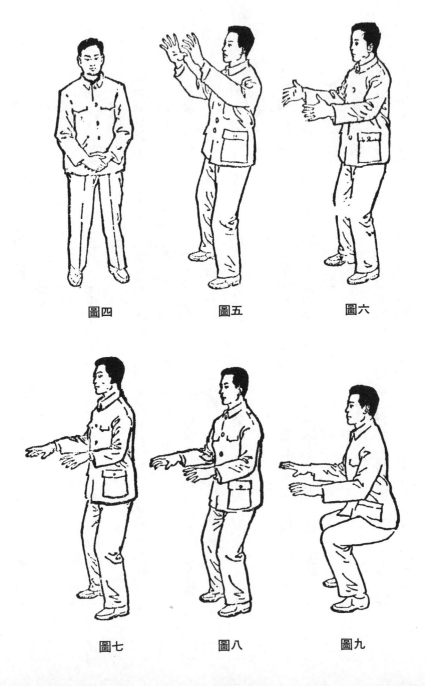

圖四

圖五

圖六

圖七

圖八

圖九

鬆（見圖十）。

②飛龍平伸：在①的基礎上，頭、頸、胸、腹不動，兩手水平前伸，掌心向下，五指密著，放鬆微垂成半圓形。在兩手前伸的同時，兩腿微蹲，膝關節夾角一二〇度左右（見圖十一）。

③如意對掌：在②的基礎上，頭、頸、胸、腹、腿、腳仍然不動，向前平伸的兩掌側轉相對，成如意對掌（見圖十二）。

④胸前頂鴿：在③的基礎上，頭、頸、胸、腹、腿、腳仍然不動，將水平前伸的對掌之兩手內收，靠近胸前，兩手中指互相輕微接觸，手掌成半圓形（見圖十三）。

⑤展翅飛翔：在④的基礎上，頭、頸、胸、腹、腿、腳仍然不動，將胸前之兩臂分開，轉向兩側，兩掌兩臂平肩，掌心向下（見圖十四）。

⑥胸前下按：在⑤的基礎上，頭、頸、胸、腹、腿、腳仍然不動，兩臂轉正，向前方伸直下垂，掌心向下，離膝關節三十厘米左右（見圖十五）。

最後恢復圖十二姿勢，腿直立三分鐘左右，將手提到胸前，同時吸氣，掌心向上轉爲向下，靠近胸部，平行下按，同時呼氣，再將手提至胸前吸氣，平行下按呼氣，連續做三次，然後結束。

以上各節根據體力的強弱，決定練習時間的長短和站樁高低的程度。初學者體力較差，深蹲困難，可以微蹲，或用站立代替，隨著體力增強，再由站立轉入微蹲和深蹲，

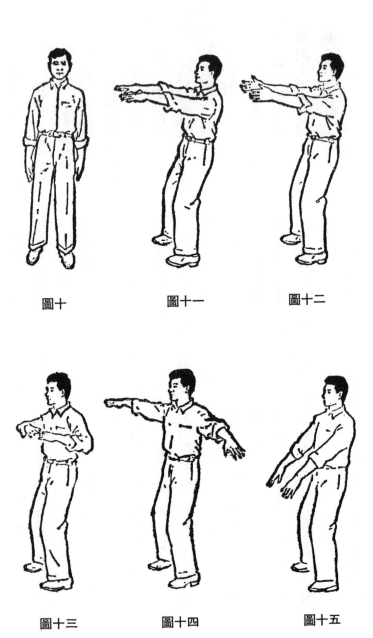

圖十

圖十一

圖十二

圖十三

圖十四

圖十五

練習時間從短到長，一般每節從一分鐘逐漸增加到十分鐘即可，總練習時間從十分鐘增加到一小時左右。

站樁姿勢要點：兩脚平行，站立與肩同寬，上體基本正直，頭端正，眼睛平視，唇齒相著，含胸拔背，沉肩垂肘，虛領頂勁，全身肌肉儘量放鬆。臀部下坐屈膝時，膝關節投影不能超出脚尖。

## 2 呼 吸

(1)自然呼吸（按原來的習慣自然呼吸即可），開始練功時採用。

(2)腹式呼吸（吸氣時腹部隆起或凹陷，呼氣時腹部凹陷或隆起，如此反覆進行）。腹式呼吸時，必須注意緩慢、細勻、深長。最好在老師的指導下進行。

(3)丹田—湧泉貫氣法，隨吸氣，用意念進一步將身體內外之氣引至腹部丹田處，隨著呼氣，將丹田之氣下引至兩脚心湧泉穴；然後再吸氣，將氣由兩脚心上引至腹部丹田，呼氣時，將丹田之氣下引至兩脚心。如此一呼一吸，上下氣機進行交流，稱「丹田—湧泉貫氣法」。呼吸時注意柔和自然，絕不勉強。

## 3 意 念

(1)良性意念法，練功時不意守，可以想輕鬆愉快的事，如可以想工作順利的情景，可以想廣闊田野之新鮮空氣，也可以想公園裡百花齊放的花朵等等，絕不要想恐怖、害怕、不愉快的事情。這是初學者和多數人採用的方法。

(2)意守穴位法。練功時可以意守丹田，也可以採意守湧泉等穴的方法。

(3)貫氣法，隨著吸氣和呼氣而意守不同穴位的方法，如丹田—湧泉貫氣法。

## 4 收功法

(1)兩腿逐漸伸直的同時兩手向上提，掌心向上，掌指相對，同時吸氣。當手掌提至頸前時，翻掌，掌心向下，下按，同時呼氣。連續做三次收功。

(2)兩腿逐漸伸直的同時，兩手向上提，掌心向上，掌指相對。當手掌提至頸前時，翻掌到頭後，繼續上升到頭頂，掌心向上，同時吸氣；翻掌，掌心向下，往頭前方下按至腹前，同時呼氣。

收功之後，可將兩手掌擦熱。可做揉頭髮和浴臉二十次，效果更好。

## 5 注意事項

(1)各種姿勢都應該擺得正確、舒適，頸部防止強直，肩部防止聳起，胸部防止太挺，上身防止前傾、後倒和側彎。站樁時，膝關節的投影不要超過脚尖。如果感到原來擺的姿勢不太舒服和不正確，要及時調整和糾正。

(2)練功時始終注意放鬆，面部最好略帶笑容，防止思想緊張，不要追求練功中的各種感覺。

(3)初學者和病較重的患者，練功時先採用自然呼吸法和良性意念的意念方法以及高位下按式姿勢爲宜。

(4)練功時必須自始至終保持一定的練功姿勢，不要隨便轉動或做其他動作（自發動功例外）。

(5)練功中，如果感到某些部位有溫熱、酸麻、肌肉跳動等感覺，特別是在站樁中發現指端和腿部微微顫動，漸動漸劇，呈上下節律的抖動狀態時，不要緊張，這是練功中常見的現象，可任其自然，既不要追求，也不要恐懼。

(6)練功時發現兩肩一熱一冷，甚至身體一半熱、一半冷。這是氣血不均的緣故，繼續練習就可消失。但發現全身發冷，甚至一瞬間打冷戰，就必須立即停止練功，用溫熱水洗手、擦臉，次日再練。

(7)室外風大，不宜練功。風小可以，順風而站。室內練功，注意保持空氣流通。

(8)飯前過飢，不要練功；飯後三十分鐘內，不宜練功。身體感到過度疲勞時，不宜練站樁，可以暫時改練坐臥功。

(9)練功時發熱出汗，這是好現象，但不要馬上吹風。嚴禁立即飲、洗冷水，休息片刻之後才可以。方便者最好功後飲、洗熱水。

(10)注意做好收功動作，並確實循序漸進。

## 81 什麼叫行步功？怎樣練習？

行步功是在散步的基礎上，加上呼吸和行步動作。左脚先開步，脚跟外側先著地，過渡到脚尖，左右手同時向左前方伸，屈肘，左手在前，掌心向上，左手在後，掌心向右，同時呼氣。這樣循序漸進，走動一百步（見圖十六、十七）。

作用：

對於治療慢性疾病和某些癌症有一定的效果。但根據體力強弱、疾病種類之不同，步行的快慢與次數也有所不同。

例如：心臟病患者採取慢步呼吸步行，次數相應少些；肺病患者採取快步，次數相應增加；並根據體力情況，靈活掌握。

## 82 什麼叫太極氣功十八式？怎樣練習？

太極氣功十八式是根據太極拳某些功法和氣功調息相配合編導而成。其特點是動作簡單，容易掌握，療效較佳。要求姿勢正確，動作均勻、緩慢，配合呼吸；用鼻吸氣，用口呼氣。適合於體弱病殘者鍛鍊。

### 第1式：起勢調息（見圖十八、十九、二十）

自然站立，兩脚平行，與肩同寬或稍寬些，上體正直，眼向前平看，含胸拔背，兩手自然下垂。動作是：

(1)兩臂慢慢向前平舉，兩手稍高於肩，手心向下，同時吸氣。

(2)上體保持正直，兩腿屈膝下蹲（膝關節彎曲一五〇度左右，注意不要超出脚尖），兩手輕輕下按，直到與肚臍平，掌心向下，同時呼氣。

**要　點：**

兩肩下沉，兩肘下垂，手指自然微屈，重心落在兩腿之間，臀部下坐不可凸出，兩臂下落，隨身體的下蹲動作協調一致。

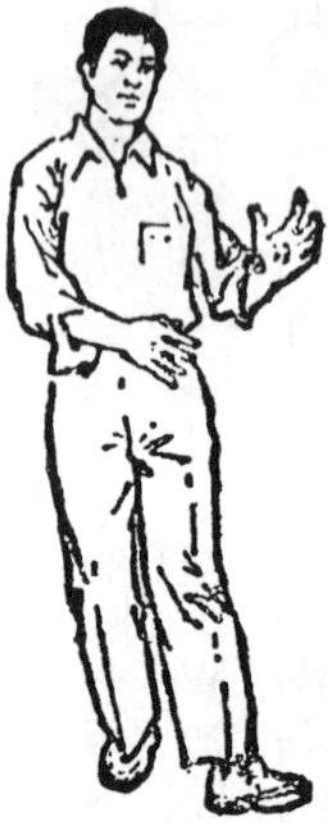

圖十六

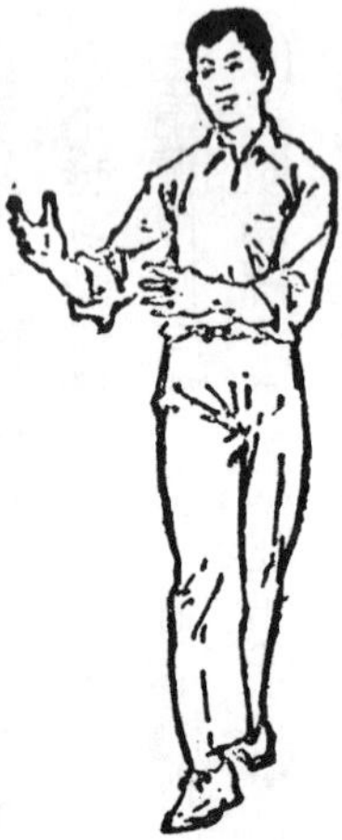

圖十七

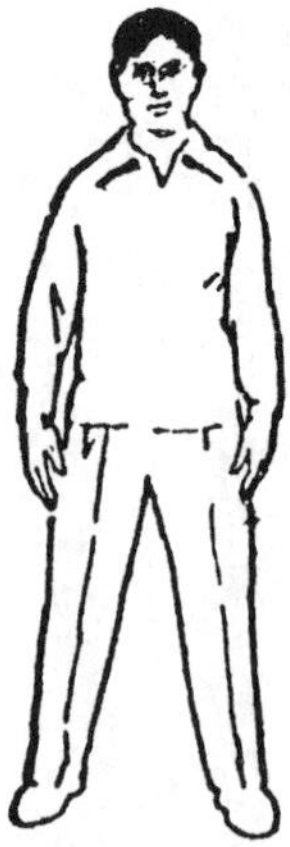

圖十八

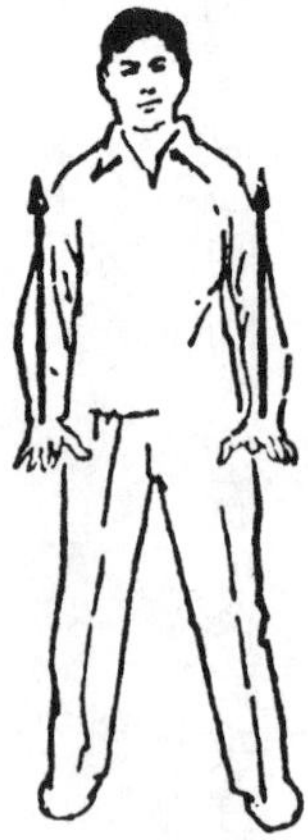

圖十九

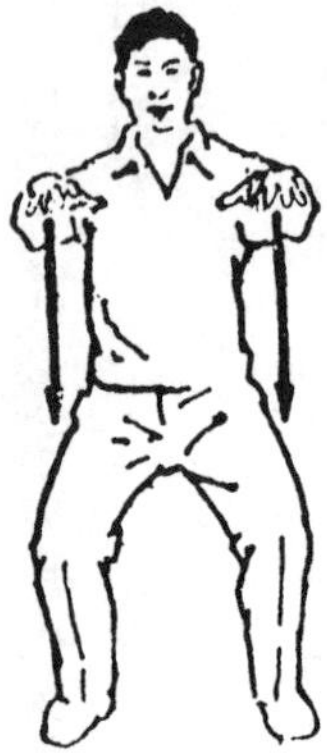

圖二〇

練習次數六次（一吸一呼算一次）。一次呼吸讀兩個數，單數兩手上起爲吸，雙數兩手下降爲呼。隨後兩手分放體側。

**第2式：開闊胸懷**（見圖二一、二二）

接上式動作：

(1)將下按的兩手平行上提至胸前，膝關節逐漸伸直，把向下的掌心改爲掌心相對，平行向兩側拉，至盡處，做擴胸動作，同時吸氣。

(2)將兩側的手平行向中間靠攏，到胸前，將兩掌心改爲向下，在下按過程中屈膝，同時呼氣。

要　點：

兩手臂伸直提至胸前時人逐漸站立，兩手下按時人才開始下蹲。提與站，按與蹲，呼與吸等動作要注意連貫、協調。

練習次數六次（一呼一吸算一次）。

**第3式：揮舞彩虹**（見圖二三、二四）

接上式動作：

(1)將下按兩手平行上提至胸前，這樣膝關節逐漸伸直，兩手繼續上升到頭頂，兩臂

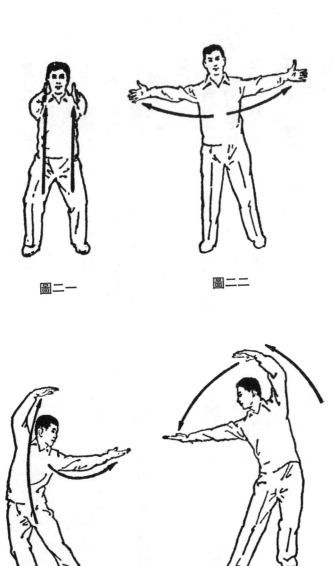

圖二一

圖二二

圖二三

圖二四

伸直，兩掌心朝前，同時吸氣。

⑵重心向右脚移動，右脚微屈，全脚掌著地，左脚伸直，以脚尖著地，提脚跟，左手從頭頂向左側伸直，平放至水平線，掌心向上，右手肘關節彎曲成半圓形，右掌心朝下，成右體側動作，繼續吸氣。

⑶重心向左脚移動，全脚掌著地並微屈，右脚伸直，提脚跟，以脚尖著地，右手從頭頂向右側平放，伸直平放至水平線，掌心向上，左手肘關節逐漸彎曲上提至頭頂，成半圓形，左掌心朝下，成左體側動作，同時呼氣。

要　點：

兩手揮舞時，與體側呼吸動作要協調，看起來很柔和的樣子。

練習次數六次（一呼一吸算一次）。

## 第4式：輪臂分雲（見圖二五、二六）

接上式動作：

⑴重心移至兩腿之間，兩腿成馬步，左手從上往前下方，右手從右側往前下方，與左手交叉，右手在前，掌心向內，交叉置於小腹前。

⑵交叉的雙手隨著膝關節伸直，翻掌掌心向上，繼續交叉上升，直到頭頂，掌心向上，同時吸氣。

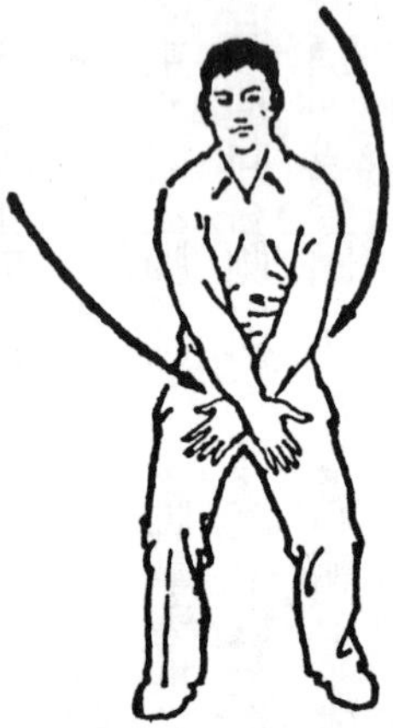

圖二五

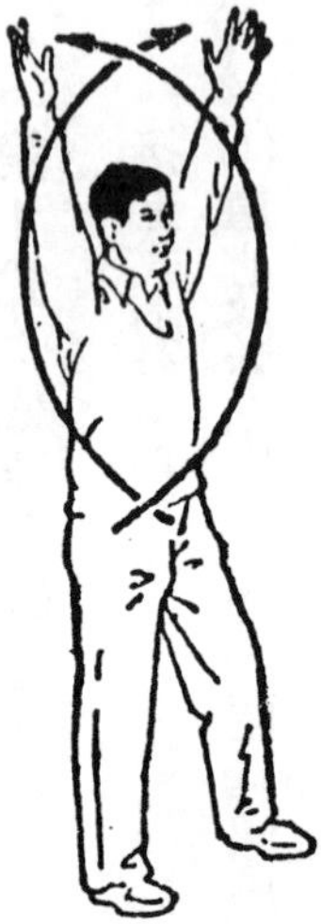

圖二六

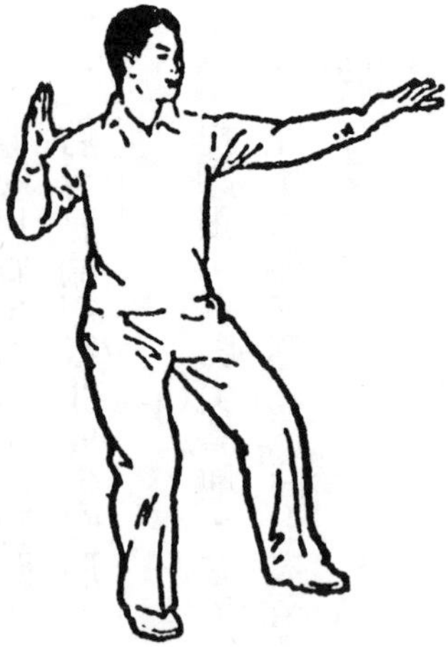

圖二七

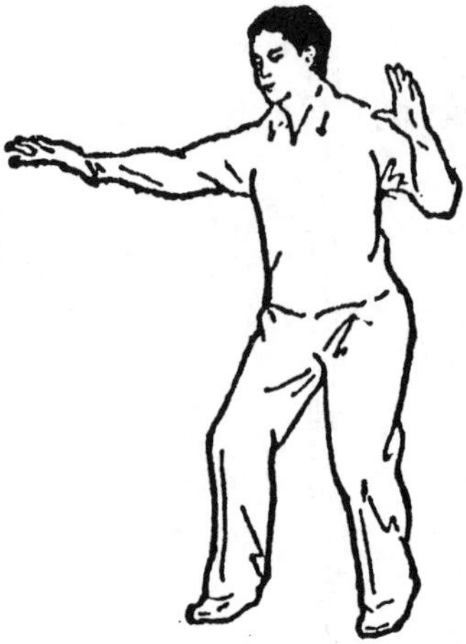

圖二八

(3)交叉向上的掌心翻轉向外，兩臂伸直，同時從上向兩側降下，掌心向下，到水平位置時，兩手逐漸交叉置於小腹前，肘關節微屈，同時呼氣。

要　點：

輪臂時，兩手以兩肩關節爲圓心，從內下往外上劃兩個大圓形。兩手在頭頂時可抬頭挺胸，幫助吸氣。吸氣時膝關節伸直，呼氣時膝關節彎曲。

練習次數六次。

## 第5式：定步倒捲肱（見圖二七、二八）

接上式動作：

(1)站好馬步，將小腹前交叉的兩手翻掌，掌心朝上，兩手前後相離，左手往前上方伸，右手經腹前由下向後上方劃弧平舉，腰往後轉，眼神看右手，同時吸氣；然後提右臂屈肘，掌心朝前，經耳側向前推出，同時呼氣；接著，前伸的左手平行往胸前收，剛好與右手小魚際相擦而過。

(2)左手繼續向後上方劃弧平舉，腰往左轉，眼神看左手，同時吸氣；然後，提左臂屈肘，掌心朝前，經耳側向前推出，同時呼氣；接著，前伸的右手平行往胸前收，剛好與左手小魚際相擦而過。如此，左右手交替進行。

要　點：

兩手以胸前交叉爲界，後拉時爲吸氣，推掌時爲呼氣。

練習次數六次。

### 第6式：湖心劃船（見圖二九）

接上式動作：

(1)當左手推掌在胸前與右手相擦之際，兩手掌朝上，經腹前由下向上劃弧；兩臂向上伸直平舉，掌心朝前，腿伸直，同時吸氣。

(2)向上伸直平舉的兩手隨著彎腰動作向後下方劃弧，同時呼氣。

(3)當兩手在後下方盡處時，伸腰提臂，將兩側的手向外側劃弧，伸直平舉在頭上，掌心朝前，同時吸氣。

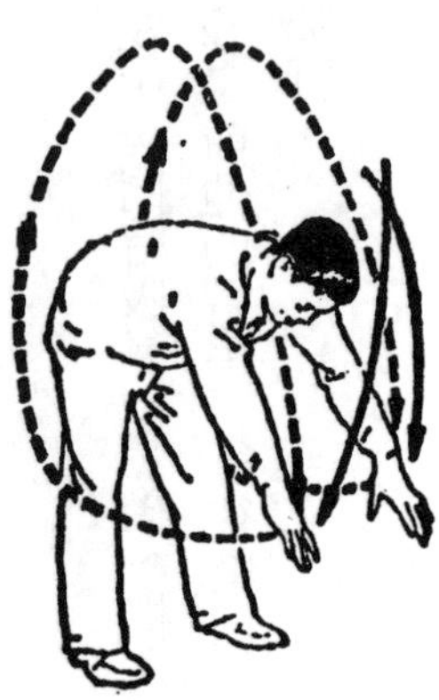
圖二九

要 點：

手臂注意伸直，彎腰時呼氣，伸腰時吸氣。

練習次數六次。

### 第7式：肩前托球（見圖三十、三一）

接上式動作：

(1)當彎腰和兩手在後下方盡處時，伸腰，左手不動，右手翻掌向左上方升，平左肩高時做托球動作，重心放在左腳上，右腳尖著地，右腳跟可以抬起，在托球時吸氣，接著右手返回右下方，同時呼氣。

(2)重心移至右腳，左腳尖用力，腳跟抬起的同時，左手從左下方往前舉至右上方，平在右肩時做托球動作，同時吸氣；接著左手返回左下方，同時呼氣。

**要　點：**

左右手托球時，眼睛可視托球處，同側腳尖可用力做蹬地動作。托球、蹬地、吸氣動作協調。

練習次數六次。

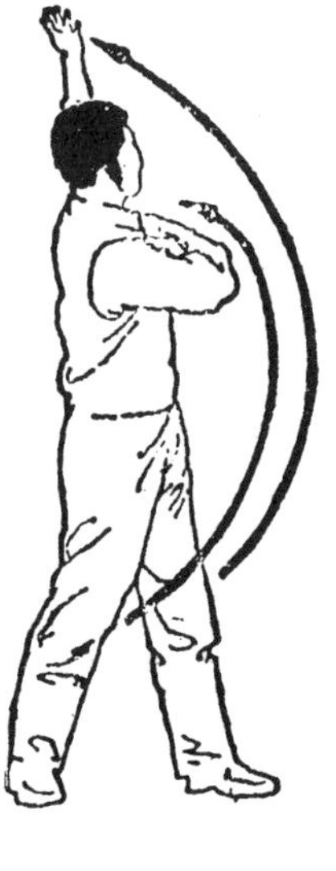

圖三二

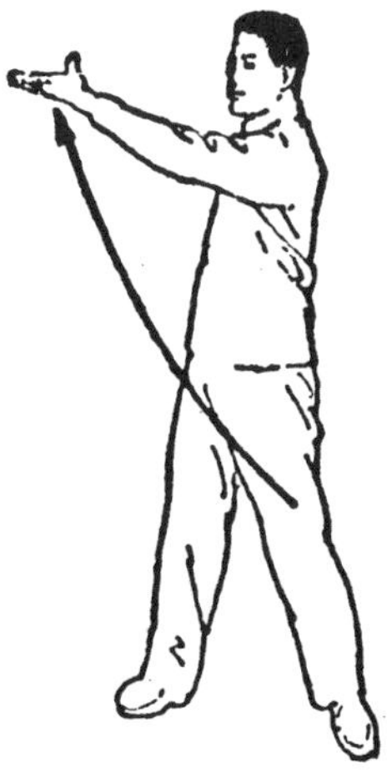

圖三一

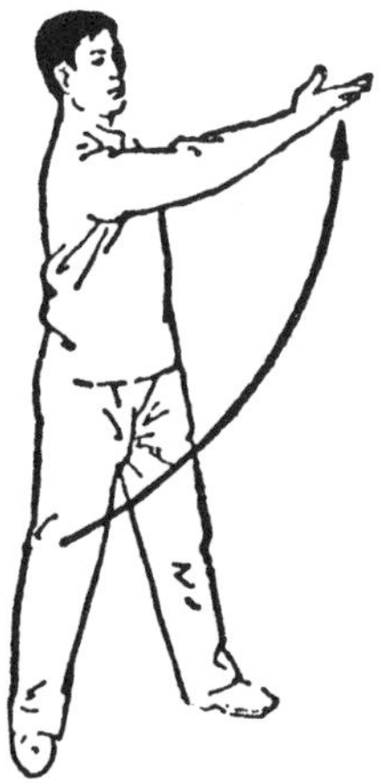

圖三〇

**第8式：轉體望月**（見圖三二）

接上式動作：

(1)兩脚自然站立，兩手分放身旁，當兩手伸直向左右上方揮手時，上體向左轉動，頭往左右上方像望月似的，同時吸氣，然後返回自然站立之姿勢，同時呼氣。

(2)兩手伸直向右後方揮手，上體向右轉動，頭往右後上方像望月似的，同時吸氣，然後返回自然站立之姿勢，同時呼氣。

要　點：

揮手、轉腰、轉頭動作協調一致；望月時，手、腰、頭轉動到盡處，不要抬脚跟。練習次數六次。

**第9式：轉腰推掌**（見圖三三、三四）

接上式動作：

(1)站好馬步，兩手握掌，掌心朝上，虎口向外，分放兩腰旁，左手肘關節後拉，上體向左轉動，右手變拳爲掌，用內力推出，吸氣，然後返回原姿勢，呼氣。

(2)體向右轉，左手向前推掌，同時吸氣；然後返回原姿勢時呼氣。

要　點：

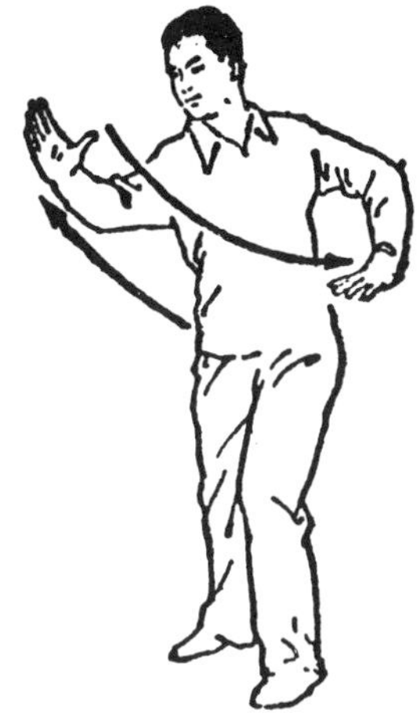

圖三三

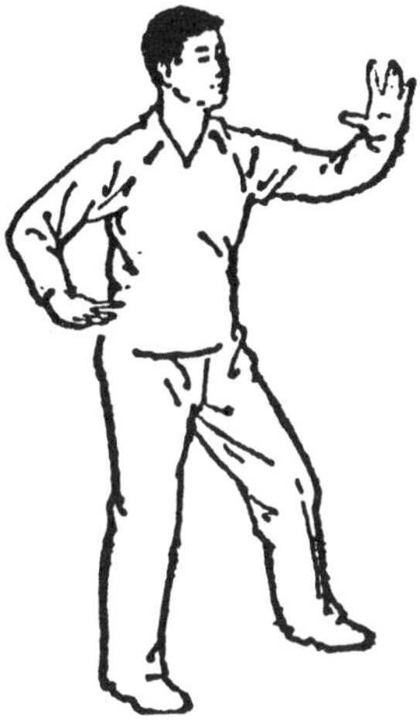

圖三四

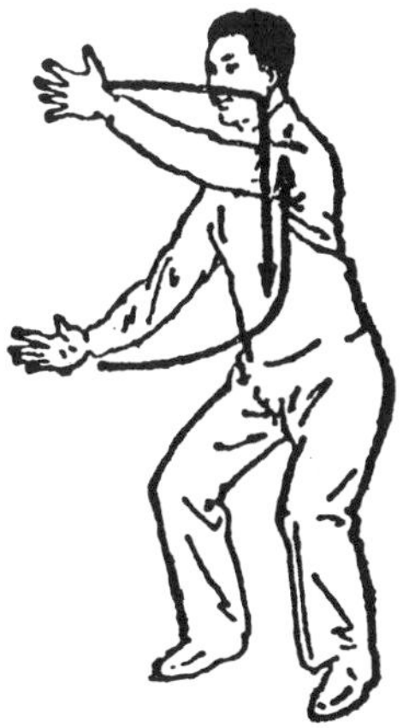

圖三五

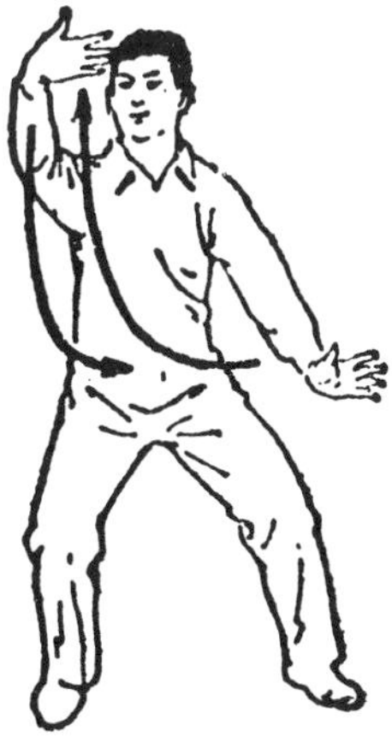

圖三六

推掌是伸腕動作，掌指向上，小魚際朝前，一手推拿，另一手往後拉，有些相對用力似的。

練習次數六次。

**第10式：馬步雲手**（見圖三五、三六）

接上式動作：

(1)左手掌向上，左掌心朝內與眼同高，右手向前，掌心向左，與臍同高，隨著腰部向左轉的同時，兩手平行向左移轉，同時吸氣。

(2)向左轉到盡處時，右手往上，掌心向內，與眼同高，左手往下，掌心向右，與臍同高，隨著腰部向右轉的同時，兩手平行向右移動，同時呼氣。

要　點：

手的動作注意柔和，眼神始終隨著上面一隻手掌而移動。

練習次數六次。

**第11式：撈海觀天**（見圖三七、三八）

接上式動作：

(1)先將左腿向前跨半步成弓形，上體前傾，兩手左膝前交叉，開始吸氣。

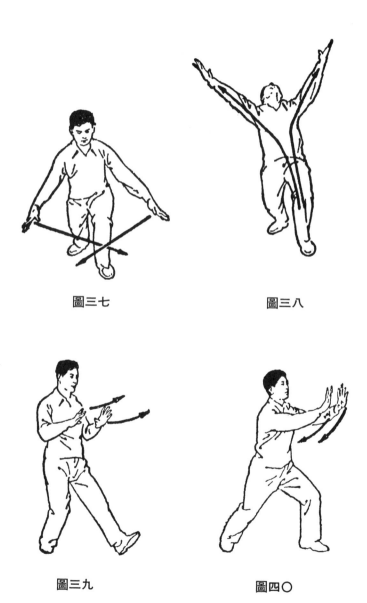

圖三七

圖三八

圖三九

圖四〇

(2)交叉的手隨著上體後仰上提，過頭頂後兩手伸展，做觀天動作，掌心相對，繼續吸氣，隨著上體前傾，兩手從兩側逐漸下降至膝前交叉，同時呼氣。

要　點：

上體前傾，兩手交叉時爲呼氣、兩手上提在頭上伸展觀天時爲吸氣。觀天時兩手儘量做伸展動作。

練習次數六次。

## 第12式：推波助浪（見圖三九、四十）

接上式動作：

(1)將上舉的兩手向前上方撲，然後屈肘，置胸前，掌心朝外，身體重心往右脚移，前脚跟著地，脚趾抬起，同時吸氣。

(2)重心前移到左脚，全脚掌著地，上體前移，右脚趾著地，脚跟抬起，兩掌向前推出，齊眼高，同時呼氣。

要　點：

兩手後縮時重心後移，同時吸氣；兩手推掌時重心前移，同時呼氣。動作好像海浪一樣在波動。

練習次數六次。

## 第13式：飛鴿展翅（見圖四一、四二）

接上式動作：

(1)將前推的兩手變成伸直平行，掌心相對，重心移至右脚，前脚掌抬起，兩手平行往兩側拉至盡處，同時吸氣。

(2)接著，重心移至左脚，右脚跟抬起，將後拉的兩手平行往胸前收攏，同時呼氣。

要　點：

當身體後仰時，兩手像展翅似的。兩手後展時爲吸氣，前收時爲呼氣。

練習次數六次。

## 第14式：伸臂衝拳（見圖四三、四四）

接上式，從弓步變馬步，兩手變拳放在腰旁，拳心朝上。

(1)右手先出拳吸氣，反回原處呼氣。

(2)左手出拳吸氣，收回原處呼氣。

要　點：

從弓步變馬步時呼氣稍細長。用內勁衝拳。衝拳時吸氣，眼睛看拳。

練習次數六次。

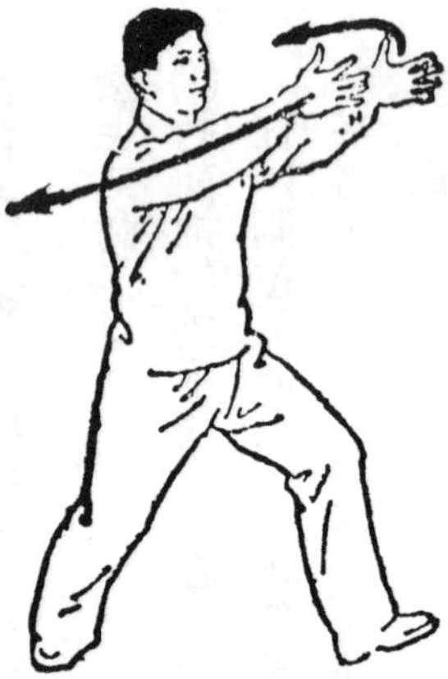

圖四一

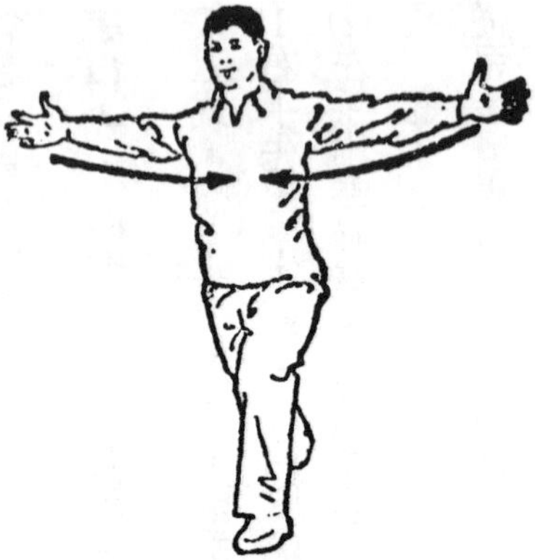

圖四二

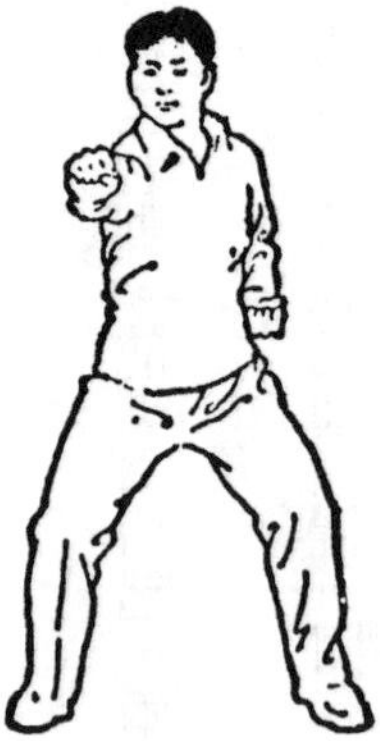

圖四三

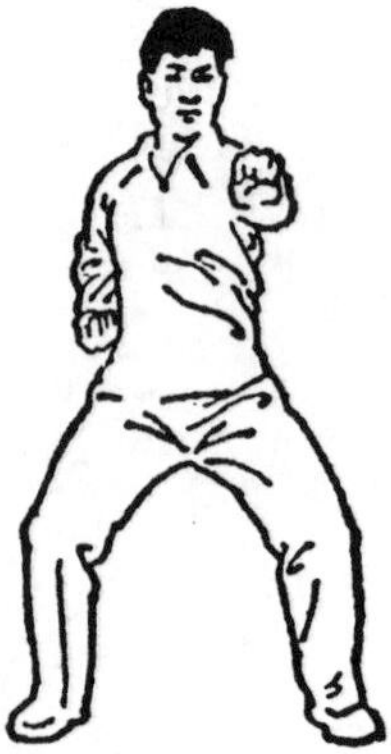

圖四四

## 第15式：大雁飛翔（見圖四五、四六）

接上式，人站立，兩手兩側平舉。動作：

(1)人深蹲，儘量蹲低，兩手下按，像大雁飛翔的樣子，同時呼氣。

(2)人站立，兩手平衡上提，同時吸氣。

要　點：

腕關節要柔軟，下蹲、上立與手臂下按、上提及吸氣、呼氣要配合好。練習次數六次，一蹲一立算一次。

## 第16式：環轉飛輪（見圖四七、四八）

接上式，人站立，兩手在小腹前。動作：

(1)兩臂伸直，向左上方隨轉腰做環轉動作，雙手向左側舉到頭頂，同時吸氣；手從頭頂向右下時呼氣，連續重複三次。

(2)改變環轉方向，動作相同，做三次。

要　點：

當兩手做環轉動作時，腰部也隨著轉動，手臂、腰部和呼吸動作要協調。

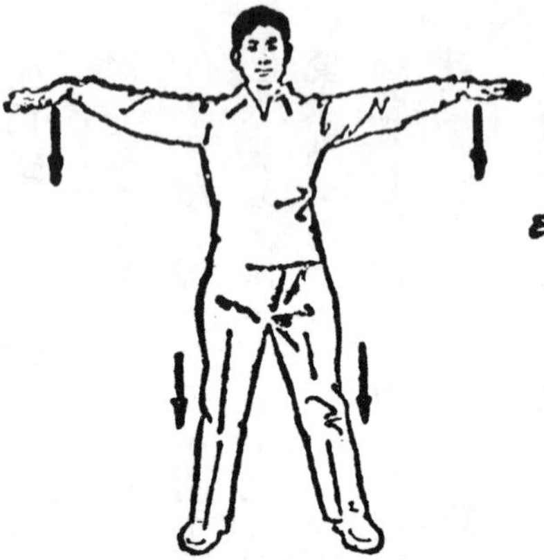

圖四五

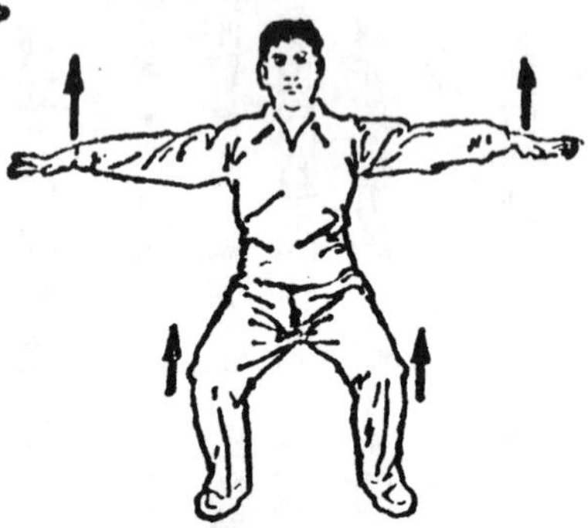

圖四六

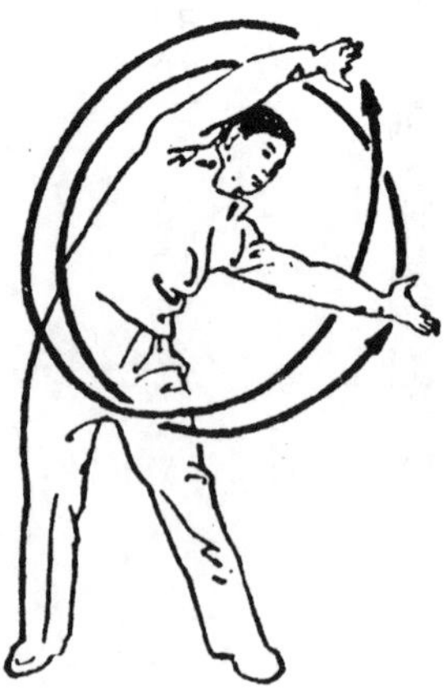

圖四七

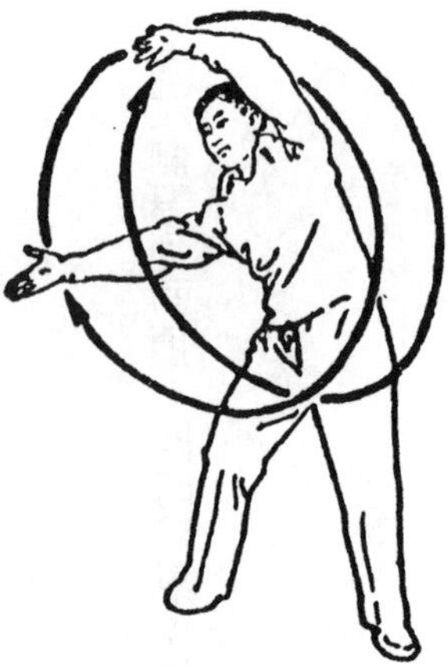

圖四八

**第17式：踏步拍球**（見圖四九）

接上式動作：

(1)提左脚，右手在右肩前做拍球動作，同時吸氣。

(2)提右腿，左手在左肩前做拍球動作，同時呼氣。

**要　點：**

提手、拍球、蹬脚和呼吸動作相一致。人處在踏步之中，動作非常輕鬆、愉快。

練習次數六次，左右手拍球算一次。

**第18式：按掌平氣**（見圖五十、五一）

接上式，人站立，兩手放在小腹前。動作：

(1)兩掌指相對，掌心向上，從胸前上提到眼前，同時吸氣。

(2)翻掌兩手指相對，掌心向下，從眼前下按

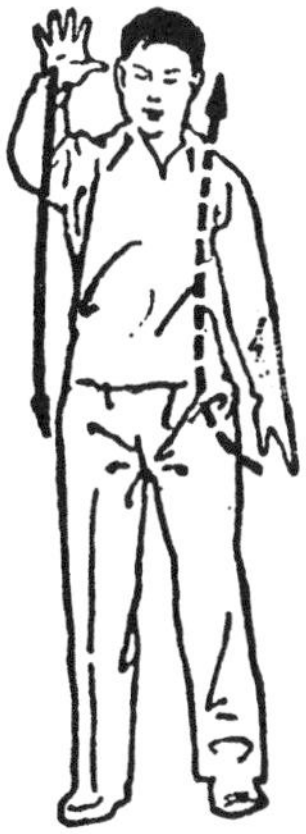

圖四九

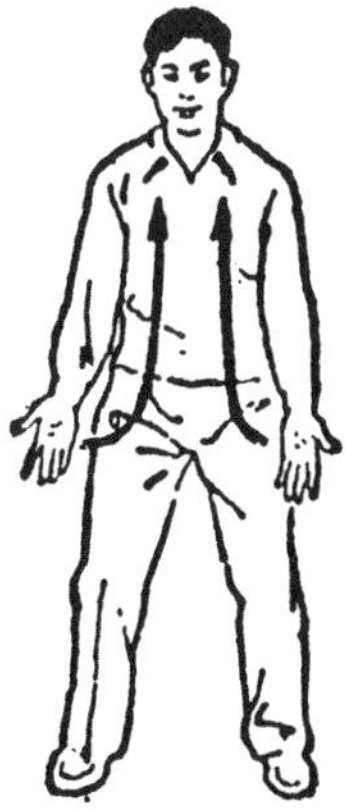

圖五〇

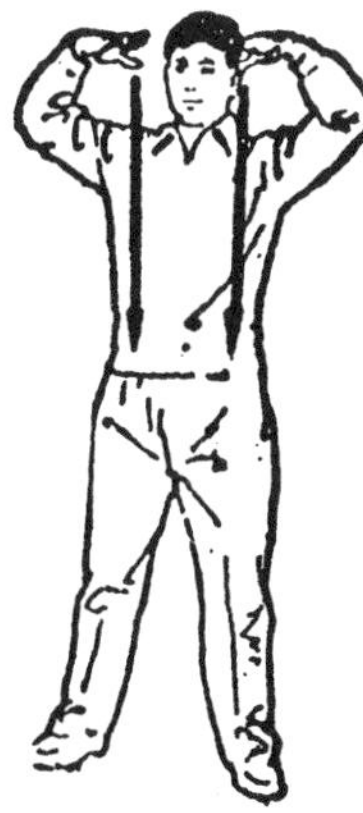

圖五一

到小腹前，同時呼氣。

要　點：

上提時吸氣，下按時呼氣，速度緩慢。

練習次數六次。手一提一按算一次。

## 83 怎樣練習氣功十段錦？

十段錦有床上十段錦和站式十段錦，適合於體弱病殘者鍛鍊。特別是床上十段錦適合於臥床不起的病者鍛鍊。它的特點是動作簡單、輕快，按意念節拍進行，並配合呼吸，容易掌握，對於一些慢性疾病的治療起著增進健康之作用。

### 1 床上十段錦

床上十段錦以坐式且不墊棉被進行鍛鍊爲好。最好坐在木板床上進行。

具體方法如下：

〔1〕**活絡頭頸**（見圖五二、五三、五四）

兩腿自然伸直，坐在床上，兩手自然插腰，頭和上體保持正直，眼睛平視。當意念數一時，頭頸向左轉動到盡處，同時吸氣。數二，頭頸返回原處，同時呼氣。數三，頭頸向右轉到盡處，同時吸氣。數四，頭頸返回原處，同時呼氣。共做二八拍（是意念數拍，不是口喊。如果是集體鍛鍊，可用口令）。

**注意點：**

頭頸轉動，其他部位不轉動。頭頸轉動時，動作和呼吸要配合協調。

〔2〕**翻掌擴胸**（見五五、五六）

在〔1〕的基礎上，將兩臂上舉，肘關節彎曲，兩掌平行相對，掌心朝下。在意念數一時，兩臂做擴胸動作，同時吸氣。數二，兩掌

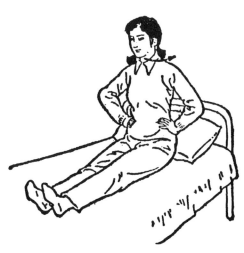

**圖五二**

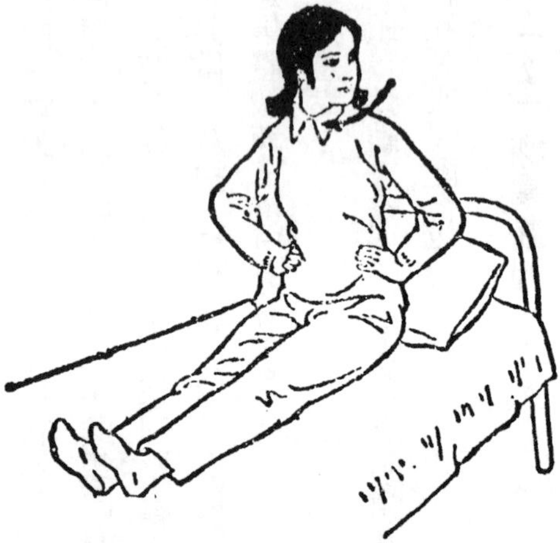

圖五三

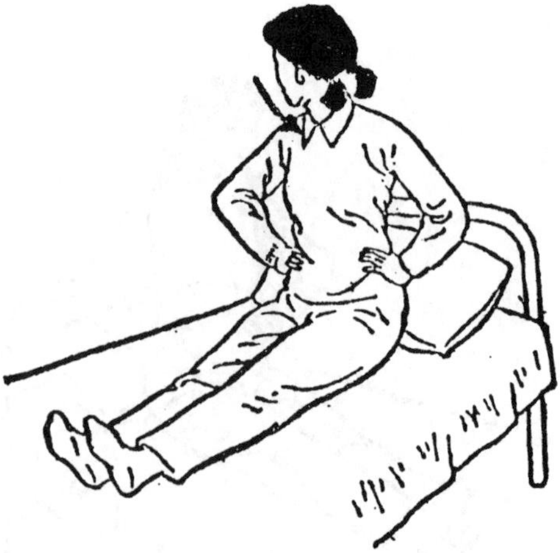

圖五四

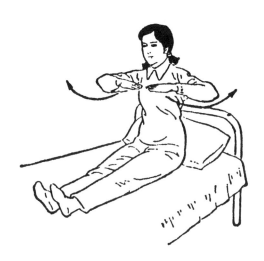

圖五五

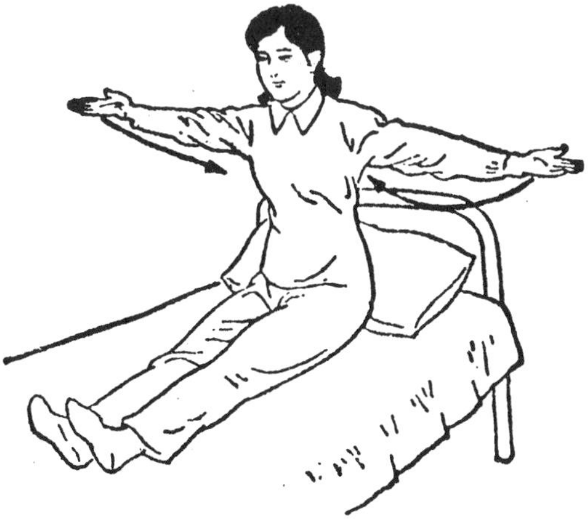

圖五六

翻掌向外伸時，分別向前外方做擴胸運動，同時呼氣，做四八拍。

注意點：

擴胸動作用力擴展。屈肘擴胸時吸氣，伸肘擴胸時呼氣，動作在水平面上進行。

**〔3〕雙舉千斤**（見圖五七、五八）

在〔2〕的基礎上，將兩臂彎曲平行置於胸的兩旁。意念數一時，兩臂用力向上做推舉動作，同時頭部向上抬看時吸氣。數二，返回原來的姿勢時呼氣。共做四八拍。

注意點：

①兩手上舉，吸氣和抬頭動作同時進行。
②兩手下落，頭前看，和呼氣動作協調。

**〔4〕轉頭射鵰**（見圖五九、六十、六一）

在〔3〕動作的基礎上意念數一時，兩臂

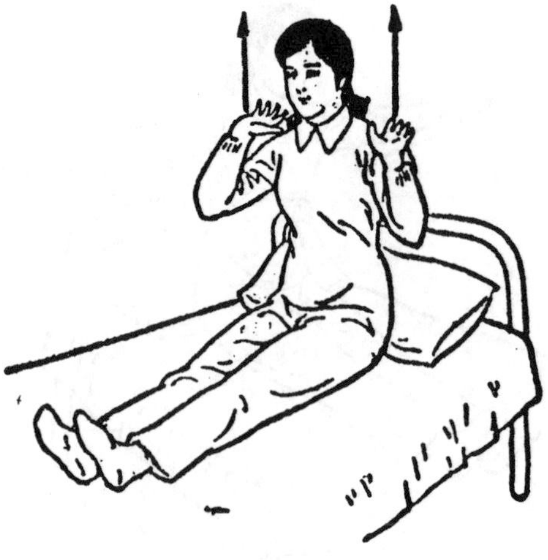

圖五七

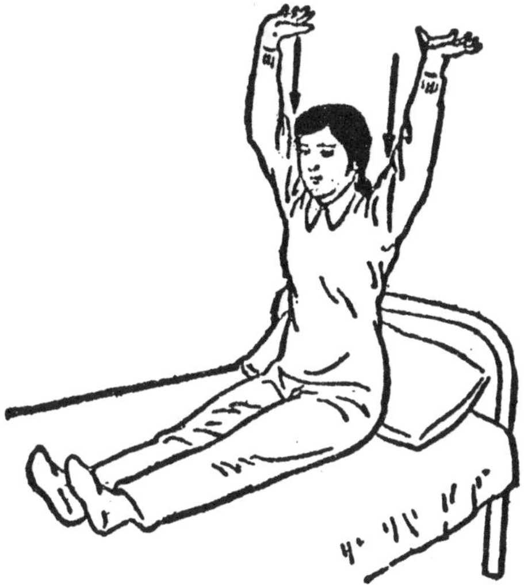

圖五八

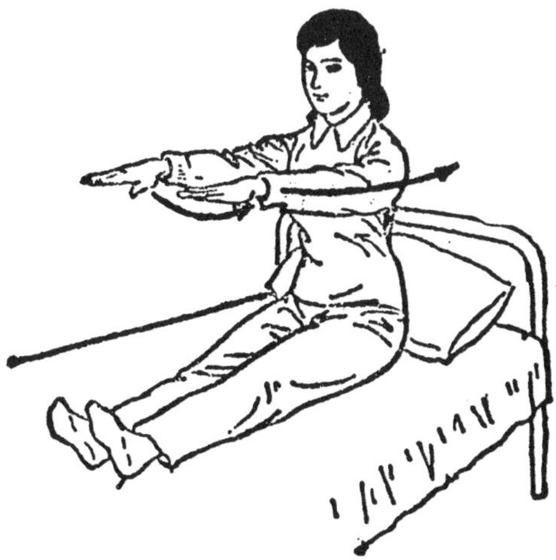

圖五九

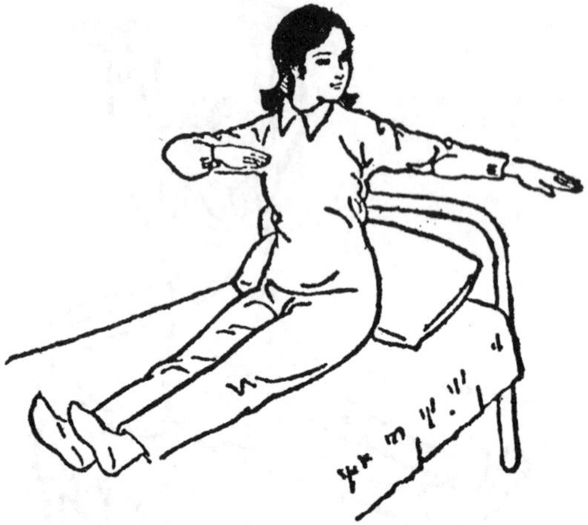

圖六〇

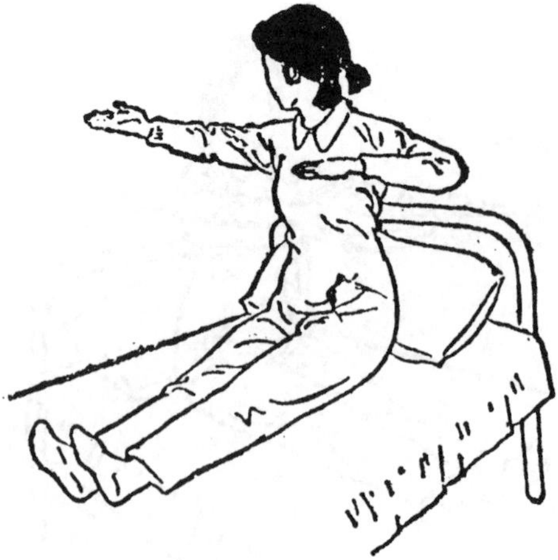

圖六一

平行向胸前平舉，眼睛平視，同時吸氣。數二，左手伸直翻掌，平行向左轉動，頭部也隨著向左轉動，眼睛看左手掌，同時右手肘關節彎曲，置於胸前，掌心向下，並用力向右拉，同時呼氣。數三，還原成數一的動作（兩臂平行向胸前平舉，眼睛平視，同時吸氣）。數四，右手翻掌平行向右轉動，頭部隨著向右轉動，眼睛看右手掌的同時，左手肘關節彎曲，置於胸前，掌心向下，並用力向左拉，同時呼氣。共做四八拍。

注意點：

①頭部，左、右手動作和呼吸要配合協調。

②做射鵰動作時，彎曲的肘關節儘量向左或右拉，用力做擴胸運動。

### 〔5〕抱頭彎腰（見圖六二、六三）

在〔4〕的基礎上，兩掌揷指，掌心朝前，大拇指在下，置在頭後。意念數一時收腹，做前屈彎腰動作，同時吸氣。數二，伸背，頭還原，上體自然正直，同時呼氣。共做四八拍。

注意點：

①前屈後仰動作以脊柱爲主。

②動作和呼吸要配合、協調。

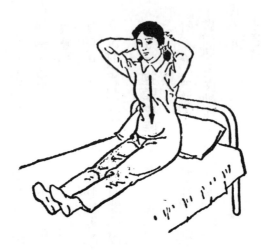

圖六二

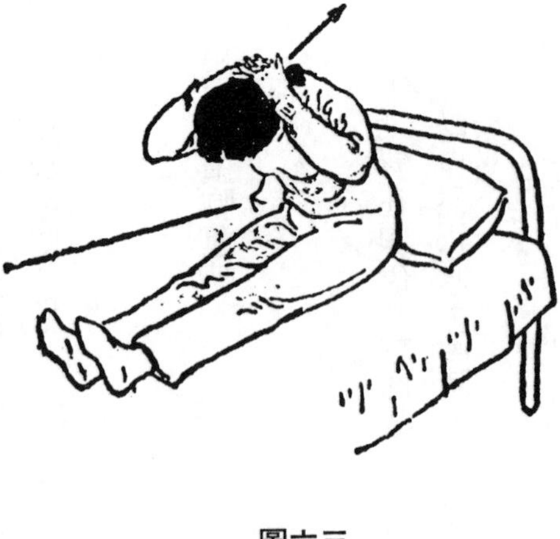

圖六三

**〔6〕疏通胸腹**（見圖六四、六五）

在〔5〕的基礎上，兩手相疊，左手掌心按在右乳上，手指向右。當意念數一時，將手掌往左方向平行移動，後平行往左下腹移動，同時吸氣。數二，手掌從左下腹平行移至右下腹，又平行向右上腹移動，直至按在右乳房原處，同時呼氣。共做四八拍。

**注意點：**

左手掌移動是以按摩形式進行，動作要均匀、柔和，方向是順時針，即從右胸→左小腹→右小腹→返回右胸。

**〔7〕雙手推摩**（見圖六六、六七）

在〔6〕的基礎上，兩手彎曲，置放小腹前，掌心向下。當意念數一時，兩手同時向左前方伸，同時吸氣。數二，兩手似推磨，方向

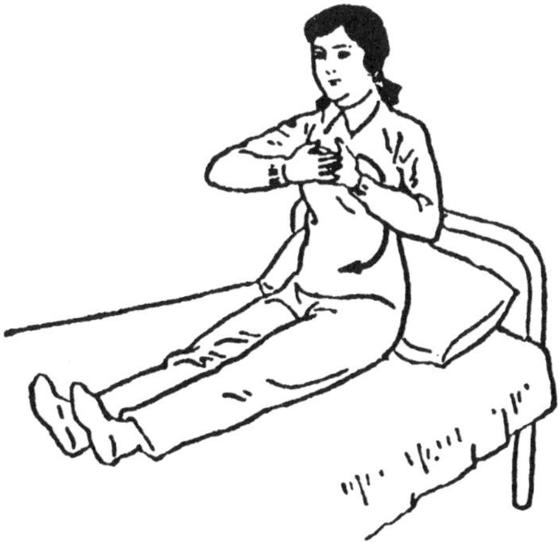

圖六四

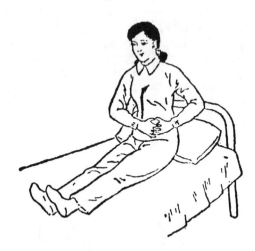

圖六五

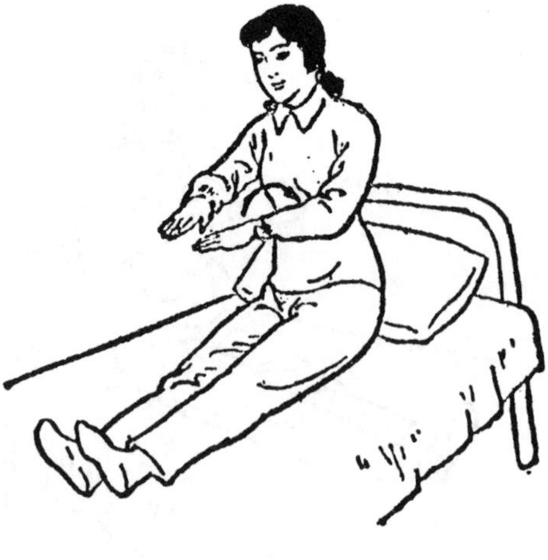

圖六六

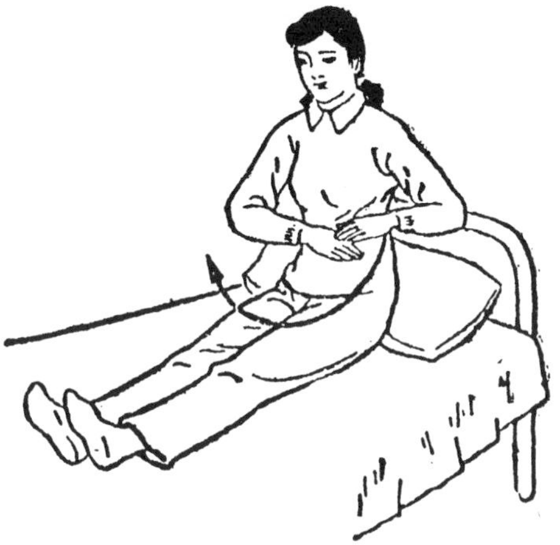

圖六七

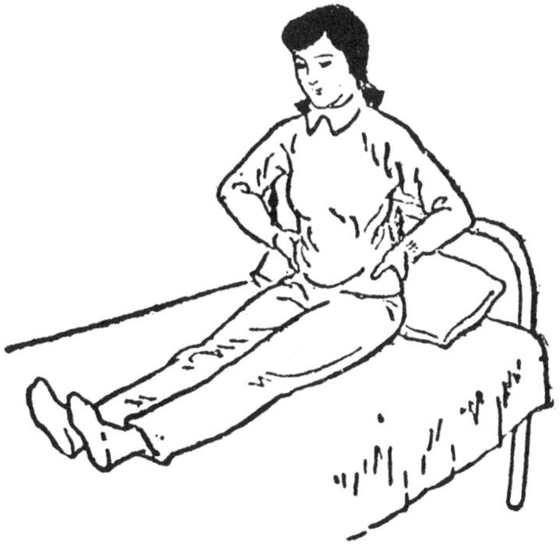

圖六八

是左前方→右前方→右後方→左後方，同時呼氣。共做四八拍。

注意點：

雙手推磨是平行、均勻的運動。

**〔8〕按摩肋腰**（見圖六八、六九）

在〔7〕的基礎上，兩手插腰，虎口朝下。當意念數一時，插腰的兩手平行往上提至背肋上（最大限度地上提），同時吸氣。數二，將兩手掌平行往下按摩至腰部（不到臀部），同時呼氣。做四八拍。

注意點：

①上提、下降的速度要均勻；做按摩動作時，用力要適中。

②上提時要用力；下降時不是自然下降，也要適當地用力按摩。

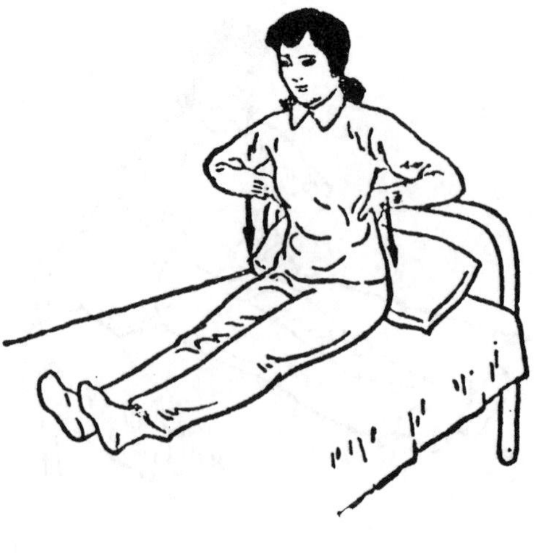

圖六九

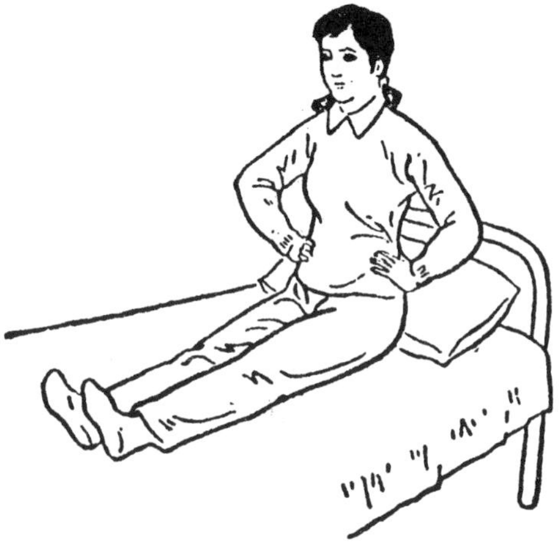

圖七〇

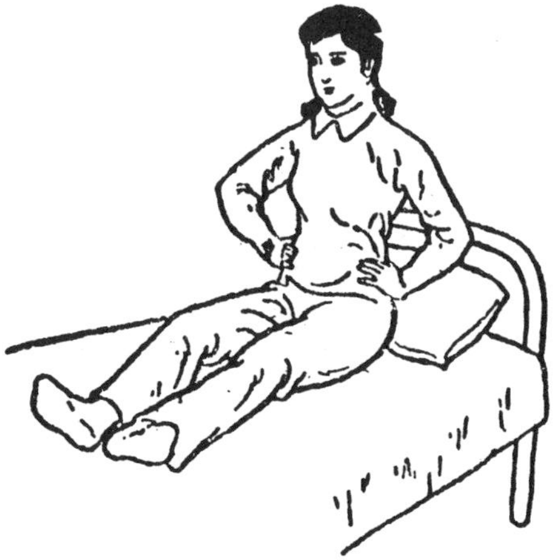

圖七一

**〔9〕翻轉雙腿**（見圖七十、七一）

在〔8〕的基礎上，兩手插腰。當意念數一時，伸直平放的兩腿，以脚跟爲中心做向外翻轉動作（外展動作），同時呼氣。數二，將外展的兩腿做向內翻轉動作（內收動作），同時呼氣。做四八拍。

注意點：

①做翻轉雙腿動作，上體保持正直不動。

②兩膝可做最大幅度翻轉。

**〔10〕收腿活膝**（見圖七二）

在〔9〕的基礎上，將兩手掌插腰或平按在床上，手指尖朝前，置放大腿旁。意念數一時，將伸直平放的兩腿屈膝收腿，同時吸氣。數二，伸膝返回原勢，同時呼氣。做四八拍。

注意點：

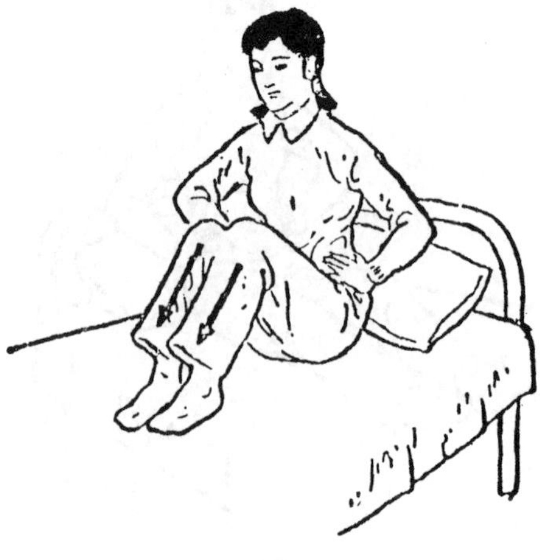

圖七二

①屈膝時，適當用力，做到最大限度地收腿。

②兩膝關節的內側和兩脚的內側做屈膝和伸膝的動作時都緊靠著。

## 2 站式十段錦

### 〔1〕頂天立地（見圖七三、七四）

兩脚自然站立，與肩同寬，上體保持正直，眼睛平視，兩手指交叉相插，掌心自然放置胸前。意念數一時，兩手掌向外翻轉，然後掌心朝上平行地從胸前升至頭頂盡處，並做抬頭動作，同時吸氣。數二，將頭頂交叉的兩掌指平行下降，經胸前至小腹前，兩手掌向外翻轉，將掌心放置在小腹，頭部保持正直，同時呼氣。共做四八拍（也是意念數拍，不是自己口喊。如果集體鍛鍊，可用口令進行）。

注意點：

①兩掌上升和下降時儘量與地面垂直，即儘量靠近胸部和面部。

②上升到最高點時，有稍微用力上頂之意。

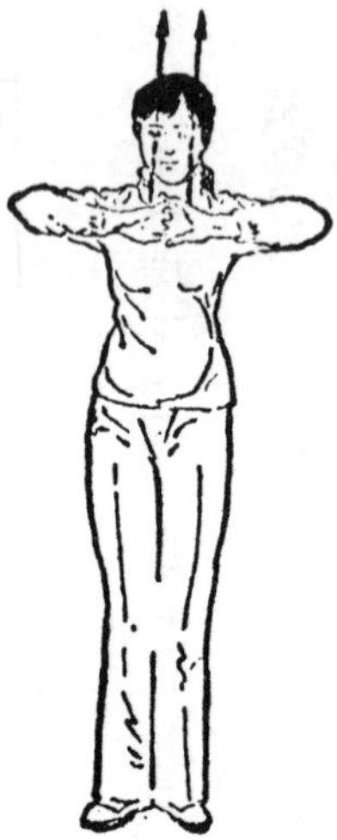

圖七三

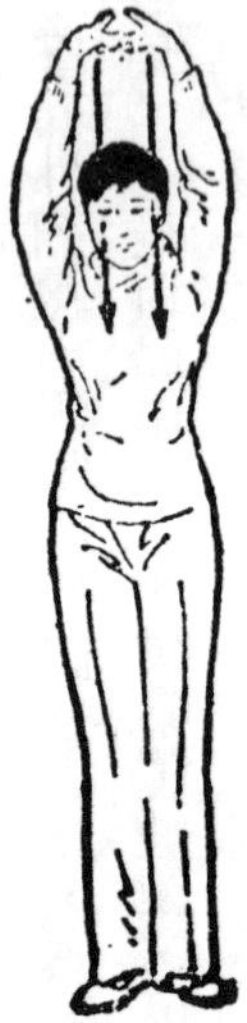

圖七四

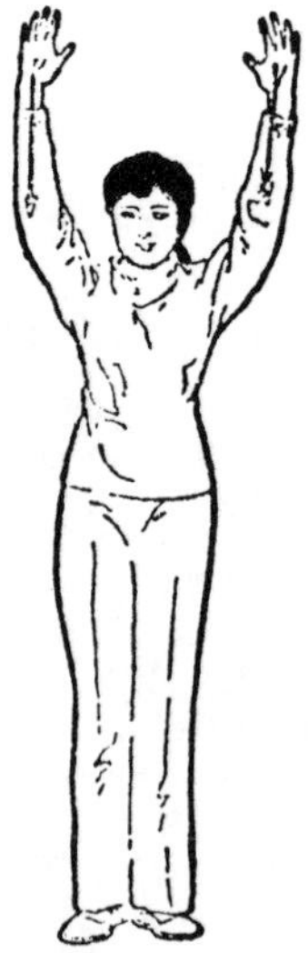

圖七五

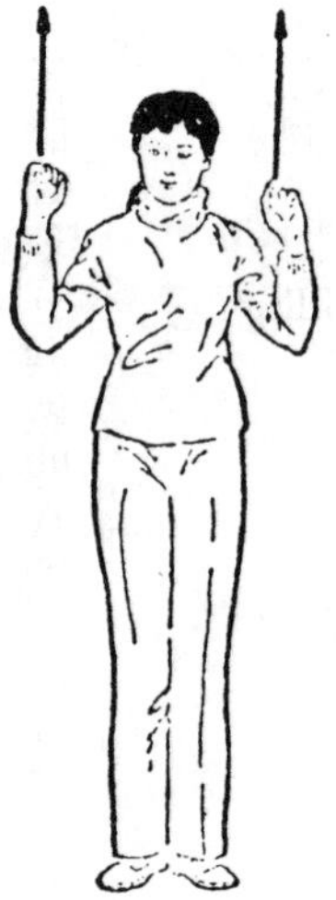

圖七六

## 〔2〕摘果下拉（見圖七五、七六）

在〔1〕的基礎上，小腹上交叉的兩手分開上舉到頭頂，五指分開，掌心朝前上方，兩手距離與肩同寬。當意念數一時，做摘果動作，手握拳用力平行地往下拉至肩前，拳心朝前，同時吸氣。數二，兩拳自然平行上舉，至最高處，同時呼氣。做四八拍。

注意點：

①兩手上舉時自然上升，摘果下拉時有意用力。

②上舉、下拉時，頭部保持正直，不做抬頭動作。

## 〔3〕雙側衝拳（見圖七七、七八）

在〔2〕的基礎上，兩手握拳，置放腰的兩旁，拳心朝上，虎口朝外。當意念數一時，兩拳心翻轉，向兩側上方衝拳，兩臂平行與肩同高，拳心朝下，同時吸氣。數二，衝拳的兩手收回腰部，返回原來的姿勢，同時呼氣。做四八拍。

注意點：

①衝拳有力。

②衝拳和收拳，拳心都在變換之中。即衝拳時拳心朝下，收拳時拳心朝上。

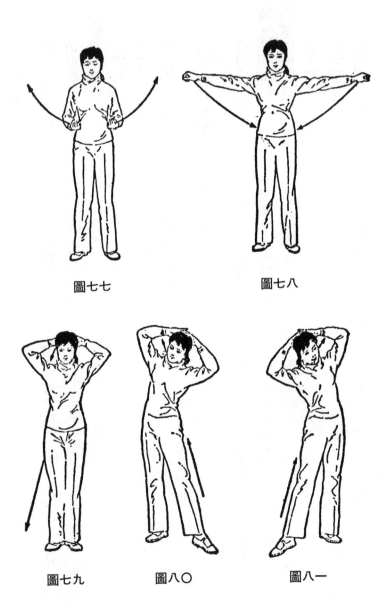

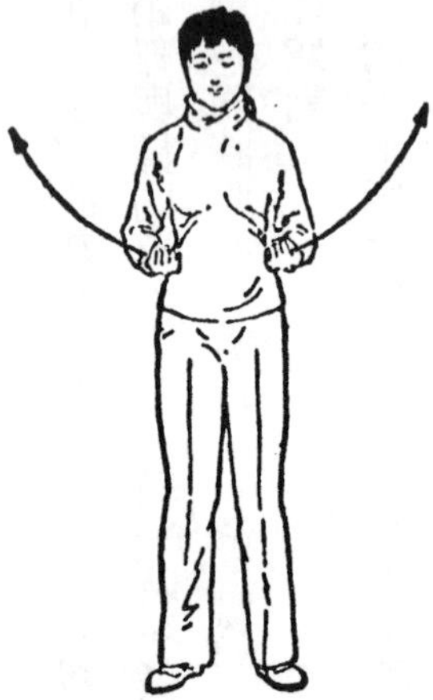

圖七七

圖七八

圖七九

圖八〇

圖八一

### 〔4〕抱頭側屈（見圖七九、八十、八一）

在〔3〕的基礎上，將兩掌指交叉相揷，兩掌心抱在後腦。當意念數一時，腰部向右側凸出，做左側屈動作，同時吸氣。數二，腰部向左收回，保持原來的姿勢，同時呼氣。數三，腰部向左凸出，做右側屈動作，同時吸氣。數四，腰部向右收回，保持原來的姿勢，同時呼氣。做四八拍。

**注意點：**

動作只要求腰部做側屈運動，身體的其他部位相隨運動。膝關節始終保持正直；腰部側屈時，幅度儘量大。

### 〔5〕前俯後仰（見圖八二、八三）

在〔4〕的基礎上，將抱在後腦的兩手改爲揷腰。當意念數一時，做收腹前彎腰動作，

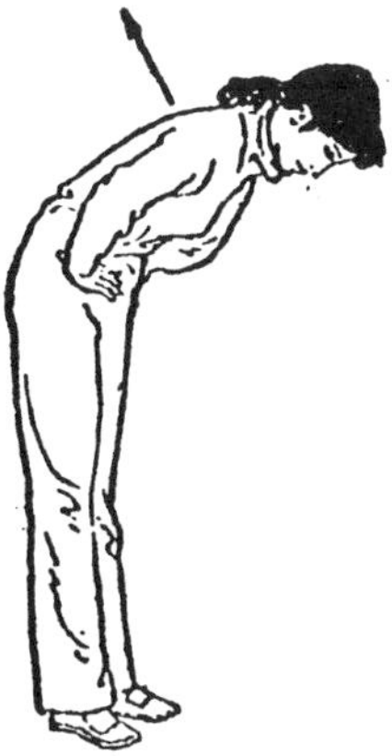

圖八二

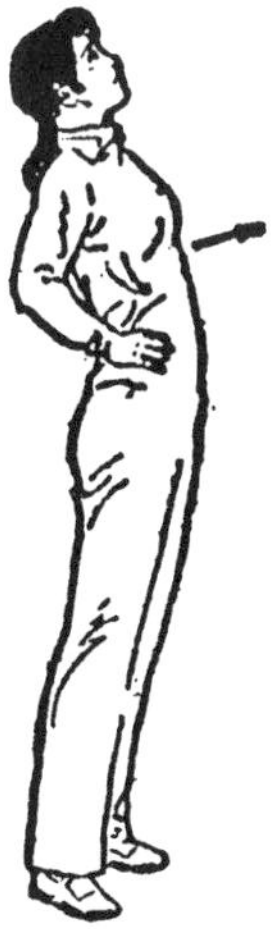

圖八三

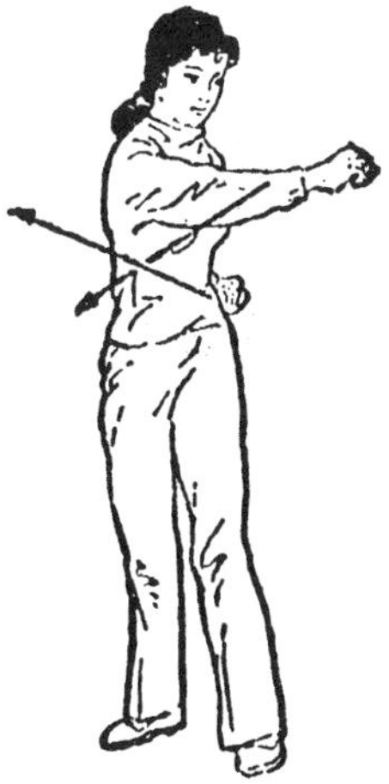

圖八四

彎至水平時即可同時吸氣。數二，做後仰動作時，腰部儘量前挺，同時呼氣。做四八拍。

注意點：

①動作只要求腰部做前屈後仰動作，身體的其他部位做相隨運動。

②做前屈後仰動作時，兩膝關節始終保持正直。

**〔6〕馬步衝拳**（見圖八四）

在〔5〕的基礎上站好馬步，兩手握拳置在腰旁，拳心朝上，虎口朝外。當意念數一時，右手翻拳，用力前衝，拳心朝下，直至肘關節伸直，上體不動，眼睛看拳，同時吸氣。數二，將右拳縮回原處，同時呼氣。數三，左手翻拳，用力前衝，拳心朝下，直至肘關節伸直，上體不動，眼睛看拳，同時吸氣。數四，將左拳縮回原處，同時呼氣。做四八拍。

注意點：

①衝拳時有力，收拳時自然縮回。

②上體和兩腿基本不動。

**〔7〕半蹲平舉**（見圖八五、八六）

在〔6〕的基礎上，人自然站立，兩手分放大腿兩旁，掌心朝內。當意念數一時，

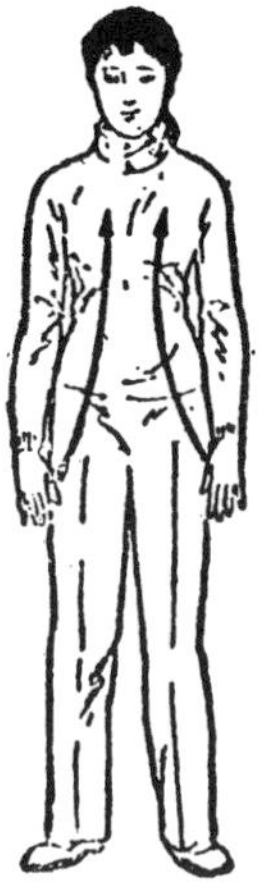

圖八五

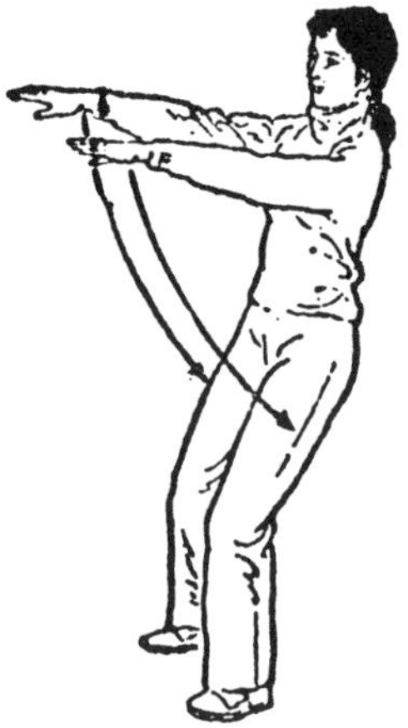

圖八六

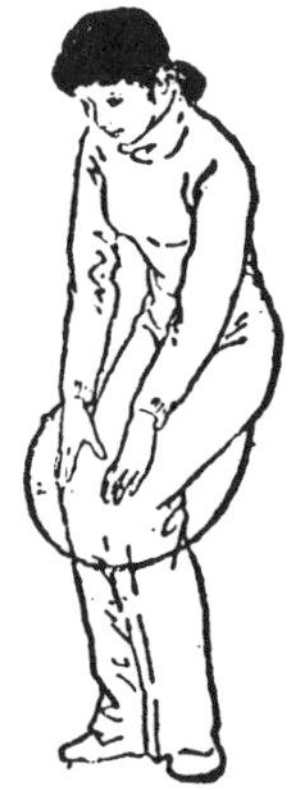

圖八七

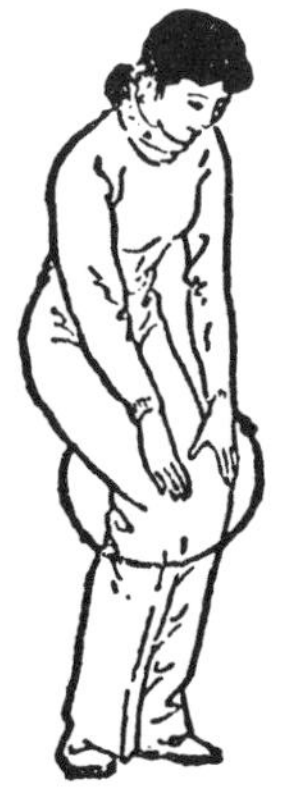

圖八八

兩腿半蹲，膝關節的投影不可超出脚尖。同時，兩手平舉至胸前，掌心朝下，吸氣。數二，恢復原來自然站立的姿勢，呼氣。做四八拍。

**注意點：**

①兩手平行上舉和屈膝動作同時進行，注意協調。

②年老體弱的病者，屈膝的角度可小些。

### 〔8〕手扶扭膝（見圖八七、八八）

在〔7〕的基礎上，兩脚合攏，上體前屈，膝關節微屈，兩手掌分別按在兩膝關節上。當意念數一時，兩膝向右後方→左後方扭動，同時吸氣。數二，膝關節從左後方→左前方→右前方→右後方扭動，同時呼氣。做二八拍。然後再做方向相反的扭膝動作。即右前方→左前方，同時吸氣；左後方→右後方，同時呼氣。同樣做二八拍。

**注意點：**

①扭膝動作要均匀、圓滑。

②以膝關節運動爲主，身體各部只做跟隨運動。

### 〔9〕左右踢腿（見圖八九、九十）

在〔8〕的基礎上，兩脚自然站立，兩手插腰，虎口向內。意念數一時，右脚向左

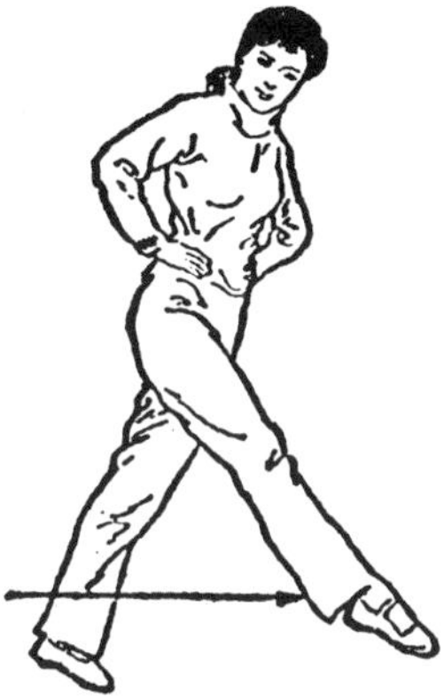

圖八九

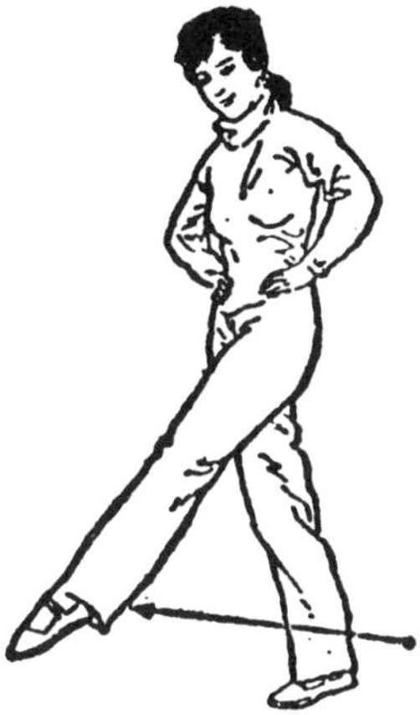

圖九○

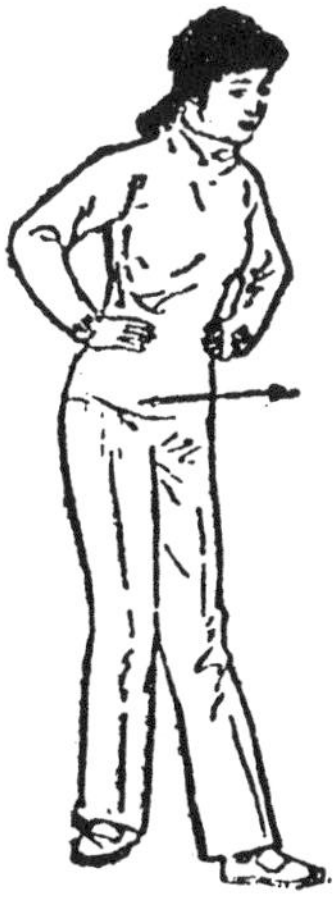

圖九一

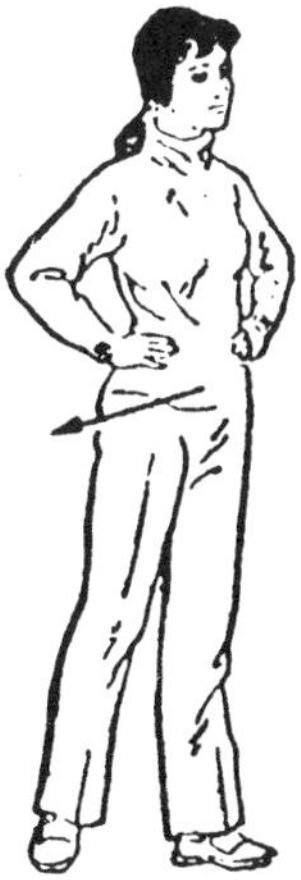

圖九二

上方踢，脚尖綳直，同時吸氣。數二，後脚返回原處，同時呼氣。數三，左脚向右上方踢，脚尖綳直，同時吸氣。數四，左脚返回原處，同時呼氣。做四八拍。

注意點：

①踢腿時儘量用力上踢。

②踢腿時，上體不能前屈，只做髖關節運動。

### 〔10〕波浪前進（見圖九一、九二）

在〔9〕的基礎上，兩手繼續插腰，左脚往左前上方跨半步。當意念數一時，人體往前移動，人的重心落在左脚尖上，髖關節向左前方挺，後脚跟抬起，同時吸氣。數二，人體往右後方移，重心落在脚跟上，左脚尖抬起，同時呼氣。做二八拍。數三，右脚前跨半步，同樣做二八拍結束。

注意點：

①重心前移和後退時，整個人好像海浪輕微波動似的，感到一種有節奏的舒服感。

②動作要做得協調、柔和。

## 84 怎樣練習按摩拍打功？

按摩拍打功是運用自己的雙手，對身體的某個部位和某些穴位進行按摩拍打，使之經絡疏通，氣血調和，達到增進健康的目的。

### 1 自我按摩

**〔1〕摩　額**（見圖九三、九四）

兩手握拳，虎口向內，用食指的中指節按在前額眉之間，然後分開拉到兩側太陽穴處。按此法摩按二十次（太陽穴在兩眉尾側五分凹陷處）。

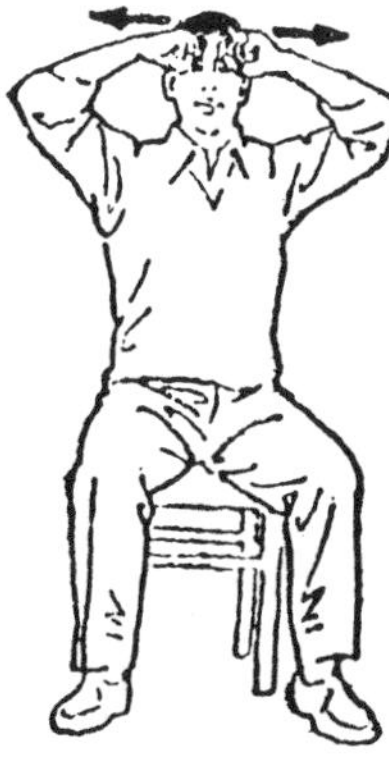

圖九三

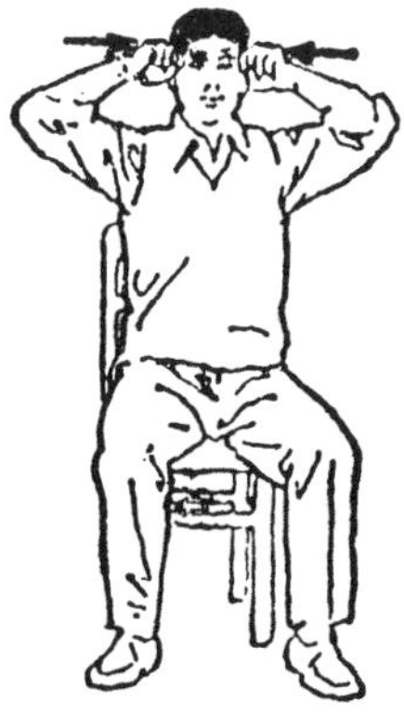

圖九四

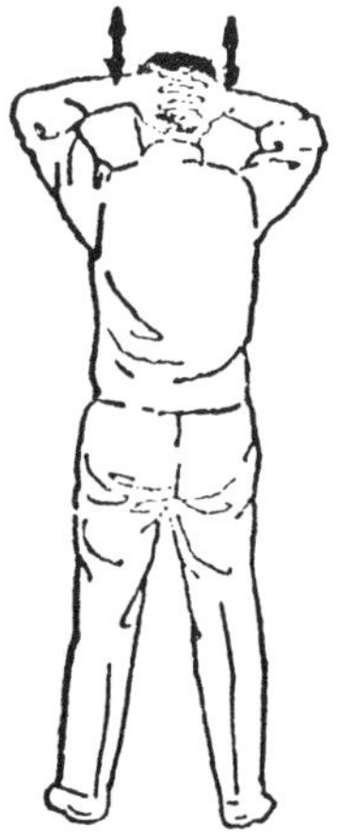

圖九五

作用：對前額痛、二眉間沉重有效。

**〔2〕擦　項**（見圖九五）

四指交叉，兩掌心按在後腦，拇指向下，往下輕擦到大椎穴，往返擦按二十次。（注：大椎穴是第七頸椎，後項最突出處）

作用：對後腦痛，放鬆項部肌肉有效。

**〔3〕浴　面**（見圖九六、九七）

搓熱兩手，中指沿鼻部兩側，自下而上，帶動其他手指擦到前額向兩側分開，經兩頰而下，循環搓擦二十次。

作用：可使面部氣血流暢，面色紅潤。防治感冒，防止臉部早生皺紋。

**〔4〕擦耳旁**（見圖九八）

中指、無名指和小指在前，拇、食指在後，

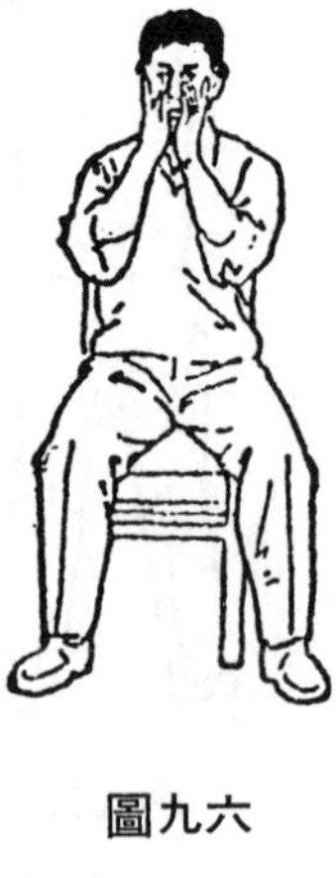

圖九六

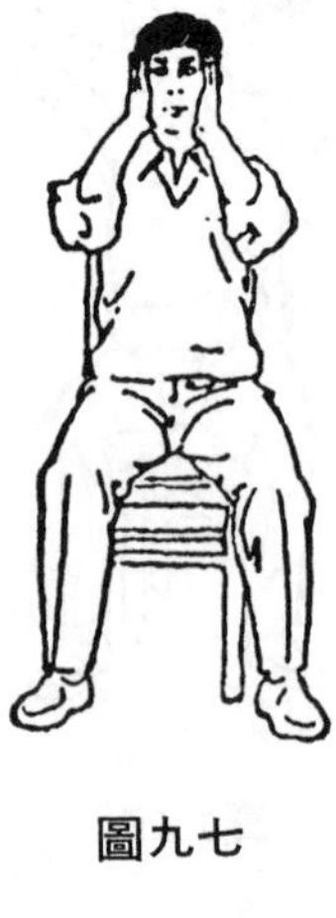

圖九七

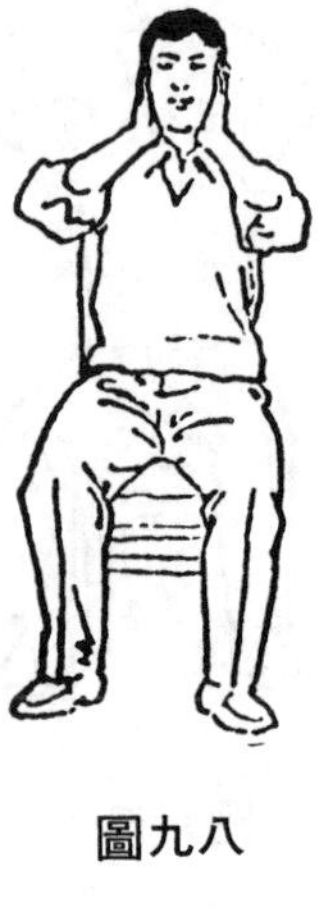

圖九八

夾住兩耳，上下搓動，即前三指、後二指，搓耳根二十次。

作用：防治頭暈耳鳴。

**〔5〕擦鼻旁**（見圖九九）

兩手輕握拳，用拇指背沿鼻旁兩側上下往返擦十次。兩手同時進行，上擦到眼下部，下擦到鼻孔側。

作用：使鼻腔血液流暢，保持一定的溫度，免除咳嗽，防止感冒。

**〔6〕浴　手**（見圖一〇〇）

兩手合掌搓熱，左手掌往右手背摩擦一下，接著右手掌往左手背摩擦一下。相互共摩擦十次（一左一右為一次）。

作用：有助於手指靈活，氣血調和，經絡暢通。

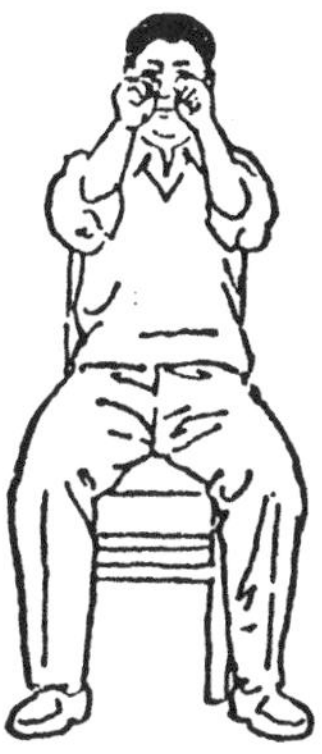
圖九九

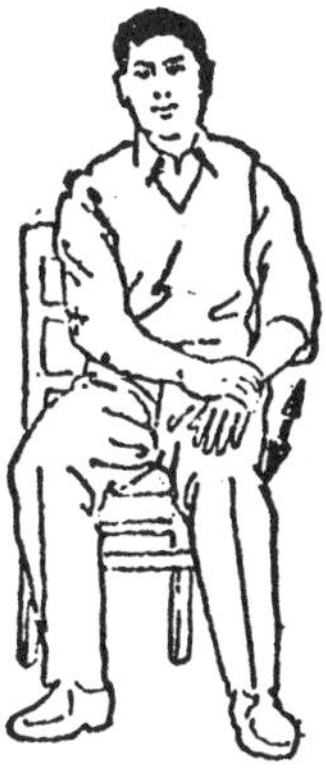
圖一〇〇

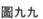

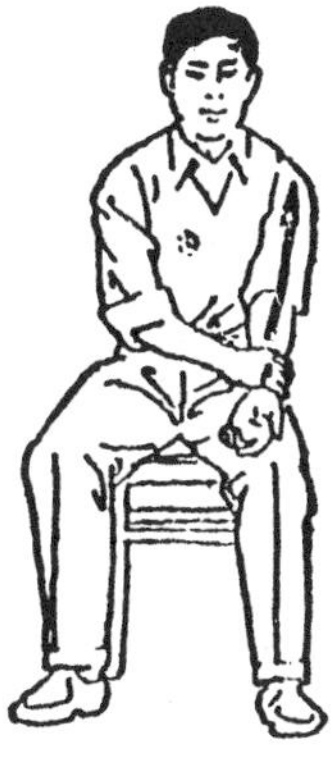
圖一〇一

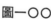

〔7〕浴　臂（見圖一〇一、一〇二）

右手掌緊按左手腕內側，接著用力沿臂內側向上擦到腋窩，再翻過肩膀，由臂外側向下擦到左手背。如此往返共擦十次。然後換用左手，如上法擦右臂十次（一來一往為一次）。

作用：促使關節靈活，防治關節發炎，通經活絡，防止臂膀酸痛。

〔8〕摩　胸（見圖一〇三）

左手叉腰或放大腿根上，用右手掌按在右乳部上方，大拇指向上，四指端向左，在胸部做順時針圓形按摩二十次。

作用：溫暖胸部，強心解悶。

〔9〕揉　腹（見圖一〇四）

左手叉腰或放大腿根上，右手掌按在右肋

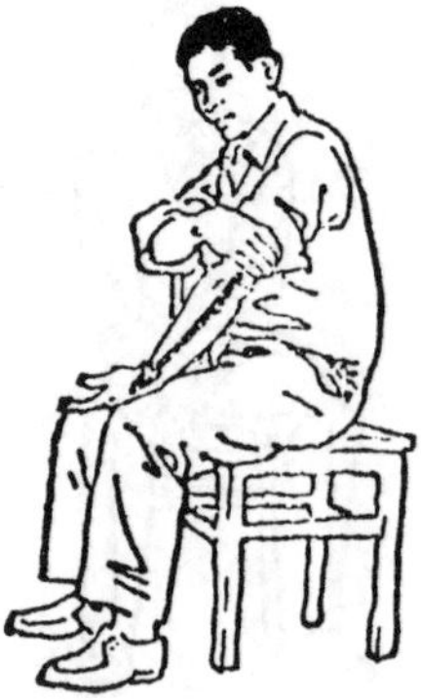

圖一〇二

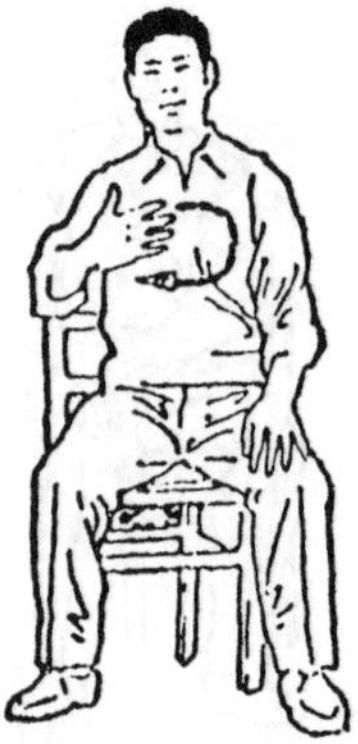

圖一〇三

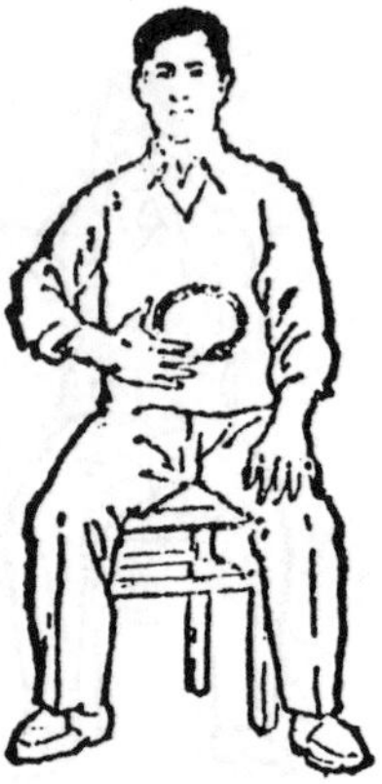

圖一〇四

下，大拇指向上，四指端向左，在腹部做順時針圓形按摩二十次。

作用：滋潤腸胃，加強消化，增進食欲，去除腸胃病。

**〔10〕擦腰眼**（見圖一〇五）

兩手對搓發熱，分別緊按腰眼，用力向下搓到骶骨處，然後再回搓到兩臂後屈盡處；這算一次。共搓擦四十次。

作用：溫暖腰眼，增強腎臟機能，疏通帶脈；久練到老，腰直不彎，並且可防腰痛。若患腰痛，搓擦幾百次，汗出方止，能收到一定的療效。

**〔11〕浴大腿**（見圖一〇六）

兩手先緊抱一側大腿根。用力向下擦到膝關節，然後回擦至大腿根。如此上下來回擦十

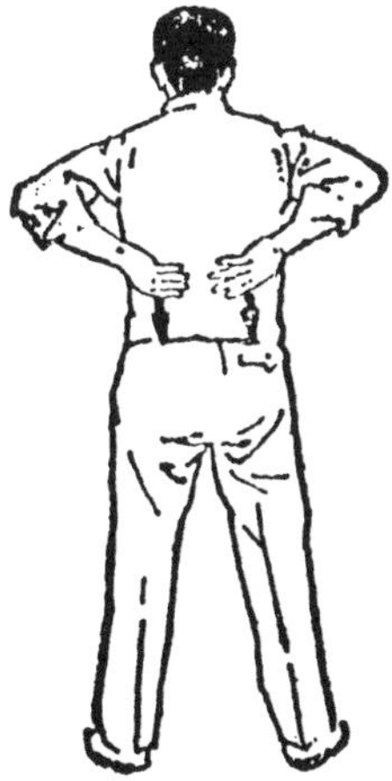

圖一〇五

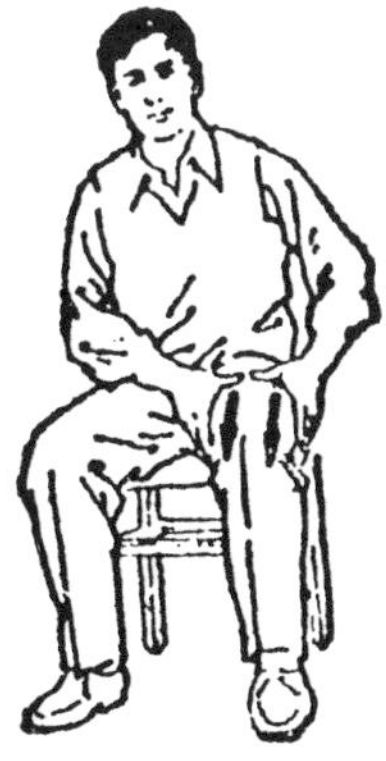

圖一〇六

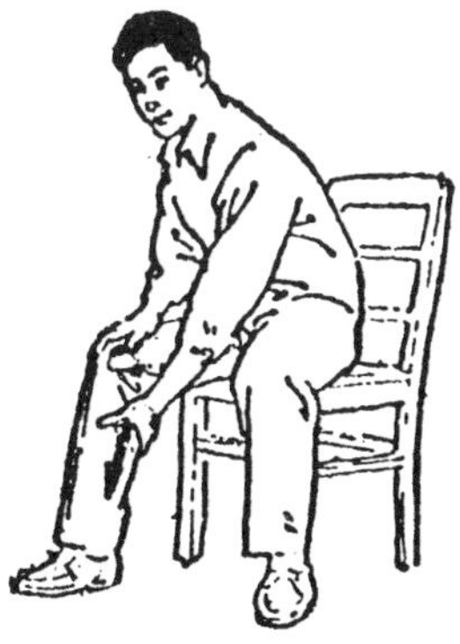

圖一〇七

次（一上一下為一次）。然後換另外一腿，擦法相同。

作用：增強腿肌，去除酸痛，靈活關節，增強步行。

**〔12〕擦小腿肚**（見圖一〇七）

左手虎口按住右膝關節窩，用力往下擦至足根，來回擦一次，共擦十次。然後換右手虎口按住左膝關節窩，同樣方法來回擦十次。

作用：放鬆小腿肌肉，消除疲勞，靈活筋骨，增進步行能力。

**〔13〕搓腳心**（見圖一〇八）

坐著，左手扳著左腳趾，突出前腳心（湧泉穴），以右手掌心在左前腳心上下按摩二十次，然後右手扳著右腳趾，以左手掌心按摩右前腳心二十次。

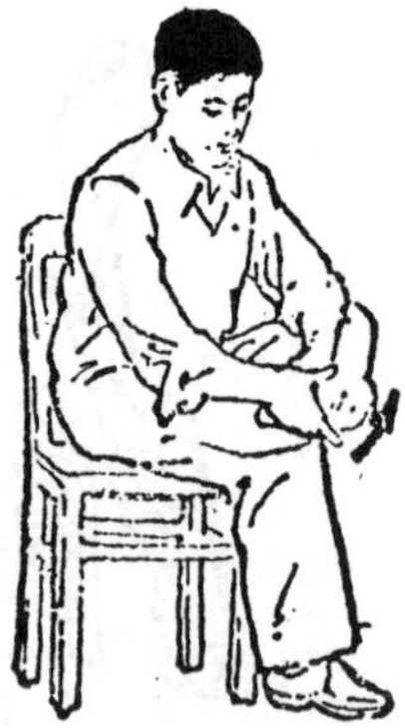
圖一〇八

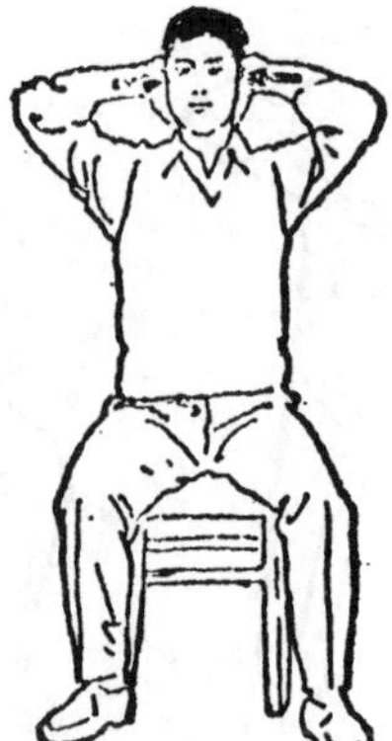
圖一〇九

作用：滋陰降火，舒肝明目，寧神安寐。洗脚後順便搓脚心，效果更好。

**自我按摩注意事項：**

①按摩動作次數和用力輕重可因人而異，以按摩之後感到舒適、輕鬆爲度。用力要適中。用力過小無感覺，用力過猛傷及皮膚。

②經常保持皮膚清潔。手上或身上有汗，用毛巾擦乾後再進行。

③按摩時最好是裸體或穿單衣，效果較好；按摩之後不要立即洗冷水。

④如按摩部位有急性皮膚病或瘡癤，應停止按摩。

⑤自我按摩可以根據個人的身體情況與保健氣功配合鍛鍊，效果更佳。

## 2 自我拍擊

### 〔1〕鳴天鼓（見圖一〇九）

掌心掩按耳孔，手指緊按後頭枕骨部不動，再驟然抬離。這樣連續開閉，放響十次。

作用：清醒頭腦，消除耳鳴，加強聽覺，預防耳疾。

〔2〕**拍肩背**（見圖一一〇、一一一）

兩手分別拍肩背，右手掌拍左肩（在肩關節後上方），左手掌拍背心（在肩關節下方），連續拍二十次。接著，左手掌拍右肩（在肩關節後上方），右手掌拍背心（在肩關節下方）。如此不停地輪拍二十次。

作用：鬆肩活背，解除肩背酸痛。

〔3〕**擊小腹**（見圖一一二）

上體直立，左右兩手握成空心拳，拳心向內，輕微叩打小腹二十次。

作用：調和氣血，益腸健脾。

〔4〕**擊腰臀**（見圖一一三）

兩脚站立，上體前彎約八十度，左右兩手握成空心拳，用拳心交替輕微叩打腰部和臀

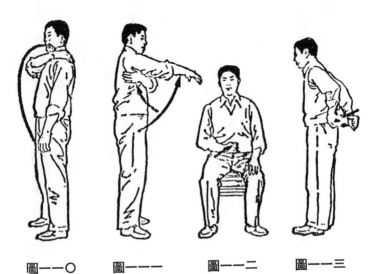

圖一一〇

圖一一一

圖一一二

圖一一三

部，各二十次。

作用：益腎固腰，消除腰、臀部酸痛。

### 〔5〕擊大腿（見圖一一四）

自然坐或靠背坐，左右兩手握成空心拳，拳心交替叩打大腿前部，左手叩左腿，右手叩右腿，從大腿根到膝關節，來回叩打四十次。

作用：放鬆肌肉，疏通氣血，消除大腿部的酸痛。

## 85 怎樣練習肢體活動操？

### 第1節：拉　胸（見圖一一五、一一六）

自然站立，兩手半握拳，虎口朝內，屈肘置放胸前，兩臂向兩側拉展一次（一展一收合

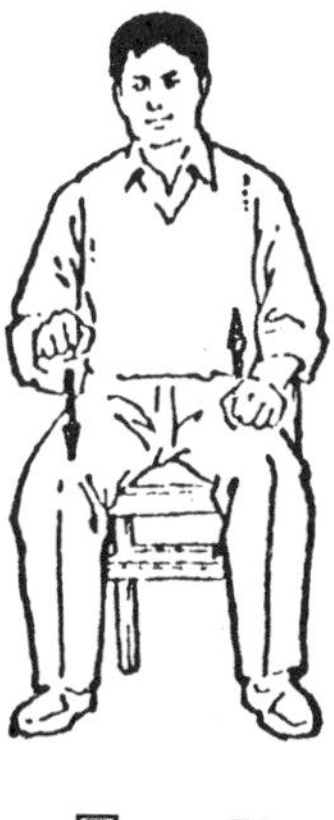

圖一一四

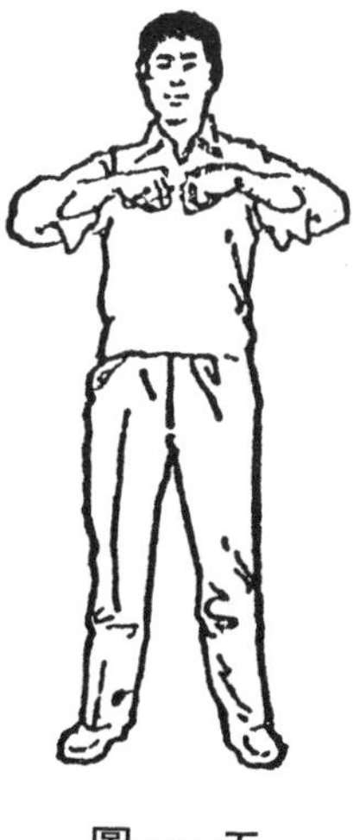

圖一一五

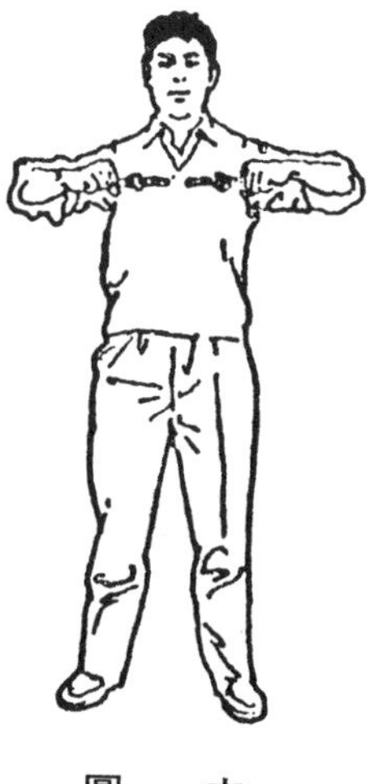

圖一一六

算爲一次），回復屈肘置胸前。按此法連續拉展二十次。

作用：開闊胸懷，舒肺益心。

**第2節：轉　肩**（見圖一一七、一一八）

自然站立，兩手叉在腰部，虎口朝下，左肩向前，右肩向後轉動，然後左肩向後，右肩向前轉動，交替進行二十次。

作用：健脾開鬱，疏肝理氣。

**第3節：單手托天**（見圖一一九）

自然站立，兩手叉在腰旁，兩手交替上托，目視手背，兩手交替進行二十次。

作用：調理脾胃，增強消化。

**第4節：轉體望月**（見圖一二〇）

自然站立，兩手臂同時向左上方擺動，上

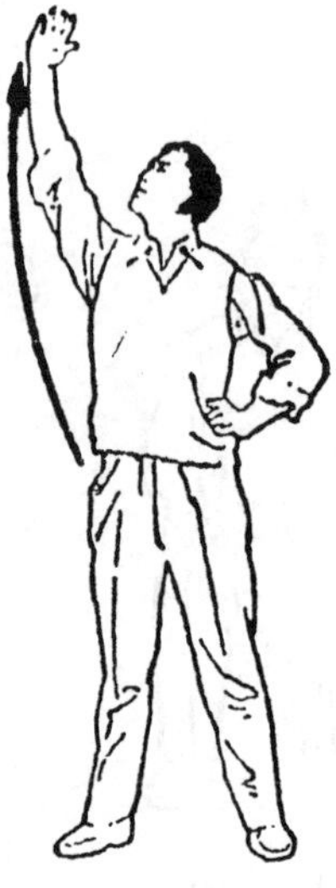

圖一一九

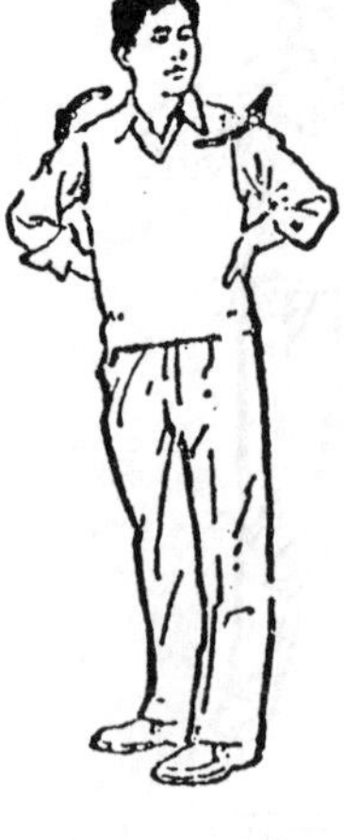

圖一一八

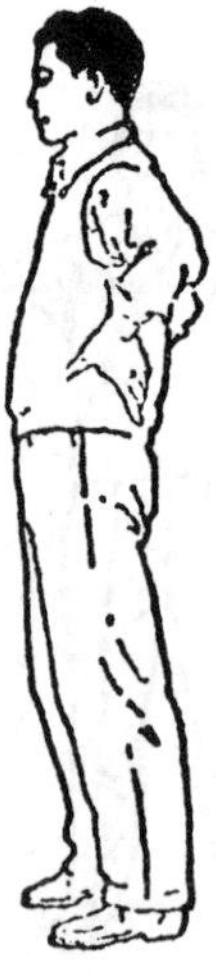

圖一一七

身向左移動，眼望左手最高點；然後，兩手臂同時向右上方擺動，上身向右轉動，眼望右手最高點。交替擺動二十次。

作用：活動腰背肌肉，防治頸椎疾病。

**第5節：雙轉打水**（見圖一二一、一二二）

兩腿前後分開，身子下沉，做起跑式。先左脚在前，兩手前伸如握水車搖把，將車把推向前再向下做環形轉動。如此轉動十次，再換右脚在前，做同樣轉動動作十次。

作用：活動胸背肌肉和關節，疏通氣血，消除酸痛。

**第6節：開天劈地**（見圖一二三、一二四）

腿前弓後繃，成弓箭步，兩手臂上下前後擺動，手指自然分開。左弓步時先擺出右手，右弓步時先擺出左手，兩手交替擺動各二十次。

作用：舒筋活絡，促進氣血下降。

**第7節：活腰胯**（見圖一二五）

兩脚平行站立，比肩稍寬，兩手叉腰，腰胯從左前、右前轉至右後、左後，不斷旋轉，加推磨式轉二十次，然後，反方向轉二十次。

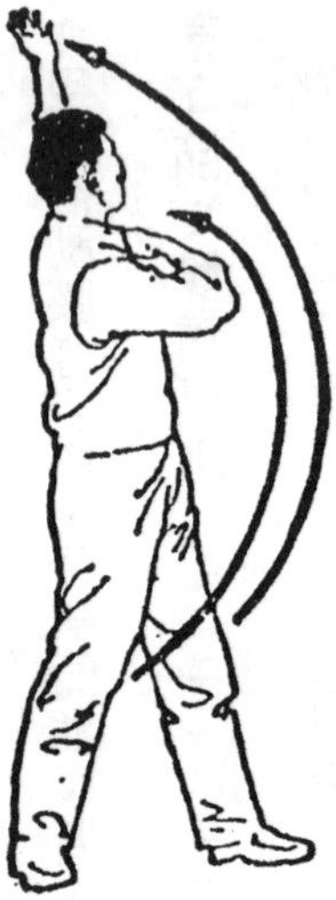

圖一二〇

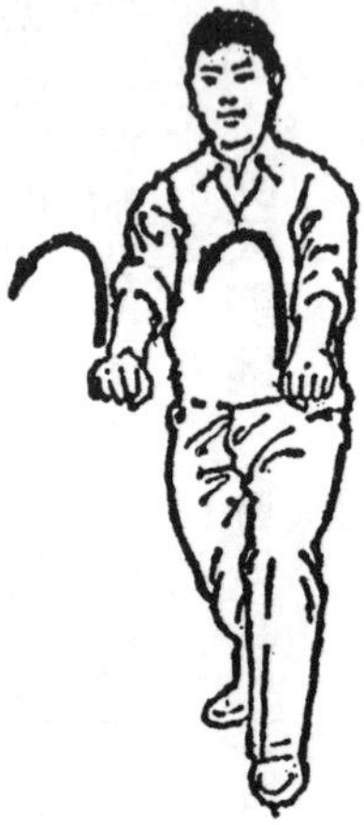

圖一二一

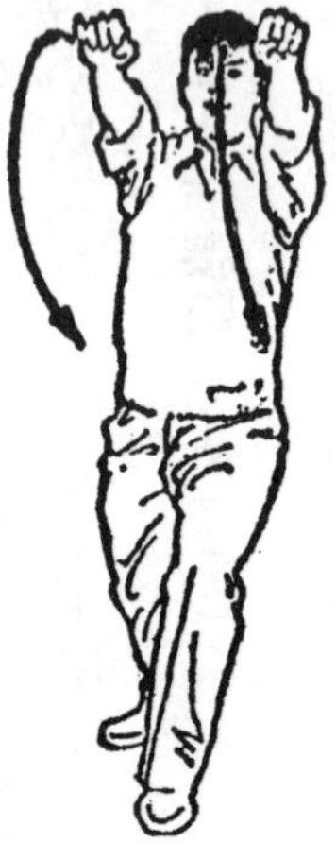

圖一二二

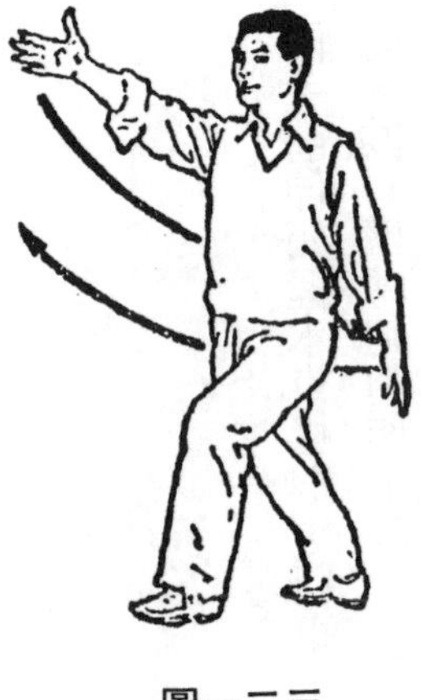

圖一二三

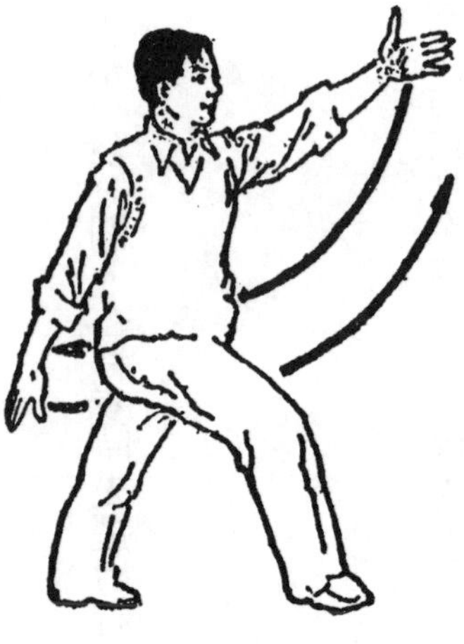

圖一二四

作用：活絡腰胯，放鬆腰、腹肌肉，解除腰部酸痛。

**第8節：扭　膝**（見圖一二六）

屈膝半蹲，用兩手掌撐膝部，膝部先從左前、右前轉至右後、左後，旋轉二十次，然後反方向旋轉二十次。

作用：活絡膝關節，防治下肢無力、腿酸等症。

最後原地踏步二十次結束。

## 86 怎樣練習關節操十節？

關節操十節對治療關節病效果較佳，並可作爲氣功鍛鍊前的準備活動。

第1節：兩脚平行與肩同寬，站立，頭頸

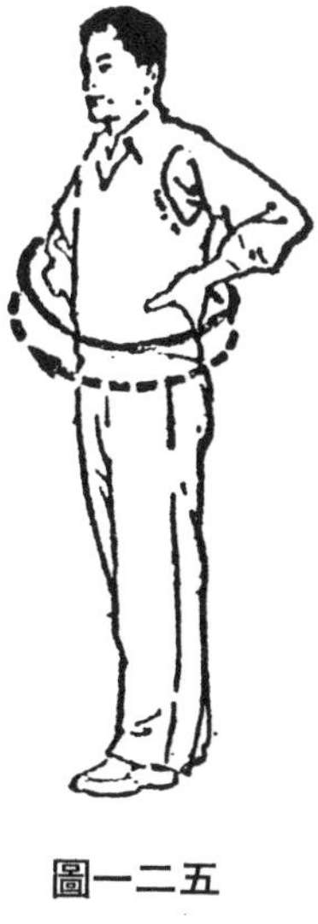

圖一二五

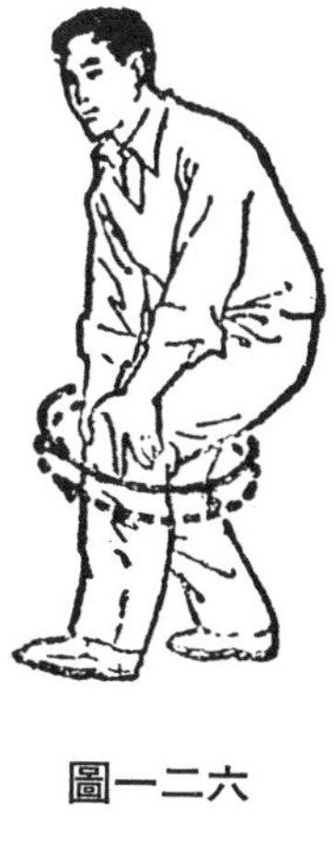

圖一二六

正直，眼平視，兩手平行往前伸，掌心向下。當口令喊一時，膝關節屈成一四〇度左右，膝關節前屈，不要超過脚尖。屈膝的同時，立即屈腕關節，方向朝下，然後迅速返回原來的站立姿勢。口令喊二時，重複口令一的動作。共做四個八拍（見圖一二七、一二八）

第2節：原站立姿勢，兩臂平伸，兩掌指相對，掌心向內。當口令喊一時，屈膝關節同時立即屈肘和屈腕，方向朝胸前，然後迅速返回原來的站立姿勢。口令喊二時，重複口令一的動作。共做四個八拍（見圖一二九、一三〇）。

第3節：原站立姿勢，兩臂彎曲在胸前，兩掌指相對，掌心朝外，掌背離胸十厘米左右。當口令喊一時，屈膝關節同時立即向前平行伸肘，推掌方向離胸向前，然後迅速返回原來的站立姿勢。口令喊二時，重複口令一的動作。共做四個八拍（見圖一三一、一三二）。

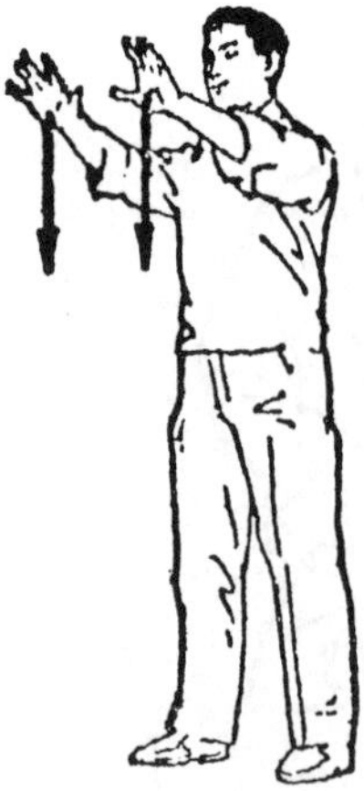
圖一二七

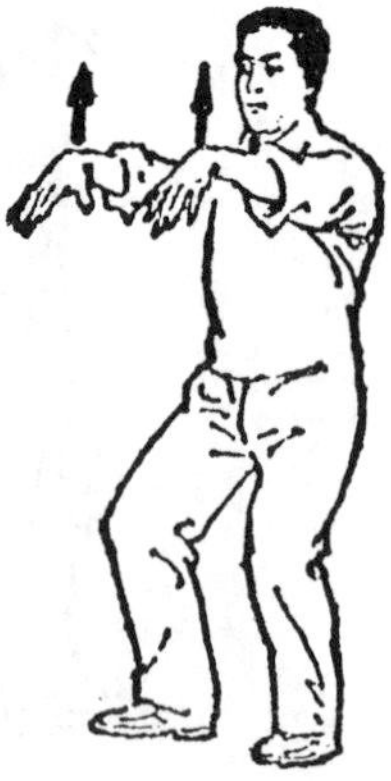
圖一二八

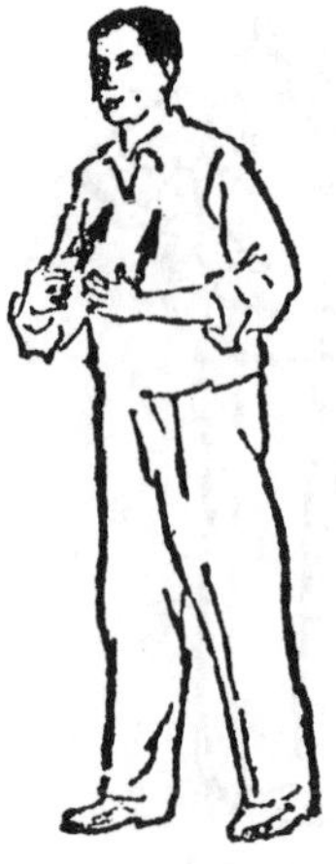
圖一二九

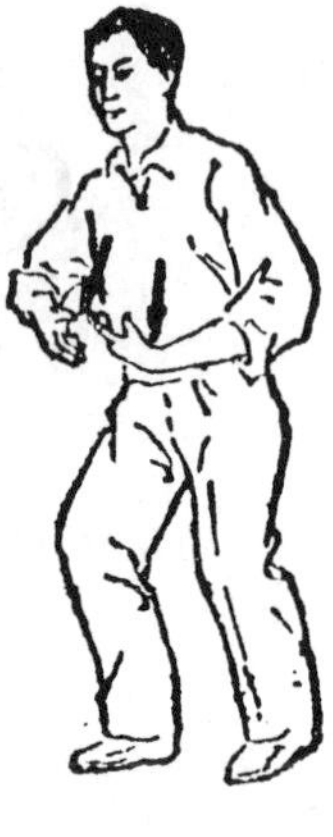
圖一三〇

第4節：原站立姿勢，兩臂彎曲在胸前，兩掌指相對，掌心向下。口令喊一時，屈膝關節，同時立即做屈腕動作，方向向下，然後迅速返回原站立姿勢。口令喊二時，重複口令一的動作。共做四個八拍（見圖一三三、一三四）。

第5節：原站立姿勢，兩臂平行向兩側伸直，兩掌心向下。當口令喊一時，屈膝關節同時立即做屈腕動作，方向向下，然後迅速返回原來的站立姿勢。口令喊二時，重複口令一的動作。共做四個八拍（見圖一三五、一三六）。

第6節：原站立姿勢，兩臂彎曲在胸前，兩掌指相對，掌心向上。當口令喊一時，屈膝關節同時立即做伸肘推掌動作（似托排球狀），然後，迅速返回原站立姿勢。口令喊二時，重複口令一的動作。共做四個八拍（見圖一三七、一三八）。

第7節：原站立姿勢，兩臂平行向前伸

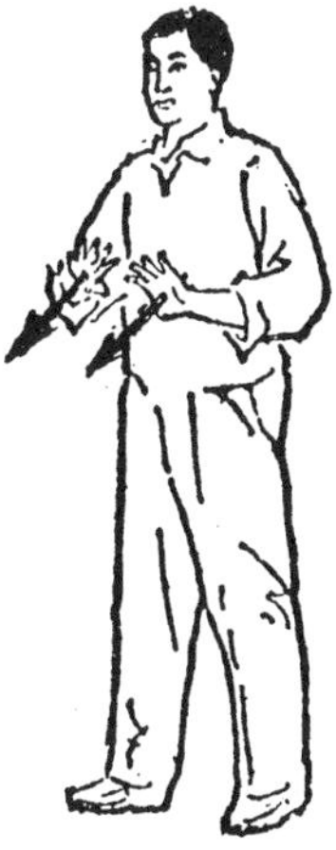

圖一三一

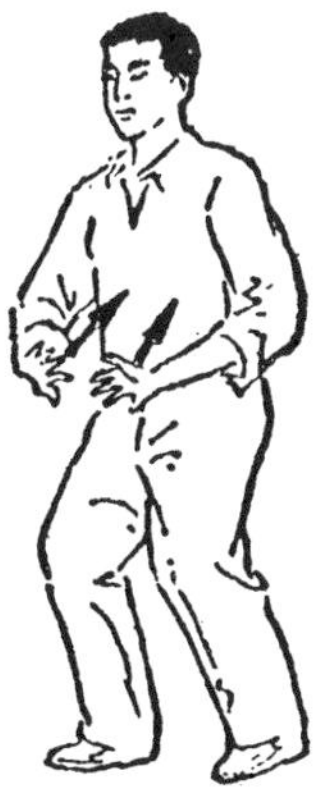

圖一三二

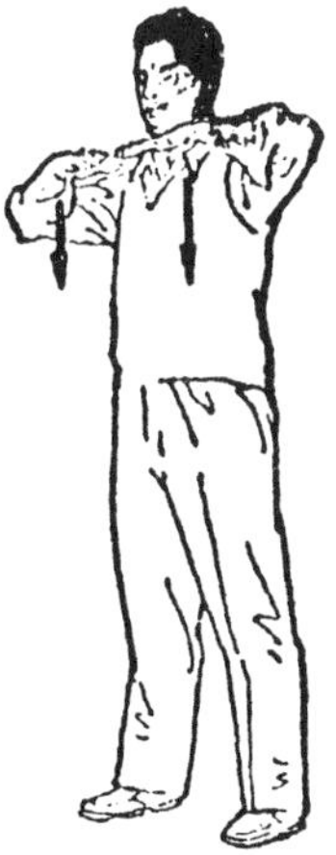

圖一三三

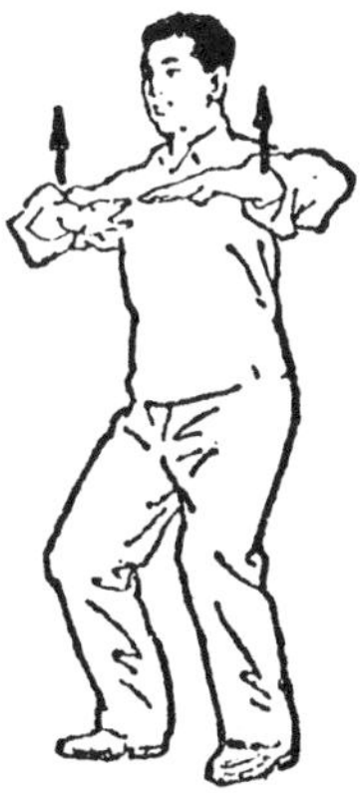

圖一三四

直，掌心向下。當口令喊一時，屈膝關節的同時立即屈腕關節，方向向下，然後返回原來的站立姿勢。當口令喊二時，動作與一相同，兩掌位置向左移動四十五度。口令喊三時其動作與一、二相同，兩掌位置向左移動九十度。口令喊四時，其動作與一、二、三相同，兩掌位置向後移動一三五度左右。五、六、七、八拍動作向右，再向前還原。然後轉向右方，同樣做八拍。共做八個八拍（見圖一三九、一四〇）。

**第8節**：原站立姿勢，兩臂平行伸直向前下方，掌心朝下，臂和胸夾角四十五度左右。當口令喊一時，屈膝關節的同時立即屈腕關節，方向朝前下，然後返回原來的站立姿勢。口令喊二時，重複口令一的動作。共做四個八拍（見圖一四一、一四二）。

**第9節**：左脚向前跨步，脚尖向前，右脚往後，丁字形站立，兩手前後平伸，掌心向下，左手在前，方向與左脚尖方向一致。當口令喊一時，屈膝成弓箭步，同時兩腿關節做旋內動作（即往下往內轉動），然後返回原站立姿勢。口令喊二時，重複口令一的動作。共做四個八拍（見圖一四三）。

**第10節**：在第九節的基礎上，轉身變右脚向前，脚尖朝前，跨步成丁字形站立。其動作與前節相同，共做四個八拍（見圖一四四）。

最後，便步、踏步，做四個八拍結束。完成上述動作之後，會感到全身發熱，甚至出微汗，這給下一步做氣功打下良好的基礎。

特別是在冬天，更要提倡做關節操十節。

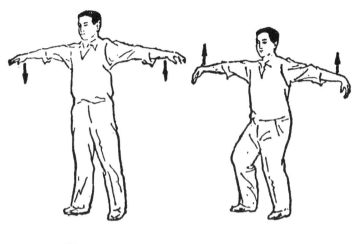

圖一三五

圖一三六

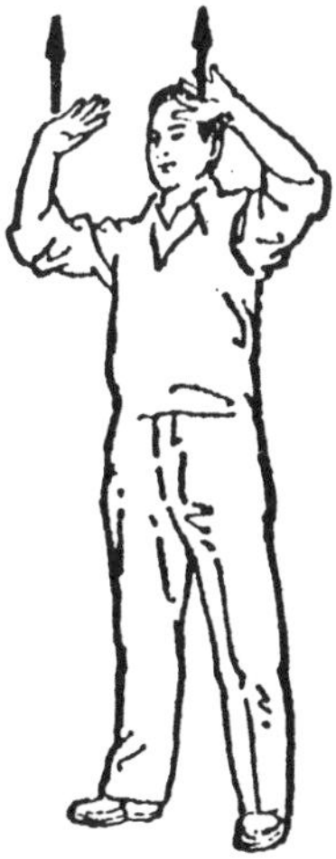

圖一三七

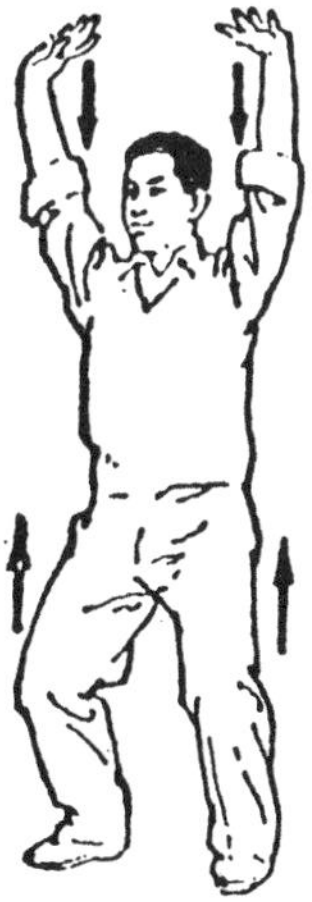

圖一三八

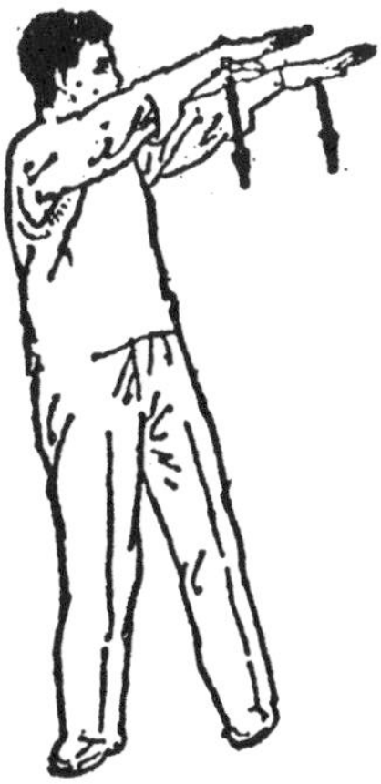

圖一三九

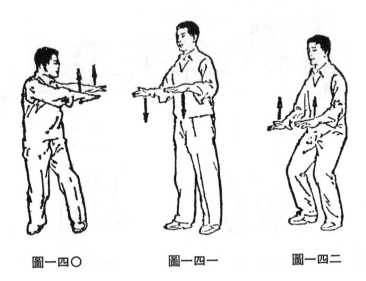

圖一四〇

圖一四一

圖一四二

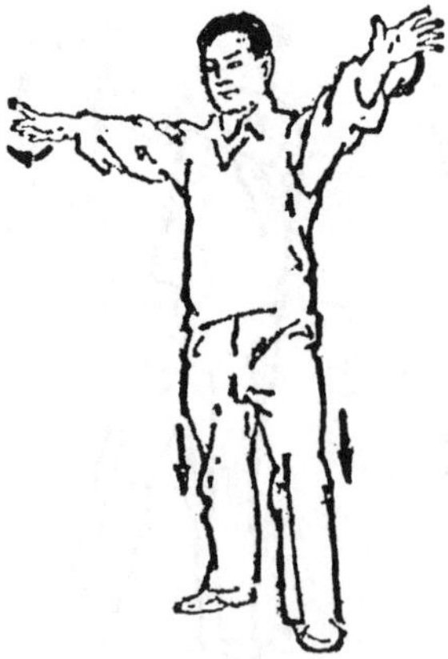

圖一四三

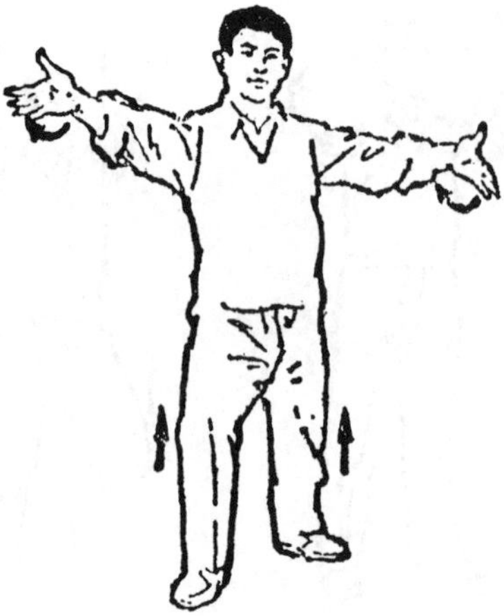

圖一四四

## 87 怎樣練習氣功棒操？

氣功棒操是由木棒操練和氣功調息相配合編導而成。其特點是器械簡單，動作簡單，容易掌握，療效較好。練功時要求姿勢正確，動作節奏性要強，配合呼吸。此操適合於體弱病殘者鍛鍊。

鍛鍊時準備一根直徑二厘米左右，長度九十厘米的木棒或竹棒均可。

**第1式：雙臂上舉**（圖一四五、一四六）

自然站立，兩脚平行，與肩同寬，上體正直，放鬆自然，兩手距離約六十～七十厘米，正握木棒置胸前。

動　作：

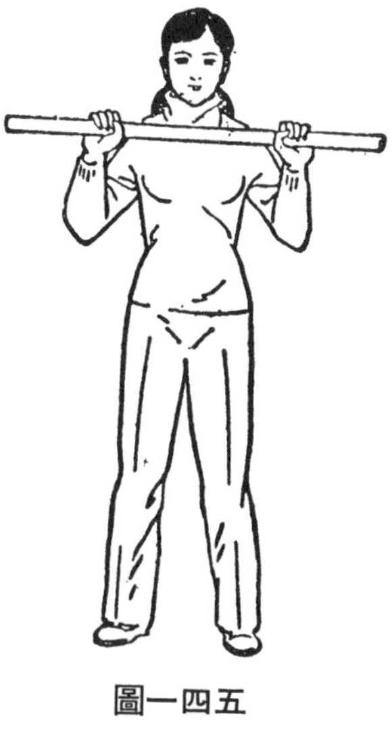

圖一四五

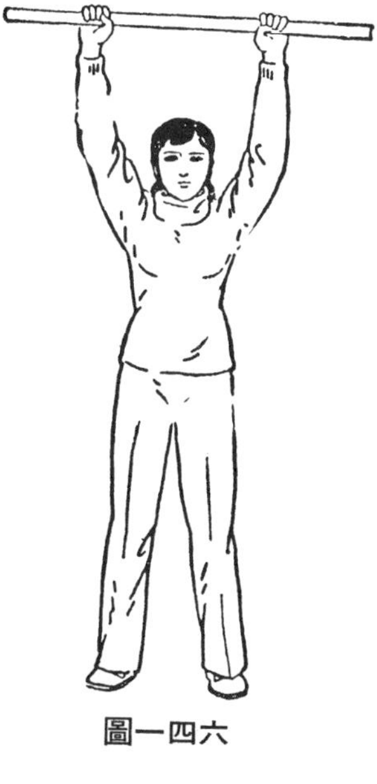

圖一四六

(1)雙臂將木棒上舉至頭頂，吸氣。

(2)雙臂將木棒下降至原來的位置，同時呼氣。

要　點：

上舉時慢慢用力上推，使用內力，頭保持正直。下降時動作緩慢，與呼吸配合協調。吸氣時用鼻吸，呼氣時用口呼。

練習次數二十次（一吸一呼算一次）。

**第2式：胸前平推**（圖一四七、一四八）

接上式：

(1)雙臂將木棒向前平推時吸氣。

(2)雙臂將木棒平行收回胸前時呼氣。

要　點：

木棒在胸前是平行推出和收回，木棒平行推出時用內力。動作與呼吸要配合協調。

練習次數二十次（一吸一呼算一次）。

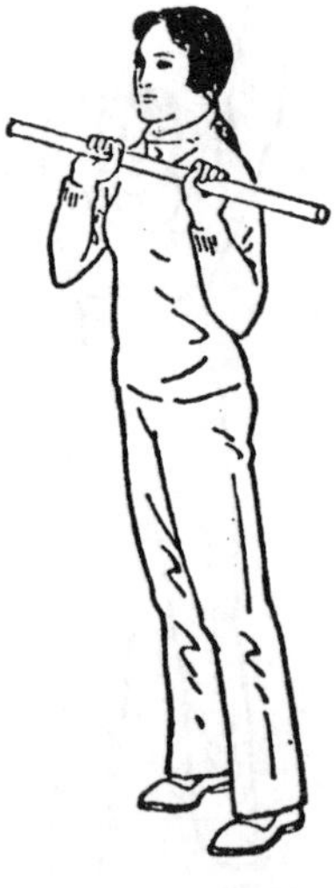

圖一四七

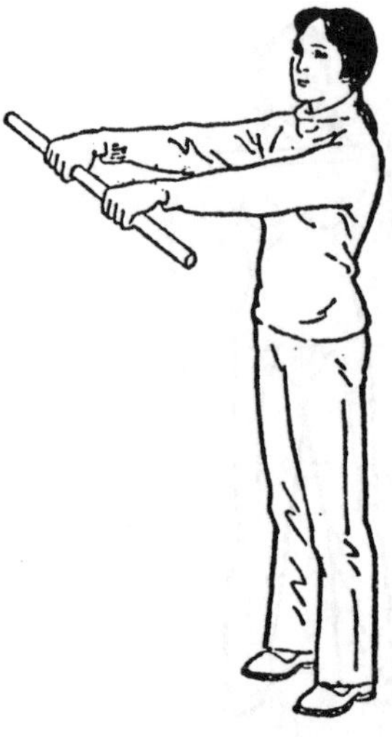

圖一四八

**第3式：左右平轉**（圖一四九、一五〇）

接上式：

(1)雙臂將木棒向前平行推出時吸氣。

(2)上體向左轉，雙臂將木棒向左平舉到盡處，同時呼氣。

(3)將向左的木棒恢復到向前平行推舉姿勢，同時呼氣。

(4)向前平推的木棒回置胸前，呼氣。然後，向右平轉，動作與向左相同。

要　點：

向左與向右轉時，木棒平行移到盡處。練習次數二十次（左右轉動算一次）。

**第4式：環肩耍龍**（圖一五一、一五二、一五三）

接上式：

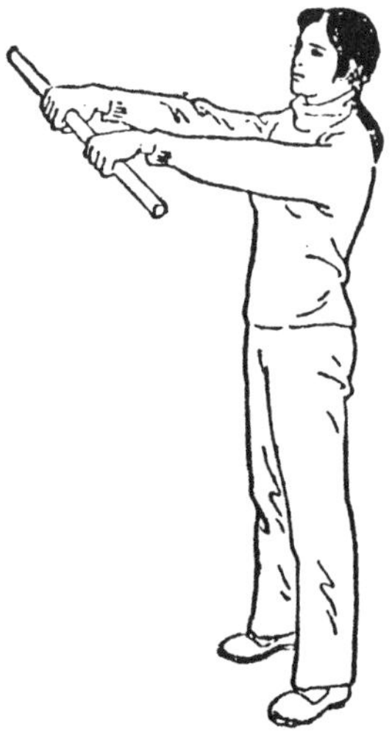

圖一四九

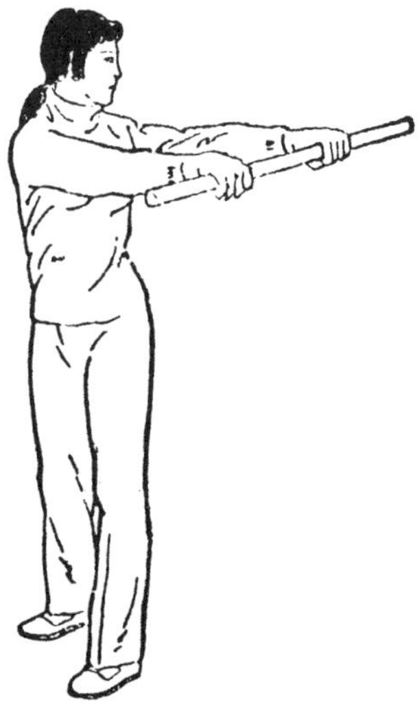

圖一五〇

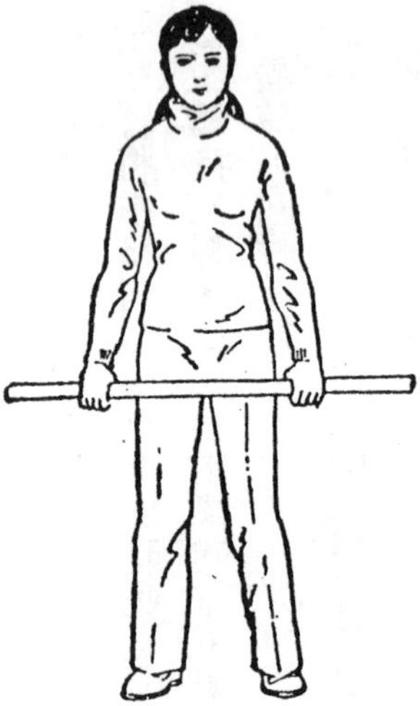

圖一五一

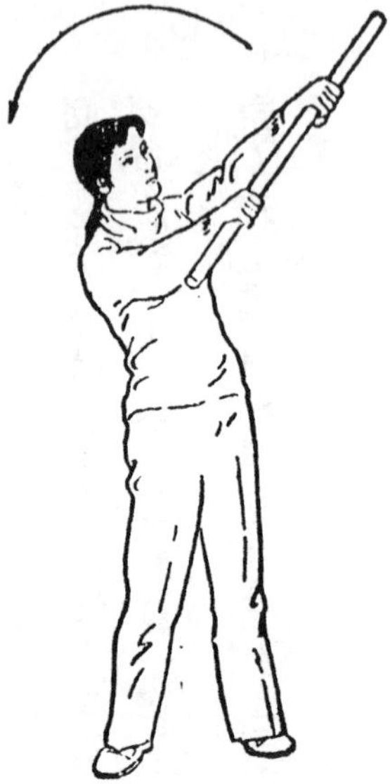

圖一五二

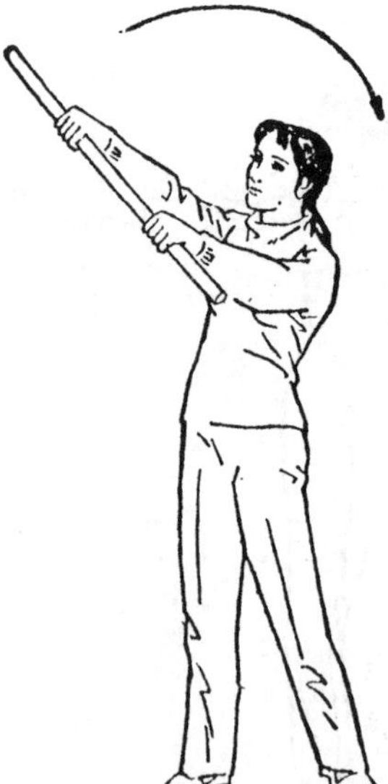

圖一五三

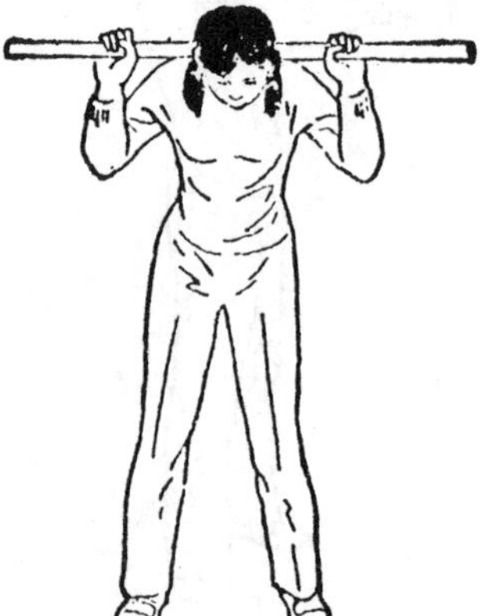

圖一五四

(1)雙臂將木棒向左上方揮舉，吸氣。

(2)木棒自然下落，在胸前環轉一圈時呼氣。

(3)接著向右上方揮舉，同時吸氣。

(4)木棒自然下落，在胸前環轉一圈時呼氣。

**要　點：**

環轉時兩臂伸直，揮舉木棒時動作要連貫，並舉到最高處。

練習次數二十次（左右揮舉算一次）。

**第5式：四面活髖**（見圖一五四、一五五、一五六、一五七）

接上式：人自然站立，兩腳平行向前，相距與肩同寬。將木棒放置在後項，兩手平行，正握木棒。

(1)身體前俯時吸氣。

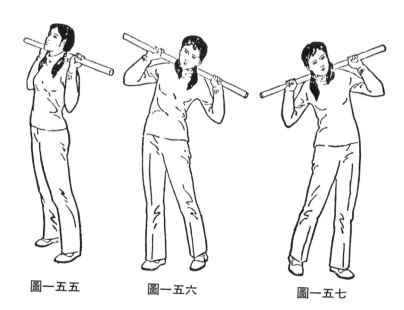

圖一五五　　圖一五六　　圖一五七

(2)身體恢復站立姿勢時呼氣。
(3)身體後仰時吸氣。
(4)身體恢復站立姿勢時呼氣。
(5)身體向左側屈時吸氣。
(6)身體恢復站立姿勢時呼氣。
(7)身體向右側屈時吸氣。
(8)身體恢復站立姿勢時呼氣。

要　點：

前、後、左、右活動的幅度儘量擴大，膝關節不屈，腿保持正直。

練習次數十次（前後左右活動算一次）。

**第6式：左右踢腿**（見圖一五八、一五九）

接上式：

(1)將頸項的木棒向前平舉，同時吸氣。

(2)左脚向右上方踢的同時，木棒往左側後方拉，呼氣。

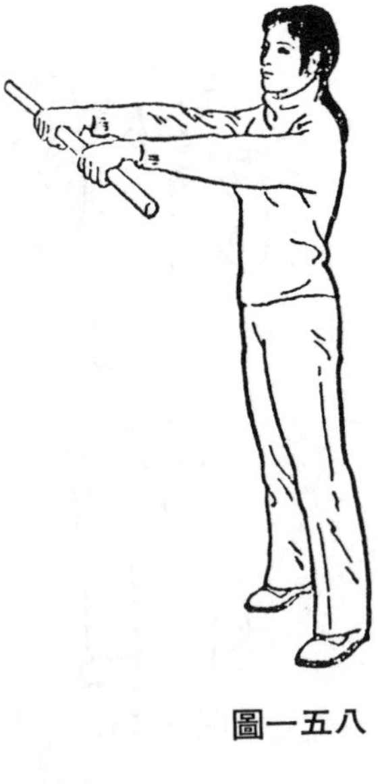

圖一五八

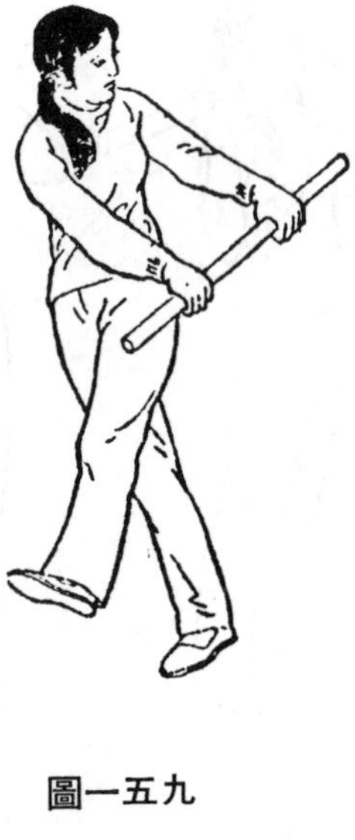

圖一五九

(3)木棒恢復向前平舉，同時吸氣。

(4)右脚向左上方踢的同時，木棒往右側後方拉，呼氣。

**要　點：**

踢腿時脚面蹦直，儘量往上踢，踢的同時，兩手將木棒儘量往後拉。

練習次數二十次（左右踢拉算一次）。

## 第7式：上舉後伸（見圖一六〇、一六一、一六二）

接上式：人體站立，木棒自然置於大腿前。

(1)將木棒向上揮舉的同時，左脚向後伸，同時吸氣。

(2)木棒下降，恢復原來的站立姿

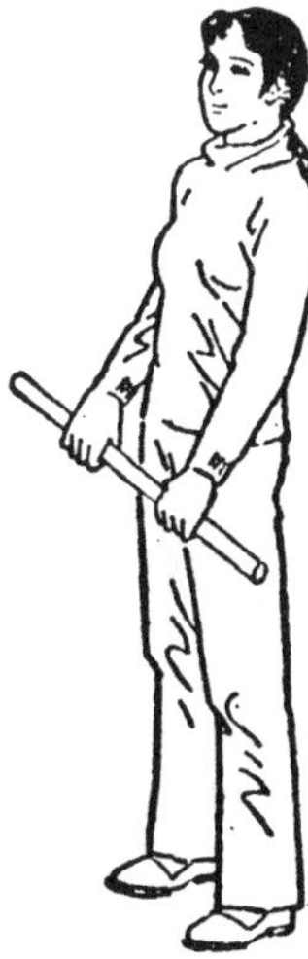

圖一六〇

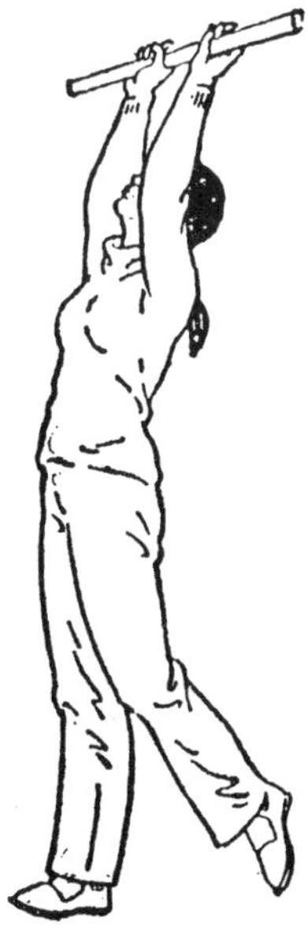

圖一六一

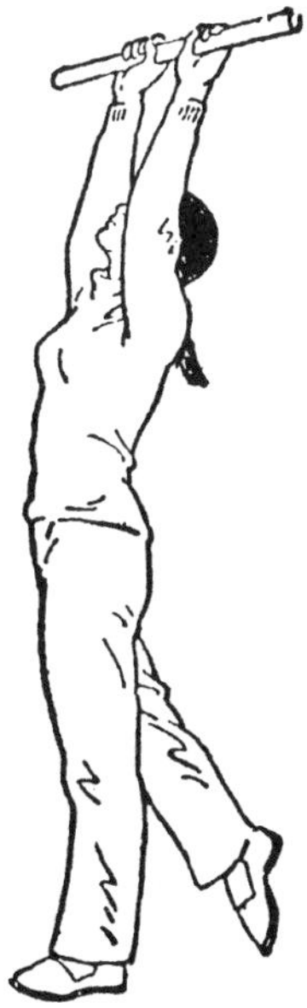

圖一六二

勢時呼氣。

(3)將木棒向上揮舉的同時，右腳向後伸，同時吸氣。

(4)木棒下降，恢復原來的站立姿勢時呼氣。

要　點：

木棒向上揮舉和腿向後伸的動作要協調一致，幅度儘量大，把身體儘量伸展開來。

練習次數二十次（左右後伸算一次）。

**第8式：彎腰屈膝**（見圖一六三、一六四、一六五、一六六）

接上式：

(1)將木棒向頭上平舉時，吸氣。

(2)將木棒向前方下壓的同時彎

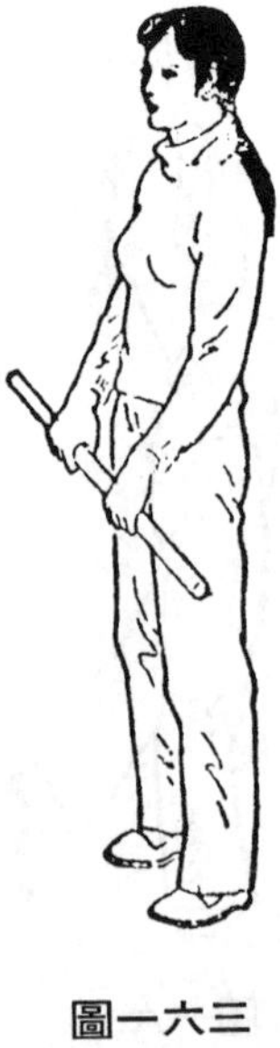

圖一六三

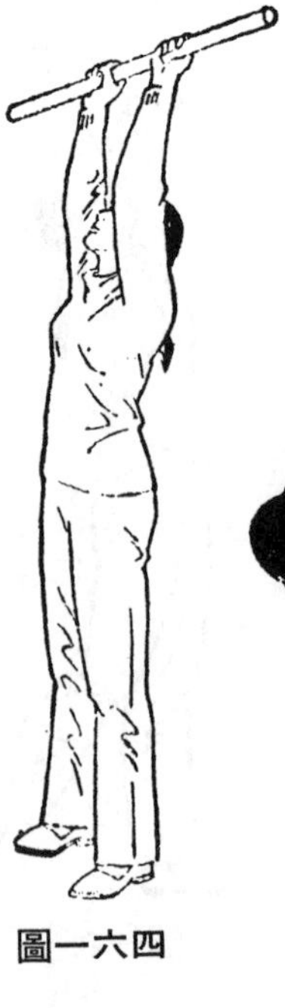

圖一六四

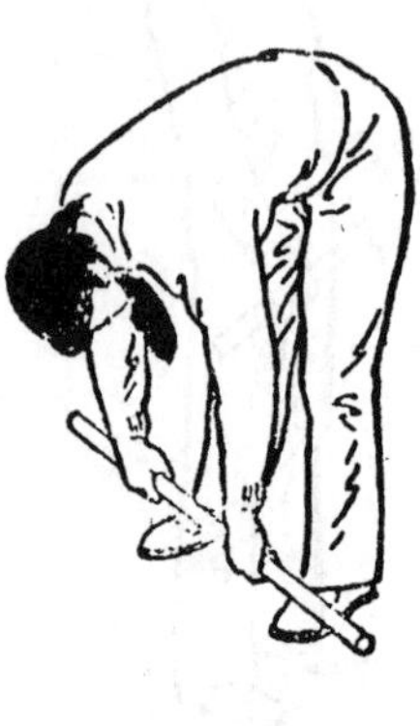

圖一六五

腰，呼氣。

(3)將木棒向前平舉的同時屈膝，吸氣。

(4)將木棒放置大腿前，恢復原來的站立姿勢時，呼氣。

要　點：

木棒往下壓時，膝關節直立不屈，彎腰幅度儘量大。

練習次數二十次（彎腰屈膝算一次）。

**第9式：屈膝升降**（見圖一六七、一六八）

接上式：將木棒自然地放置胸前。

(1)將木棒向頭上平舉的同時屈膝，吸氣。

(2)將木棒自然下降置胸前，恢復原來的站立姿勢，同時呼氣。

要　點：

屈膝與上舉動作要協調。

練習次數二十次（一屈一升算一次）。

**第10式：挺胸前進**（見圖一六九、一七〇）

接上式：左脚向前跨半步。

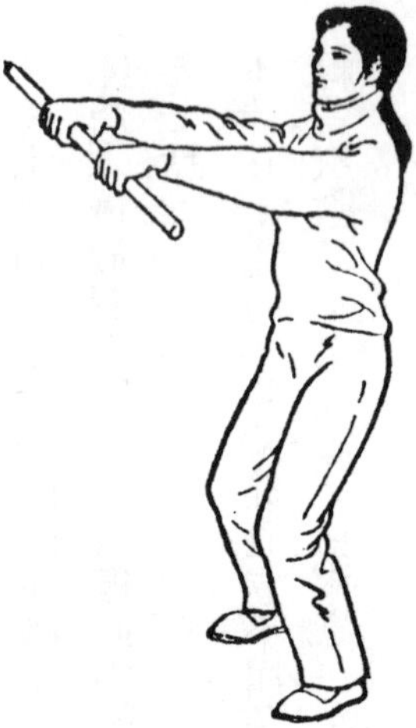
圖一六六

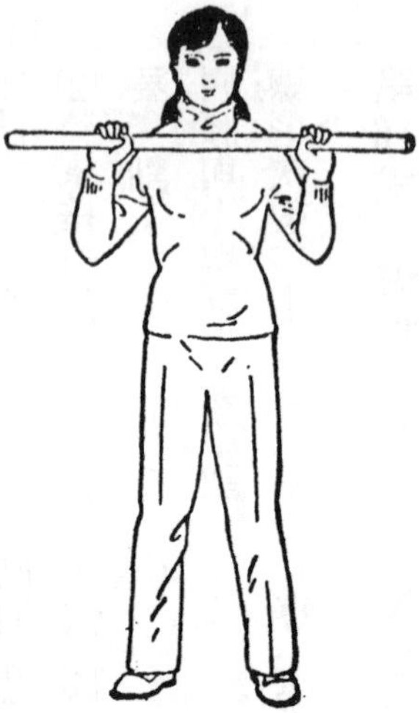
圖一六七

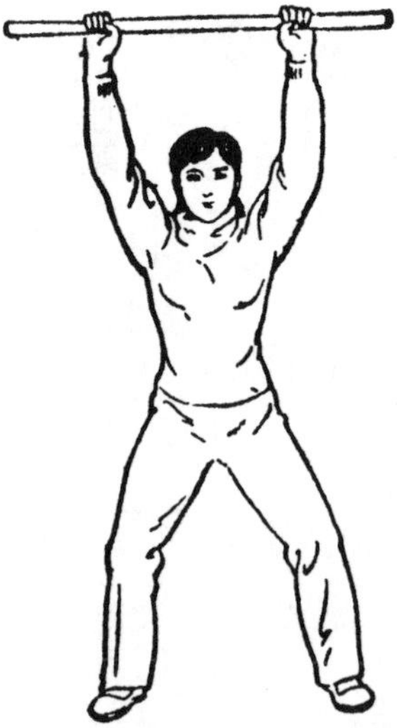
圖一六八

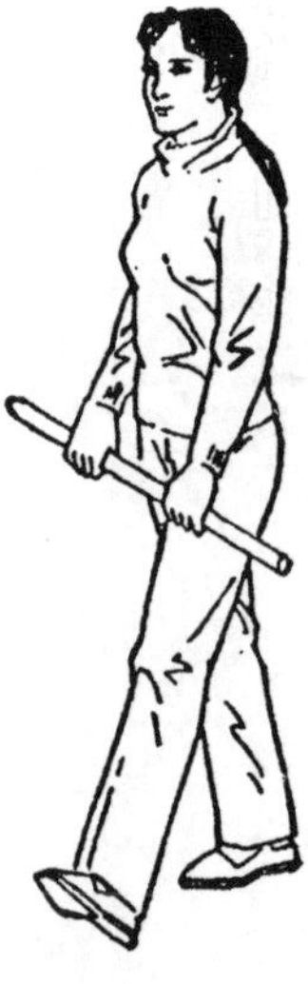
圖一六九

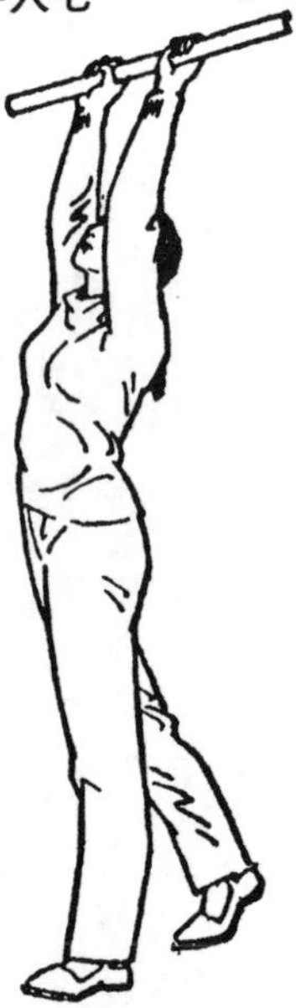
圖一七〇

(1)將木棒向頭上方平舉的同時，挺胸，右腳跟抬起，重心落在左腳上，同時吸氣。

(2)木棒下降，置於左大腿前，呼氣。

重複練習二十次後，換右腳向前跨半步，同樣動作練習二十次。

要　點：

木棒向上平舉時的挺胸動作要與腳跟的起落動作協調。

## 88 怎樣練習自發動功？

自發動功是氣功中的一個功種，它在練習過程中能夠自發而不由自主地做出各種各樣的動作。例如，患者按一定的功法練習，會自發地產生各種優美的體操、武術、舞蹈等動作，甚至做出自己過去做不出來、難度較高的動作，或是由於自身受疾病障礙而平時做不到的動作。

動作有剛有柔，有快有慢，甚至會循著自己身體有病患反應的經絡、穴位或病患部位進行不由自主的拍打、按摩。

例如，腸胃病患者練功時就會不由自主地拍打、按摩中脘、關元、氣海、胃俞、腎俞、大腸俞、命門、足三里、三陰交等穴位。這樣就起到比針灸取穴更為準確的自我治病作用。

有的人在練功之際還會產生『內氣運轉』的感覺，有時還有氣沖病灶的反應。它對神經系統的疾病，如神經官能症、失眠、關節疼痛和腸胃病等療效更佳。其治病的機制是調動自身的潛力，疏通經絡，調和氣血，扶正祛邪，達到治病的目的。

許多人認爲：『自發動功是生物電波在經絡上運轉流通的反應，在現代醫學上可稱爲自我生物電療法。』這種看法有一定的道理。當然，要證實這一點，還必須進一步做科學實驗來揭示其秘密。

## 1 準備工作

一般在練功之前五分鐘做，主要是安定情緒，保持安靜狀態。練功地點光線不要太強，空氣要流通，但要避免直接吹風，保持安靜；避免練功時有劇烈的音響發生；寬衣解帶，排除身體上的各種硬物，如手錶、鋼筆、硬物等，以免練功外動時毀壞物件或碰壓受傷。要安排好練功用的臥床、坐椅和站立的地方（適當寬敞，力求舒適）。

## 2 練功姿勢

(1)仰臥：平臥床上，頭頸自然正直，枕頭高低適宜，輕閉口眼，四肢自然伸直，兩手平放身旁。

(2)平坐：坐在適當高度的凳子上，自然端正，頭頸正直，沉肩垂肘，稍含胸拔背，兩手輕放在大腿上，兩足平放觸地，兩下肢相距與肩同寬，平行向前，上身與大腿、大腿與小腿之間均成九十度角，口輕輕閉上，眼瞼自然下垂。開始練平坐時，如體力不夠，可以靠坐。

(3)站式：兩脚分開，脚尖平行向前，與肩同寬，上體自然正直，稍含胸沉肩，兩手下垂置於體側，頭頸端正，兩目輕閉。

## 3 呼吸方法

自然呼吸法。

## 4 練功方法

(1)全身放鬆，思想集中，擺好姿勢，兩眼輕閉。

(2)用一隻手的中指輕壓一下肚臍（手指輕壓後離去，恢復原來的姿勢）。

(3)意想自己進入騰雲駕霧，飄飄然的意境。

(4)意想全身氣血從頭頂『百會』穴逐漸下降至脚底『湧泉』穴，兩眼內視此穴（稍停後離去），竟想氣血下行所過部位產生輕鬆的感覺。

(5)內視鼻樑上的『祖竅』穴一下即離去（此穴不宜久守）。

(6)內視肚臍內『丹田』穴（稍停）。

(7)用意使肚臍向後吸氣（輕），吸至肚臍，有如貼在脊骨上的『命門』穴之感，兩眼內視『命門』穴（稍停）。

(8)用意使肚臍向前呼氣（輕），復原位。

(9)意念完全集中在肚臍內（丹田），默念著『丹田』穴（這裡的『丹田』穴是指臍內一寸之處），做到『四門緊閉』，一直意守著『丹田』三十～六十分鐘。如未產生『外動』，則可收功；若『外動』起來，則順其自然地動，然後收功。

## 5 收功方法

(1)意想肚臍內有氣，用意使腹肌一收一放，以肚臍為中心，由左轉向右，由小轉大，逆時針方向繞圈三十六下（大圈上不過肋，下不過骼骨和恥骨），然後再反過來由大到小轉三十六圈（女性方向相反）。把眼睛睜開。

(2)做逆呼吸幾次（要緩慢）。吸氣時（用鼻）收腹，兩手自體側屈肘，掌心朝上，掌指相對，提至眼前。提手之同時，腳跟也慢慢提起離地，腳掌著地。呼氣時（閉口）鬆腹，兩手反掌下降，回放於體側，腳跟同時慢慢著地（臥式只做逆呼吸即可）。

(3)搓熱手掌、手背，擦面部至頭部和後枕之頭三十六下。

## 6 注意事項

(1)練習自發動功時，切勿有意識地追求動，只能聽其自然。繼續練下去，就會自發地動得很自然。若沒有產生外動，那是暫時現象。即使如此，也能使大腦皮層處於保護性抑制狀態，達到保健鍛鍊的作用，收到練靜功的效果。

(2)防止失控現象。練習自發動功後，要學會控制，防止開頭大動不能自制的弊病。控制的方法是，按收功的方法進行，經過反覆收功，就自然會停下來，恢復到平靜和清醒的狀態。

(3)『外動』出現劇烈跳躍時，就要用意識向下想，集中到湧泉穴，兩手掌心往下按，同時呼氣，並心想：『不跳了、不跳了！』這樣就會停下來。

(4)『外動』出現蹲地爬不起來時，就要用意識向上想，集中到百會穴，兩手掌往上升，同時吸氣，並心想：『站起來、站起來！』就能逐漸站立起來。

(5)頭暈、高血壓、冠心病患者一般宜用坐式和臥式，防止練習站式時『內氣』猛烈向上湧而造成突然倒地的現象。練習時，若有『內氣』上沖現象，必須注意『降氣』的方法，要有意識地引導氣從上向下降，即從頭頂往脚底湧泉穴降落，同時呼氣，能防止氣向上湧。

(6)練習時，如房間狹窄，障礙物多，為防止碰撞受傷，可將眼睛微微張開或在自發動功後微張眼睛，視察眼前的環境，以避免碰傷事故發生。

(7)練習自發動功，若發現身體發冷，可先做體育運動的幾節準備活動，讓身體微微發熱後再進行自發動功練習，效果更好。

## 89 怎樣練習採陽補氣法？

採陽補氣法是指擺好練功姿勢，用意識採太陽之氣注入丹田的方法。

採陽補氣法練功方法如下：

### 1 姿勢

坐式：按內養功、放鬆功坐式的姿勢。

站式：按強壯功站式的姿勢。一般人膝微屈，虛弱者不屈膝，自然放鬆站立即可。

### 2 呼吸

用鼻吸入新鮮空氣，用口呼出體內濁氣。呼氣時應張小口，緩緩呼出，思想集中，心情安靜。

### 3 意 念

目視剛升起的太陽，意想把太陽之氣引進體內，特別是在吸氣時，好像把太陽之氣往丹田處吸入。

### 4 時間與地點

早晨太陽剛升起時，選擇空氣新鮮，環境安靜，能看到太陽之處，採十～二十分鐘。但要注意，不要在陽光很強的情況下眼視太陽，進行採太陽之氣，以防損害眼睛。

### 5 作 用

可增強體質，預防疾病。特別是對陽虛的病人，效果更佳。

採太陽之氣可做爲內養功和強壯功之輔助鍛鍊。早晨採太陽，夜晚觀星斗，長期堅持，可以保健延年。

## 90 怎樣練習望月觀星法？

望月觀星法是指擺好練功姿勢後，用眼觀看月亮、星星的同時，守丹田穴，將氣緩慢地往丹田部位裡貫注的方法。

望月觀星法的練功方法是：

### 1 姿勢

坐式：按內養功、放鬆功坐式的姿勢。

站式：按強壯功站式的姿勢。一般人膝關節微屈；虛弱者不屈膝，自然放鬆站立。

### 2 呼吸

意守丹田的同時，用鼻子吸新鮮空氣，用口呼出濁氣，即俗語所說之『吐故納新』。

呼吸要自然、順暢。

### 3 意念

兩眼注視月亮或星星，眼不要睜大，一邊看月、望星，一邊意守丹田。眼疲勞時，可輕輕閉住，記住月亮和星星的形狀；如果已消失，可再睜眼觀望，然後再閉上眼。經過十～二十天，在丹田部位默想月亮和星星的形狀，以後便不再望月觀星，只回憶月亮和星星之形象即可。通過意念和月亮、星星連結在一起，合為一體，使思想集中。古人謂：『採月之精華，補人之精神。』

### 4 時間與地點

晚上月亮出來的時候，選擇空氣新鮮、安靜之處。望月觀星之後，可以徐步慢行，以輕鬆、愉快的心情，仰觀星辰或遙望北斗。

### 5 作用

望月觀星，能使人心情恬淡，胸懷開闊，身體舒適。望月觀星之後，繼之練習其他功法，則能心曠神怡，頭腦清晰。長期望月觀星，可增強視力，擴大視野，清心健腦。

## 91 怎樣練習虛靜功法？

虛靜功法是在臨床實踐中，根據氣功治療的需要和練養相兼的原則創造出來的一種易學易練、收效較快的功法。

虛靜功法練功的方法是：

**1 姿 勢**

採用自然、隨意、舒服的姿勢，根據每個人平時的練功習慣，採用臥功、坐功和站功都可。

**2 呼 吸**

自然呼吸法。

**3 意 念**

不要求意守，只要求全身最大限度地放鬆，使整個身體處於放鬆虛靜的狀態之中。

所謂虛，是指虛無，意即忘卻自身的任何部位；所謂靜，是指思想安靜，排除雜念。虛靜是在清醒狀態下的虛靜，不是昏沉欲睡；虛靜之中有清醒，清醒之中有虛靜。只清醒不虛靜是散亂，只虛靜不清醒是昏沉。

虛靜功可隨時隨地練習，不講究姿勢，不調整呼吸，不意守部位，只是注意虛靜狀態的一種練功方法。它有練養相兼的功能。因此，它又是其他功種的輔助功法，適合於年老體弱及病情較重者練習。

## 92 怎樣練習升陽法？

升陽法是指補陽壯腎的練功方法。此法適合於年老體弱者作爲壯腎強精的鍛鍊方法。此種練功法與守命門結合進行。

練功方法是：開始入靜後，意達命門，以意引氣，由兩腎（命門兩側的腎）起，經丹田，直催睾丸，再由睾丸返上催陰莖，直到頂端；換氣後再催。如是進行靜守命門。此法對防治陽痿病有一定的效果。

婦女練此功，可調血固經。方法是由兩腎引氣，經丹田，直催子宮和陰道。

## 93 怎樣練習固精法？

固精法是防治遺精和早洩的一種方法。每天夜間臥床前練習此法較好。練習方法是：

頭部枕高，先意守丹田，雙手手心向下，以右手指扶在左手背上，左手心按在肚臍上，從左向右轉擦（即左上→右上→右下→左下→左上）三十六次；然後換手，以同樣的方式反方向、即從右向左轉擦三十六次。轉擦之後，雙手尖併在一起，上從劍突起，下到小腹底恥骨處，以丹田爲中心，在肚皮上下推捋摩擦三十六次（一上一下爲一次）。推捋向下時，大指較用力，其他指不用力；推捋向上時，小指較用力，其他指不用力。

最後，可按古書記載的『一擦一捋，左右換手，九九之力，眞陽不走』的方法進行練功。其具體方法是：用雙手將睪丸送入陰囊的輸精管附近，在其外皮上捋擦，先左後右爲一次，共捋八十一次。

## 94 怎樣練習中宮直透法？

這是練功有相當的基礎以後採用的一種行氣法。練功姿勢採用坐式或臥式。一般在『大、小周天』通了以後，通過意念引導作用，使丹田之氣上通至頭頂百會穴，又可由百會穴下通至丹田穴及會陰穴。也就是說，練功到家時，氣可由百會穴直通會陰穴，故稱**中宮直透法**。

具體的練習方法是：

吸氣時將氣由會陰穴引經丹田，至百會穴，呼氣時將氣由百會穴引經丹田，直通會陰穴。如此一吸一呼，上下中宮直透。這一行氣法對培育人體元氣（眞氣），鍛鍊精、氣、神，能起到良好的作用。

## 95 怎樣練習氣功運目法？

氣功運目法是指眼球運動配合呼吸的鍛鍊方法。氣功運目法對老年人的弱視、視力衰退、遠視及青少年的近視和散光均能起一定的防治作用。具體鍛鍊方法如下：

**第1式：上下直視**　閉目。當眼球向上轉動時吸氣，平視時呼氣；接著眼球向下轉動時吸氣，平視時呼氣。做二十次（上下運動算一次）。

**第2式：左右橫視**　閉目。當眼球向左轉動時吸氣，平視時呼氣；接著眼球向右轉動時吸氣，平視時呼氣。做二十次（左右運動算一次）。

**第3式：環轉順視**　閉目。按順時針方向，當眼球從左下到左上方轉動時吸氣；眼球從右上到右下方轉動時呼氣。做二十次（左右轉動一圈算一次）。

**第4式：環轉逆視**　閉目。按逆時針方向，當眼球從右下到右上方轉動時吸氣；眼球從左上方到左下方轉動時呼氣。做二十次（右左轉動一圈算一次）。

**第5式：遠方正視**　睜目。在離眼百米以外的正前方選一固定點（山峰、房頂、樹木、景物等均可），睜目凝視該點，自然呼吸一～二分鐘。

氣功運目法的練功姿勢以坐式較好，呼吸稍緩慢些，運眼時用意用力稍輕。

本法練習非常簡單、方便，不受場地、時間和條件的限制。如能同眼部保健操結合鍛鍊，效果更佳。

## 96 怎樣練習周天搬運法？

周天搬運法是以意氣結合，以意引氣通大、小周天的行氣法。

練功時採用臥功或坐功。內氣在丹田發動後，丹田部位會產生一股熱氣流的感覺，這時用意默默想著它、隨著它，這股熱氣流的感覺就會從丹田部位往下伸至會陰穴，再向後經尾閭穴循督脈向上，經命門、夾脊、大椎、玉枕、百會等穴，然後往下循行至神庭、祖竅，過鼻口、下咽喉，經膻中穴，再往下伸而回到丹田。如此循任脈、督脈經絡的『周天』循環，稱**小周天搬運法**。

還有大周天搬運法。練功時採用臥式或坐式，當內氣在丹田發動後，丹田部位會產生一股熱氣流的感覺，然後這股熱流經十二經脈、奇經八脈流往全身，按升降開闔，在全身循環運行。這種大周天循環稱**大周天搬運法**。

這種意氣結合，使內氣通『大小周天』運行的方法，稱爲『周天』搬運法。

周天搬運法具有培養元氣（眞氣），升清氣、降濁氣的作用。因而，練習此法就會感到精氣異常充沛，全身異常舒服。它對強身治病確有一定的效果。但初學氣功者不宜先採用周天搬運法，一般要在練功有相當的基礎，內氣較充實之時才能採用；當氣機發動，必須順其自然運行，絕不要強求或過早以意引導。過早濫用意念，容易產生偏差。

## 97 怎樣練習丹田運轉法？

丹田運轉法是指用意引氣在小腹部運轉的方法。具體的練習方法是：

吸氣時，同時提肛，用意將氣由會陰穴吸至命門，經命門再到丹田；呼氣時，再用意念將丹田之氣呼至會陰穴。以意引氣時，注意緩慢、均勻、自然而柔和。如此運轉，循環，就會逐漸使丹田、會陰、命門之氣形成三角連線，並使三個部位產生溫熱感。這種運轉法不僅有助於丹田之氣的調動和運行，而且還有助於『精氣』的鍛鍊。它對於某些泌尿、生殖系統的疾病，如遺精、陽痿及婦女月經不調、不育等病有一定的療效。

## 98 怎樣練習歸一清靜法？

歸一清靜法是指練功過程中高度入靜之後，見到白光和各種顏色，產生『幻覺』和『幻景』，達到『坐忘』或『忘身』的境界，即達到眞正的『清靜境界』，因而稱**歸一清靜法**。

歸一清靜法適於『陰虛』、『火逆』的人練習。陰虛、火逆的主要症狀是怕熱、失眠、多夢、煩躁、喜怒、面色蒼白、頭重脚輕等症狀。

具體的練功方法如下：

### 1 姿　勢

採用盤坐姿勢。在盤坐、豎脊、含胸、垂簾、握手、頂舌等一系列『身相』調整好之後，全身必須放鬆、自然、輕鬆愉快。

### 2 呼　吸

坐好之後，長呼二～三口氣，只向外呼出，不吸氣；使體內臟腑放鬆，胸膈舒暢，初步體會到清靜和輕鬆的滋味。

呼氣之後，就採用自然呼吸法，呼吸的長短、粗細，任其自然。

## 3 意 念

垂簾或微微閉合兩眼，很輕鬆自然地用意識透過眼簾，以四十五度角默視盤腿的兩膝之間，即默默地『觀看』那一塊地方，氣功稱『牛眠之地』。『牛眠之地』雖然空無一物，但經過一段時間，在意念集中之下，開始出現各種顏色的光，如青、黃、赤、白、黑等顏色。一般人大多先看見『濛濛如霧』的白色和閃動的各種顏色。繼續鍛鍊，各種顏色褪盡，只見白光，白色的程度由『濛濛如霧』逐漸變成月光皎潔。這時，練功者自覺如皓月當空，遍體清涼，煩躁去盡。這已接近『清靜境界』了。

看到白色光輝之後，練功者要把念頭與它合而爲一，意想『光即是我，我即是光』，『光我不二』、『我光如一』。這樣，那白光即會與自己的身體合而爲一，久久鍛鍊，自會通體光明，空無一物，不知道自己的身體存在何處，唯覺如一輪明月，恬靜生輝，光艷明朗，文風不動。練到這個地步，即達到『坐忘』或『忘身』的境界，也就是眞正的『清靜境界』。這時神經系統得到極好的調節，身體得到極好的休息。因此，練此功法後，精神振奮，身心舒適，體質增強。

初練時，練功時間不可太久，以二十分鐘左右爲宜，逐步增加到三十～四十分鐘左右。這時，如果白光還未出現，絕對不能追求。當各種顏色出現後，不要理睬它，做到有光不害怕，無光不追求，順其自然，最終會獲得效果的。

要停功時，應把念頭與光色分開。意念不集中在光上，則光色即會消失，身體也會獲得感知了。

有的人練此功，既見不到光，也看不到什麼景象。這沒有什麼關係，只要如法觀看『牛眠之地』，自覺身體清靜，也一樣能獲得功效。

## 99 怎樣練習眞氣運行法？

眞氣運行法是指通過練功，內氣充足，眞氣充實了，自然可以逐步貫通任、督二脈。這種眞氣沿任、督兩脈運行的方法稱**眞氣運行法**。

具體的練功方法是：

### 1 姿　勢

練習眞氣運行法有行、立、坐、臥四種形式，其中以坐式爲主，其他姿勢爲輔。

## 2 呼 吸

呼吸是眞氣運行的動力，所以練習眞氣運行法必須從調整呼吸入手。調整呼吸，培育眞氣，主要是把眞氣送入丹田。基於呼氣時眞氣沿任脈下注丹田的生理活動，因此，調息時只注意呼氣，便可以達到氣沉丹田的目的。至於吸氣，可順其自然，無須注意。有人主張深吸氣：爲了『氣沉丹田』，努力吸氣。這樣做是違背生理的，不能採用。

## 3 意 念

李少波先生編著的《眞氣運行法》認爲：**五步功成**。

**第1步：呼氣注意心窩部**　練功條件準備好之後即縮小視野，心不外馳，注意鼻尖少時，即可閉目內視心窩部，用耳朵細聽自己的呼氣。但呼氣時不要發出粗糙的聲音。呼氣的同時，意念隨呼氣趨向心窩部。吸氣時順其自然，不要加任何意識作用。

**第2步：意息相隨丹田趨**　當第一步功夫做到每一呼氣即覺心窩部發熱時，就可以意息相隨，在呼氣時延伸下沉的功夫，一步步向丹田推進，不可操之過急。

**第3步：調息凝神守丹田**　當第二步功夫做到丹田有了明顯的感覺之後，就可以把呼吸有意無意地止於丹田。不要再過分地把呼氣往下送，以免發熱太過，只將意念守在丹田部位，用文火溫養。

**第4步：通督勿忘復勿助**　意守丹田四十天左右，眞氣充實到一定程度，有了足夠的力量（勿忘）。若行到某處停下來，也不要用意識向上導引（勿助）。上行的快慢，取決於丹田的力量如何。若實力尚不足，它就停下來不動。待丹田力量再充實，它就會自然繼續上行。若急於通關，努力導引，會與丹田力量脫節，這是非常有害的。過去把這種情況喻爲『揠苗助長』。因此，必須順其自然。這時眞氣的活動情況是不以人們的意志爲轉移的，如果上行到『玉枕關』通不過去，內視頭頂就可以通過了。

**第5步：元神畜力育生機**　原則上是還回守丹田。丹田是長期意守的部位。通督以後，各個經脈都相繼開通。如頭頂百會穴處出現活動力量，也可意守頭頂。總之，要靈活掌握，所謂『有欲觀竅，無欲觀妙』，也就是練功處於不同階段的思想處理方法。

以上五步功夫是循序漸進的，前一步是後一步的基礎，後一步又是前一步發展的必然趨勢。第一、二、三步是調整呼吸，推動眞氣，使體內眞氣集中於丹田；這一段稱爲『練精化氣』。第四步是把丹田積足的眞氣衝通督脈，逆轉而上，直達腦海；這一段稱爲『練氣化神』。第五步以後，功夫更加純熟精練，靜境更加明顯，表現爲淸淸靜靜，心如止水的樣子；這一段稱爲『練神還虛』。

以上五個步驟，三個階段，是眞氣運行法鍛鍊過程中的基本概況。在鍛鍊過程中，由於每個人體質不同，具體條件又不一樣，所以練功的效果與表現也因人而異。因此，練功時既要順乎自然，靈活運用，不可刻意拘執，又要本著一定的要求耐心求進，持之以恆，不可自由放任，實爲成功之要訣。

## 100 怎樣練習分症練功法？

分症練功法是按五臟六腑及所屬之經絡，分別採用不同的練功方法治療不同的疾病。例如六字歌訣法（又叫吐納補瀉法），它是按照陰陽五行六字歌訣，分別按心、肝、脾、肺、腎五臟與三焦及所屬經絡之不同病症，運用噓、呵、呼、呬、吹、嘻六字，以不同的呼吸法進行補瀉以防治疾病。具體內容是：

肝屬木，用噓氣爲瀉，用吸氣爲補。
心屬火，用呵氣爲瀉，用吸氣爲補。
脾屬土，用呼氣爲瀉，用吸氣爲補。
肺屬金，用呬氣爲瀉，用吸氣爲補。
腎屬水，用吹氣爲瀉，用吸氣爲補。
三焦屬氣，用嘻氣爲瀉，用吸氣爲補。

練習時，明確哪個臟腑有病後，決定所選練之字，實火者即瀉，虛寒者則補。

例如心火過盛，就採用瀉法，選用『呵』字，先呼後吸，呼氣時張開口唇，舌尖輕抵舌根，一面由丹田默念選用的呵字（呵爲字音，不要讀出聲），同時吐氣，小腹往回收，當不能再呼時，即用鼻吸，其長度爲呼氣的三分之一。一呼一吸爲一次，每次不過六次。如果是補心陽，以鼻吸氣，先吸後呼。吸氣時，閉口咬牙，丹田向外凸。當氣吸得飽滿後，就再以口呼氣，呼氣長度只是吸氣的三分之一。補法都是吸氣，不超過九次。瀉法根據各臟腑的名稱如心、肝、脾、肺、腎、三焦，吐出噓、呵、呼、呬、吹、嘻字，即呼氣時吐出這些字音（默念）。

練功時六字全練（默念不出聲），也能達到健身的目的。但必須按五行的木、火、土、金、水順序去練，即噓、呵、呼、呬、吹、嘻，不可顚倒。姿勢採用坐、臥、站均可。

## 101 什麼叫導引？

導引是現在的氣功在古時的一種名稱。《莊子・刻意篇》中說：『吹响呼吸，吐故納新，熊經鳥伸，爲壽而已矣，此導引之士，養形之人，彭祖壽者之所好也。』可見，導引已包括姿勢、動作、呼吸、按摩、靜養等，與現在的動功、靜功和動靜結合功基本相似。

一九七三年，在馬王堆三號漢墓出土文物中發現西漢初期繪製的彩色導引圖。其中有一幅彩色帛畫，繪人像四十多個。他們的練功姿勢多種多樣，閉目靜坐、雙手抱頭、收腹下蹲、彎腰打躬、站立仰天、屈膝下按等等，形像栩栩如生。

因此，古代的導引對於研究現在氣功的源流和發展，有著十分重要的作用。

## 102 什麼叫禪修？

禪修是指禪定的修習而言。它是氣功在佛家中的一種修練方法。根據巨贊法師講述，禪修包括的項目很多，範圍很廣。按唐窺基法師所著《瑜伽師地論略纂》卷五說，禪修有七種不同的名稱。

第一種是『三摩呬多』，義爲『等引』，謂離棄了昏沉、掉舉（雜念）兩種妨礙禪修的病態以後，心意平等，能夠引發功德。

第二種是『三摩地』，義爲『等待』，通攝一切有心定位中的心一境性。

第三種是『三摩鉢底』，義爲『等至』，即一切有心無心諸定位中所有的定體。

第四種爲『馱衍那』，就是通常所說的『禪』。其實正確的意思應譯爲『靜慮』。

第五種『質多翳迦阿羯羅多』，即『心一境性』，以等待為體。

第六種『奢摩他』，義為『寂止』。

第七種『現法樂住』，成就四種『靜慮』的根本。

總之，禪修是佛家中的一種修練方法，其含義是指『靜慮』而言。

所謂**禪修**，無非是要禪修者在安靜的環境和正常的生活中放下一切不必要的攀緣和雜念，以便集中精神，用調心、調息、調身的方法進行不斷的修習。

**調身**就是在禪修的時候調整身體的姿勢。佛教通常主張結跏趺坐。《禪秘要法經》上說：『妙門法者，應當靜處結跏趺坐，齊整衣服，正身端坐，左手著右手上，閉目以舌拄腭，定心令住，不使分散。』

**調息**就是把呼吸調柔入細，引短令長的意思。

漢安世高譯《大安般守意經》卷上云：『息有四事：一為風，二為氣，三為息，四為喘。有聲為風，無聲為氣，出入為息，氣出入不盡為喘也。』

調心主要是調伏亂想，使注意力集中，腦筋得到充分的休息，通常和調息結合在一起修習。西晉竺法護所譯《修行道地經》卷五云：『數息守意（注：即調息、調心的舊譯）有四事：『一謂數息，二謂相隨，三謂止、觀，四謂還、淨。』這就是調伏心息的六種方法，後來稱為『六妙門』。

## 103 什麼叫華佗五禽戲？

華佗五禽戲又名華佗五禽圖。相傳漢末華佗採取君倩（人名）道家導引之術，模仿禽獸的動作，創造這一套動功，引挽腰體，動諸關節。華佗將此術傳給弟子吳普、樊阿，尤以吳普更精此術，練功到九十餘歲仍耳目聰明，牙齒完堅，飲食如少年人，說明這種功種是有保健作用的。

華佗五禽戲內容包括：

虎：又名羨門虎式。

鹿：又名士成綺鹿式。

熊：又名庚桑熊式。

猿：又名費長房猿式。

鳥：又名亢倉子鳥式。

## 104 什麼叫武當派太極十三式？

太極功是武當派的張三豐創造的一種動功，後來分爲楊家拳、陳家拳、吳家拳，都是各有長處的功法，在民間流傳極廣，會練的人很多。此拳對於祛病延年，增進健康，有很大的作用。

太極拳是屬於動功範疇，它有身體方向的轉折，步伐的前進和後退，腰部前後左右的扭轉，指掌的屈、伸、探、撈，胸腹的呑、吐、凹、吸，肩背的消、聳、搖、曳，頭頸的頂頸和撞頸，架子繁多，動作較爲複雜。而武當派的太極十三式動作比較簡單，與簡化太極拳有類似之點，但要求姿勢正確，身體放鬆，氣沉丹田，即注意運氣的內功。這種功種稱**武當派太極十三式**。

## 105 什麼叫少林派達摩易筋經十二式？

易筋經原為佛家達摩尊者所創造。據傳，達摩尊者自印度東來，住少林寺，傳授佛家的禪修《大乘法》，為『禪宗』東來的第一代宗祖（照印度推算，他是第二十八祖）。他看見從學的僧侶身體很弱，因此創造這一套練功方法，用來提高僧侶的身體素質。其內容包括「靜功」和「動功」。

關於靜功的練法，經過歷代傳授，逐漸失眞。後來的禪宗多偏於大乘教理的闡發，練靜功時只注重『參活頭』一種功法了。許多密守的東西都散落在民間之中。

現在留傳的動功十二式係王祖源氏得自嵩山少林寺的東西，與原來的《靜功圖》、《擊技譜》已有些不同。但通過後人的實踐，感到王氏選擇的十二式是精練的，對增強體質是有幫助的。其內容主要是：

### 第1式：韋馱獻杵的口訣

立身期正直，環拱手當胸。
氣定神皆斂，心澄貌亦恭。

## 第2式：橫擔降魔杵的口訣

足趾柱地，兩手平開。
心平氣靜，目瞪口呆。

## 第3式：掌托天門的口訣

掌托天門目上視，足尖著地立身端；
力周骰脇渾如植，咬緊牙關莫放寬。
舌下生津將顎抵，鼻中調息覺心安；
兩拳緩緩收回處，弛力還將挾重看。

## 第4式：摘星換斗的口訣

隻手擎天掌復頭，更從掌內注雙眸；
鼻吸口呼頻調息，兩手輪迴左右侔。

## 第5式：倒曳九牛尾的口訣

兩腿前弓後箭，小腹運氣空鬆；

用意存於兩膀，擒拿內視雙瞳。

**第6式：出爪亮翅的口訣**

挺身兼瞪目，推窗望月來；
排山望海汐，隨意七徘徊。

**第7式：九鬼撥馬刀的口訣**

側首屈肱，抱頭撥耳。
右腋開陽，左陰閉死；
右撼崑崙，左貼胛膂。
左右輪迴，直身攀舉。

**第8式：三盤落地的口訣**

上顎抵尖舌，張眸又咬牙；
開襠騎馬式，雙手按兼拿。
兩掌翻陽起，千斤彷彿加；
口呼鼻吸氣，蹲足莫稍斜。

## 第9式：青龍探爪的口訣

青龍探爪，左從右出；
左掌糾行，蹺傍脇部；
右爪乘風，雲門左露。
氣周肩背，扭腰轉腹；
調息微噓，龍降虎伏。

## 第10式：臥虎撲食的口訣

兩足分蹲身似傾，左弓右箭腿相更；
昂頭胸作探前勢，翹尾朝天掉換行。
呼吸調勻均出入，指尖著地賴支撐；
還將腰背偃低下，順式收身復立平。

## 第11式：打躬擊鼓的口訣

兩掌持後腦，躬腰至膝前；
頭垂探胯下，口緊咬牙關。

舌尖微抵顎，兩肘對平彎；
掩耳鳴天鼓，八音奏管弦。

**第12式：掉尾搖頭的口訣**

膝直膀伸，推手及地；
瞪目搖頭，凝神一志；
直起頓足，伸肱直臂。
左右七次，功課完畢；
袪病延年，無上三昧。

## 106 什麼叫太陽宗火龍功？

太陽宗是丹道家的一個小宗派。據古老傳說，這個宗派是崇禎帝的長公主和明朝遺老顧亭林等主持的，內容富有「反對滿清、恢復明朝」的意旨。

這個宗派最好的功法叫火龍功，既可以作爲養生保健的功夫，又可以作爲運氣治病的方法。火龍功的優點是能夠速成，練功時可以限制只在有病的地方運氣，單獨對生病的部位產生治療作用。使用這種方法，其先決條件是必須精通人體二十部經絡氣脈的通道，即所謂『內景』的詳細結構，才會產生作用並收到療效。因此，這種方法，一般練功自修的人不能採用，最好在老師的指導下練習。

練火龍功的方法,第一步先用一種外用藥物『金丹』（金丹是一種金石品的煉藥和草木品的散藥配合而成的粉劑），放在杯盤裡，用冷開水調和均勻如稠米湯樣的濃度，然後用毛筆醮飽藥汁，循著診斷決定的經絡道路，先從足下陰經的『井穴』起，在皮膚上劃一條線路，一直循經上行，劃到所統屬的手上陰經盡頭處，隨即從毗鄰的手上陽經『井穴』繼續劃一條線路，循著那一條手足所統屬的陽經，自手上內行，再循足部下行的經道，一直劃到足趾盡頭處的井穴，這樣把陰陽經道劃上一個大圓圈，稱『坎離圈』。這種劃線操作看似簡單，做卻不易。因爲人體經道複雜，劃得不正確，作用大減，氣也不會貫通周流,而且可能阻滯在半路上,收不到療效。如果精通經絡,把這個陰陽循環的『坎離圈』劃得正確，一定能收到療效。

劃『坎離圈』，當金丹劃線之際，病者立即自覺一種涼氣透骨、筋絡舒適的快感。

第二步，把線圈劃好之後，即練『感攝法』。具體作法是：

首先要『觀想上師莊嚴寶象』。其意思是先閉著眼睛，默默觀想老師的音容笑貌，因爲徒弟對老師，患者對大夫，都具有作爲偶像加以崇敬的心理。它是一種很有效的『收攝心神』方法，也就是一種集中意識，不叫思想開小差的方法。

其次，做好『觀想』之後，隨即運用集中了的念頭，把全身放鬆，很自然地把心念轉移到『關竅』上，亦即放在開始劃線路的那個『井穴』處，閉著眼簾，一心一意『內視』那個『關竅』，不用呼吸吐納，只是專心一意地貫注線圈的起點。

如此練下去，每天不拘次數，隨意練幾分鐘或十幾分鐘。經過相當日子，那個線圈的起點即會產生一股熱氣，順著所預劃的線路流動，由陰經流轉到陽經，周流循環一個大圈，仍然歸回陽經的終點，自行還入關竅而消逝。這股熱流決不會亂竄亂走，能很規矩地在那劃就的線圈上循行。繼續這樣練下去，經過相當日子，這股熱流就會由一條線而漸漸縮短，凝煉成一團火球，像珠子一般，仍然循著所劃的那條線路循環流轉。練功之後，這些經絡會感到很舒服。

火龍功練純熟了，那粒火球在經絡裡流轉的情況，旁人可以看見，好像一個圓球滴溜溜在皮膚下層滾動著，用手指摸撫它，可以覺出一種彈力和一絲熱力。

這種借助於『金丹』的作用，通過『觀想』，使氣團像火球般沿著經絡路線在周身滾動的功夫，稱爲**火龍功**。

練火龍功外用的丹丸，因爲它的顏色是金黃的，所以稱金丹。其配方如下：

(1)生白礬一兩，研細，入火鼎，火山煉枯再研細末，備和合。
(2)生月石一兩，研細，入火鼎，文火煉至煙盡爲度，再研細末，備和合。
(3)馬牙硝一兩，生明礬、生月石各五錢，共同研細，入火鼎，用文火熔化，當化成溶液時，用桑枝不停地攪和，慢慢濃縮，一直到如像很乾的漿糊一樣，把鼎倒翻轉來，也不會流下滴落，即爲火候適中的標準。這種操作名爲『烤胎』。然後倒放在微火上面烘烤，烤到發泡，有如饅頭或麵包樣，以全體白色爲度。將鼎離火，候冷取出，研細備用。

(4)生蒲黃一兩，研細末，備和合。

(5)鐵線透骨消草一兩，研細末，備和合。

(6)眞梅花冰片一錢，研細末，備和合。

上述六種藥做好之後，再把它們共同放在缽內緩緩磨勻，最後收存在瓷碗裡，固封備用。使用時，以新水調和成稠米湯樣，用筆醮飽，做劃線路之用。

註：鐵線透骨消草是一種蔓生的草本植物，莖長如鐵線，略現方形，葉似金錢，而邊有鋸齒，秋後經霜，莖變桃紅色，葉亦變紅色筋紋。多生於田邊近水之處，而不是一般藥店裡的透骨草，也不是鳳仙花。

## 107 什麼叫『叫化功』？

『叫化功』原是古時勞動人民爲了抵抗飢餓和寒冷的侵襲而創造的一種功法，以後被養生家用來專門做鍛鍊腸胃和抵抗寒氣之用。

一般氣功鍛鍊都不主張在飽食或飢餓時練習，唯有叫化功可在吃飽之後如法練功，可以促進消化；在寒冷侵襲時如法練功，可以祛寒。尤其是對慢性消化不良、慢性潰瘍症、腸胃神經官能症、大便秘結、呃氣吐酸等症有效。古人認爲，練習此功有利無弊。具體練習方法如下：

(1)先選擇平直的門板一塊，或者光滑的牆壁。

(2)全身放鬆，頭、背、臀、腿等全都筆直地貼著門板或牆壁，兩脚跟須距牆根約兩拳遠，兩脚相距如肩寬。

(3)兩腿緩緩屈膝下蹲，上身仍舊貼著牆，隨著緩緩下降，一直蹲到臀部與脚根、小腿相接觸爲度，同時把雙掌放在膝蓋上，中指輕按在兩外膝眼中間；下蹲的同時，配合採用吐納運氣的『嗨』字訣，動作與呼氣要一致。

(4)腰背離開牆壁，同時脚跟抬起，把全身重量落在脚趾尖上，順勢向前方推去，大腿前移，以平爲度，頭部則把後腦支在牆上，使腰、臀、背騰空懸著。接著，胸、腰、腹部都相應挺起，形成一條直線，這時腸胃恰好受到適當的運動。做這一動作時，注意全身放鬆，不可用力，同時配合吐納運氣的『呬』字訣，動作與吸氣也要一致。

(5)返回原來的蹲勢，仍舊緩緩地把脚跟落平，肩、背、腰、臀等貼著牆壁。還原的時候，配合『嗨』字訣。

這樣來回蹲下運動，練習次數以自己的支持能力而定，可三～五次，也可八～十次。不願練了，可慢慢貼著牆壁站起來。功夫純熟之後，還可採用一種『背山勁』的方法，即用肩在牆上一挺，同時雙掌圈攏胸前，向前一推，借勢立起來。

吐納運氣採用『逆呼吸』法，並採用『嗨』字訣，呼氣外出，但眞氣反而要下降丹田，肚皮鼓大；用『呬』字訣吸氣入內，把眞氣升上膻中，肚皮凹縮。

註：『嗨』、『呬』字係吐納發出的聲音。『嗨』字訣時，張口平舌而呼氣，發出的是喉音；『呬』字訣時，則微微張唇，扣齒而吸氣，發出的是舌齒音。

## 108 什麼叫虎步功？

虎步功是峨眉宗的六大專修功之一，外練腰腿，內練腎肝。綜觀其功用，是專治下元虛損的一種動功。

所謂「下元虛損」，係指陰虛火逆的高血壓症、腎虛的腰痛症、因肝虛而導致的腿痛症、因陰虛而導致的上重下輕症等。一般人，特別是老年人，多因下元虛損，罹患各種疾病，所以特立這種練功方法，以助其他動功的不足。多年經驗證明，這種功既有其理論根據，又有其顯著的療效，值得推廣。

虎步功的操作方法如下：

**第1式**：自然站立，兩臂下垂，手微貼大腿外側，兩眼平視前方，神態自然，不鬆不緊，兩脚分開如肩寬。

**第2式**：兩手緩緩上提，叉腰，拇指在後，貼住『腰眼穴』（在背部腰際的凹陷中）；四指在前，輕輕併攏，食指尖貼住『章門穴』（在季肋端）。

**第3式**：左大腿提起，膝微屈向前，用足大趾尖點在地上，變成虛脚；同時右腿微微下蹲，支持全身的體重，變成實脚，眼睛平視前方。這叫作『虛實相應』的練法。

**第4式**：左腿伸得筆直，足尖向下，腳腕綳直，力爭成爲直線，向正前方緩緩輕輕地踢出，足掌離地約五寸；同時右腿仍然微屈支持全身。這叫作『搜襠腿』的練法。

**第5式**：左腿搜襠式踢出之後，隨即把足尖向上翹起，腳後跟似有意朝原來的方向一蹬，這個方法名叫『翹剪刀』；然後把足尖朝下一點，腳後跟收回，恢復原來足背與脛骨成直線的姿勢，這個方法叫『鳳點頭』；接著，再把腳掌向內一轉，劃個圓圈，再向外一轉，反劃個圓圈，配合著進行足腕運動，這叫『反順太極圈』；然後再用翹剪刀的方法，翹脚伸踵，準備第六式。

**第6式**：利用翹剪刀、後踵綳直的姿勢，順勢自然下落，先用後踵著地，然後緩緩屈膝，大腿順推向前，同時脚掌配合這種動作也慢慢放平，變成弓步。在這動作的同時，右腿順勢伸直，變成箭步。呼吸方面，當做這一動作時，就配合著用『嘿』字訣，採用『逆呼吸』，把氣降到丹田。

**第7式**：前弓後箭的步法不可跨得太長，只能跨半步。這時微微把前弓後箭步前引後伸二～三次，腰部隨著兩腿的動作也微微相應地活動，同時大拇指貼在腰眼，在腰部向前微送的時候更加貼緊，腰部向後微退的時候則放鬆。意識要集中在大拇指與腰眼穴一張一弛、一進一退的相應動作上，細細體會腎臟開合、啓閉的滋味。功夫深厚的人用這種『內視』的方法，可以體會出腎臟在內裡活動和氣機在內裡循環的景象。

**第8式**：將右腿的箭步輕輕地朝前一蹬，向前一送，身體藉著這股彈力向前微微一探，隨即把右腿收回，與左腿看齊，用腳尖著地，如第三式的架子，變成右腳虛勢，左腳實勢；與此同時，左腳原來的弓步也變成第三式右腳的架子，支持體重。

**第9式**：右腿照第四式伸直，起摟襠腿，再繼續參照五、六、七式的架子運動。如此左右交替運動著，一步一步往前，如走路一般，朝前走去。走到盡頭時，可以向後轉，再照樣練下去，次數多少不拘，因人因時制宜。如果自覺兩腿有些酸脹，即可停止。

**第10式**：當停步停功的時候，即從弓箭步的姿勢，先將後腿箭步收攏，還原成自然站立，隨即把兩手放下，同時把丹田氣鬆開。

## 109 什麼叫峨眉宗十二樁？

在氣功界裡，峨眉一派頗具威名，因爲它在動、靜兩方面的功夫吸收了佛門和道家的優點，所以能得佛道兩家之長，方法也比較全面些。它在理論方面主張『色』、『心』兼攝，也就是主張動功和靜功並重，因此採擇了道家動功的特長和佛家禪修的優點，綜合了兩家之長，創立了一套動、靜結合的練功方法。

動功是峨眉宗的十二樁：

(1)天字樁　(2)地字樁　(3)之字樁　(4)心字樁
(5)龍字樁　(6)鶴字樁　(7)風字樁　(8)雲字樁
(9)大字樁　(10)小字樁　(11)幽字樁　(12)冥字樁

靜功有六大專修功法：

(1)虎步功　(2)重捶功　(3)縮地功
(4)懸囊功　(5)指穴功　(6)涅槃功

有關練習的具體方法，請另看有關專著。

## 110 什麼叫『瑜伽』？

『瑜伽』一詞是梵文的譯音，意爲『將馬拴在車轅上』。中國舊譯轉爲『相應』，即指求得身心相應的結合、調和與統一。

有一位外國人說：『印度的瑜伽是指所有的精神活動都停止，「小我」和「大我」合在一起，即天人合一，使工作帶來成功，給人類帶來幸福。這個清靜、智慧、相愛，求得身心相應的結合，人與外界環境調和與統一者即稱瑜伽。』

瑜伽術在印度有幾千年的歷史，以後經由恆河流域延傳到喜馬拉雅山一帶，由修行者師徒傳授，經過漫長的年代，一直到現在。不過，有了一些變化，有多種精神內涵和練功姿勢。

中國過去傳入的瑜伽是和佛教密切結合的，只是作為闡述和表達佛教哲理之用。近年來，由於它具有調節身心的特點，在世界上引起了重視，並迅速傳播開來。美國、英國的電視台經常播映有關瑜伽術的節目，美國、英國、法國、日本、瑞士等國有些學校還開設瑜伽課程，僅紐約市就有八十多間瑜伽學校。同時，瑜伽術還成為宇宙航行員（太空人）的必修課程之一。許多國家的醫學界採用中國的氣功和印度的瑜伽，創造出『生物反饋』等療法。

## 111 什麼叫硬氣功？怎樣練習？

硬氣功也稱武術氣功。它是在一九七八年中國大陸「氣功彙報會」時定名，並在以後流行於全境。在此以前，分別稱刀槍不入、金鐘罩、鐵布衫、鐵沙掌等。

但不管是何種硬氣功，它都是通過外練筋骨皮（即身體外部的拍打、衝擊等鍛鍊），內練一口氣（即運氣到身體的某一部位），從而能頂住巨大的壓力和忍住尖銳物體的刺擊。這種功夫稱爲**硬氣功**。

這裡應當指出，練習硬氣功的目的主要是用來增強自己的體質和健康，絕不能用來欺負他人，更不能利用硬氣功走江湖，賣假藥，欺騙群衆。

硬氣功的練法，各家各派有所差異。練功方法有單練和對練；有基本功法，也有專修功法；有馬步下蹲，也有拍打；有練指掌力，也有練身體的頂力。

練硬氣功的一般順序是：

**第1步**：練習基本功，如站馬步功、弓步功等，練習踢腿彎腰、壓韌帶等，鍛鍊身體的基本素質。

**第2步**：在意念導引下，練習指力和掌力。如利用綠豆、大沙粒或鐵沙堆，進行插指和插掌練習，鍛鍊掌指之功。

**第3步**：在意念導引下，用掌、拳、棍棒拍打身體上的任何部位，鍛鍊筋、骨、肉皮，使之堅實耐擊。

**第4步**：利用樹幹或木棍對掌、臂、丹田、脚等身體各部進行撞擊練習，鍛鍊身體各部的擊頂力量。

**第5步**：將大沙袋或石頭懸空，用掌、拳進行拍擊、推打，待沙袋迴盪時，將自己所需要鍛鍊的部位或丹田迎上頂住，這時內部運氣和外表部位配合用功，做到內外結合，一氣呵成。久之，功到自然成。

**第6步**：根據鍛鍊部位（頭部、頸部、胸部、腹部或手足各部位）的需要，進行有針對性的練功，練功時間長了，那些部位就能忍受巨大的壓力與尖銳的刺刀，這樣就產生了『刀槍不入』、『力頂千斤』等功夫。

孫斌先生介紹的十八羅漢硬氣功的練法包括頂氣、噴氣、呑氣三個方面，這三個方面又是互相聯繫、互相配合的。

具體練法是：

準備腰帶一條，長五·五尺，寬二寸左右，練功前將腰帶紮緊腰部，位置平臍，鬆緊以勉強可插進兩隻小指爲度。

## 1 頂　氣

鍛鍊方法是：

(1)直立兩足，分開與肩同寬。左手叉腰，右手自然下垂，舌尖緊抵上腭。

(2)吸氣。吸氣時要緩慢、深長，胸部自然挺起。

(3)全身氣力集中於右手和左手臂。右手緊貼右腰，掌心向左，指尖向前，推移到小腹下，然後指尖上翹，沿腹中線向上推移到兩眼中間，直到與頭頂平齊。手向上頂的同時，頭向兩側輕輕擺動。

要　領：

(1)頂氣主要是把全身之氣運向頭頂百會穴。

(2)練功思想高度集中，意守頭頂。

(3)姿勢正直，頭部擺正，兩頦稍向內收。

(4)初練時有頭悶，臉面發脹、發紅等症狀，這是正常現象，練半個月後就會消逝。當意守百會時，最好有老師指導。

## 2 噴　氣

鍛鍊方法是：

(1)兩足分開，呈內八字形，半蹲成馬步，兩手自然下垂，舌尖緊抵上腭。

(2)吸氣時小腹內收，胸部挺起，兩臂左右分開成一字形，手指併攏，掌心向上。

(3)兩手臂向內前方劃弧形，並向胸前砍去（手掌砍落處應在兩乳連線中點下一寸半的位置上）。

(4)手掌砍胸前的同時，配合噴氣，氣從鼻腔中噴出，噴氣時小腹向外挺出。

要　領：

(1)噴氣是本功法的關鍵。它使全身肌肉運動並強烈收縮，使胸腔擴張，氣血充盈。

(2)動作用力，集中於兩臂和手掌上。

(3)姿勢爲含胸拔背，不可挺胸凸肚。

(4)初練時砍掌不要用力太猛，要由輕到重，循序漸進。否則會有胸部隱痛的感覺。

(5)練功過程中偶然出現耳鳴，兩眼內角流淚等情況，這是正常現象，不必顧慮。

## 3 呑 氣

鍛鍊方法是：

(1)兩足分開與肩同寬，兩手心輕輕貼在兩側胸前，舌尖輕抵上腭。

(2)吸氣時應緩慢、均勻，小腹自然挺出。兩手在吸氣的同時貼身向小腹部推移。

(3)兩手推到小腹時，口腔、喉頭配合，像舌咽食物一樣，把氣呑下去。

要　領：

(1)頭部和胸部放鬆，氣沉丹田，使氣血下行。

(2)注意用意不用力，全身肌肉必須完全放鬆，兩眼微閉，思想集中，意守丹田。

(3)練功過程中會有打嗝、放屁、腸鳴等現象，這是在運行的反應，屬正常現象。

總之，做頂氣、噴氣操練時要求用力，做呑氣操練時要求用意不用力。

## 112 什麼叫鐵砂掌？怎樣練習？

鐵砂掌是習武者在手掌上下功夫。它採用鐵砂練掌，久之堅硬如鐵，臂掌力增，能碎磚斷石，能砍斷鋼柱。這種堅硬如鐵的手掌稱爲**鐵砂掌**。

鍛鍊鐵砂掌是先用帆布兩、三層做成四方形口袋，內裝鐵砂，並束緊之，放在凳子上；伸出一手托住，另一手則以手面、手背、裡側、外側四個部位在砂袋上反覆捽打。打捽時呼氣，用意將氣力貫達手掌；回手時吸氣，腿亦換成馬步或弓箭步。每次練習，每隻手的四個部位可捽打二十次，反覆交替進行。初練時勿太用力，以防損傷筋骨；以後逐漸加力，功到自然成。手經捽打鍛鍊後會有些破裂，注意用藥水塗擦消毒。

如不用鐵砂，以綠豆和花椒混合代替亦可。混合時綠豆量要多，花椒量要少。因綠豆堅硬且可解毒，花椒亦是解毒之物，用此物擦手，不必用藥水洗，十分簡便。打成粉狀後再換一袋。如果沒有鐵砂，也沒有綠豆，採用像綠豆般大的粗沙也可以。只要有決心鍛鍊，日久自然奏效。

## 113 什麼叫朱砂掌？怎樣練習？

所謂朱砂掌，主要是用內氣貫達雙手，練習日久，手勁大增。據說，以此掌打在人的身上，當時感覺不大，數日後即呈現朱紅色印，故名**朱砂掌**。

練習此功者能強筋健骨，氣血周流，提高內臟功能，使之精神充沛，袪病延年。功夫深者，雙手能發外氣。

據楊永先生介紹，練功姿勢是：身體直立，開襠，兩脚與肩同寬，平行向前，脚尖相齊，頭頂項直，二目平視，全身放鬆，舌抵上腭，口微閉，鼻吸鼻呼，意識集中，排除雜念。最好每天早晨起來，在樹林中，面向東方，以吸鮮氣，以收生氣。

初練有五個動作：

**第1式**：雙手下垂，兩掌朝下，十指朝前，吸氣入丹田，呼氣時十趾抓地，收肛空腹，牙齒相扣，氣自丹田貫達手掌，意引氣走，手掌下按。數四十九次爲宜。

**第2式**：雙臂向前平伸，立腕，掌與身平，十指向上，吸氣入丹田，呼氣時十趾抓地，收肛空腹，牙齒相扣，氣自丹田貫達手掌，意引氣走，手掌前推。數四十九次爲宜。

**第3式**：兩臂直上舉，手掌托天，十指向後，吸氣入丹田，呼氣時十趾抓地，收肛空腹，牙齒相扣，氣自丹田貫達手掌，意引氣走，掌往上推。數四十九次爲宜。

**第4式**：兩臂左右平伸，立腕變成立掌，掌向體外，十指向上，吸氣入丹田，呼氣時十趾抓地，收肛空腹，牙齒相扣，氣自丹田貫達手掌，意引氣走，掌向左右推出。數四十九次爲宜。

**第5式**：兩臂下垂如第一式，上身腰爲軸先向左轉，成正面向左，脚的部位不動；與此同時，雙手向裡交叉，向上劃弧形，吸氣至丹田，當上身正面向左時，恰好雙手從裡從下向上劃弧交於頭頂。然後雙手向外劃弧，左右手分開向外撐，掌心向外，十指向上，意引氣走，氣自丹田貫達手掌，向外推出，收肛突腹，牙齒相扣，慢慢下落、上升，逐漸回復原姿勢。然後再向右，動作與左同。如此交替進行，數四十九次爲宜。

這種功夫貴在堅持，斷則氣散，功力衰退。

## 114 什麼叫輕功？怎樣練習？

輕功是通過練功之後身輕如燕，縱跳如飛，甚至靜坐時能使身體離地懸浮起來的功法。總之，輕功的種類很多。現根據張裕庚先生的少林嫡傳功夫，簡介跑牆、游牆及其練法。

**跑牆**——又名橫排八步。用粗步袋兩只，中貯經豬血浸泡過的鐵沙，分束兩前臂上，而在小腿部加上鉛瓦，練習橫跑牆壁。練時，人遠離牆壁，奔跑至牆，出左足，上牆，繼出右足，側身如臥，乘勢借力在牆上橫跑。力盡時右足先落，則身體由橫空而變成正立了，是爲左式。右式則相反。如能橫跑八步（八步爲一丈六尺），則第一步功成。再練斜上跑牆，如能斜上八步，則第二步功成。當跑至牆頂時，身仍橫空，此時靠牆之臂向下擺，外側之臂向上晃，則身體借此搖晃之力，即能正立牆頭了。

**游牆**——即壁虎游牆，又名蛇行功。練功者仰臥於地，用兩肘、兩踵抵地，身體其他部分懸空，運用肘踵撑勁，使身體前後移行。練至熟練後，在身上帶鉛，並在凹凸不平的牆上練功，要求上下左右，游動自如。負重逐漸增加，牆面則逐漸改平。純熟後去除負重，即能以身貼壁，任意上下了。

## 115 發放『外氣』的基本練功方法是怎樣的？

發放『外氣』的基本鍛鍊方法有多種，其鍛鍊目的是一致的，就是通過某種功法的長期鍛鍊，調動人體『內氣』，存儲於體內，於需要時通過體內的某些穴位發放於體外。這便是『外氣』的發放。

現將發放『外氣』的一種基本鍛鍊方法介紹如下：

**1 準備活動**

(1)認眞做好關節操（參照關節操練習法）。

(2)馬步衝拳一百～二百次（馬步要蹲低，參照太極氣功中馬步衝拳的架子，但衝拳應快而有力）。

**2 姿 勢**

**〔1〕深根在地**（即低位下按式站樁功）（見圖一七二）

兩脚平行站立，內側與肩同寬，上體正直，頭頸端正，眼睛平視，唇齒相著，含胸拔背，沉肩垂肘，虛靈頂勁，身體肌肉相對儘量放鬆，臀部下坐，膝關節彎曲（大腿與小腿夾角約九十度），膝關節投影不能超出脚尖。

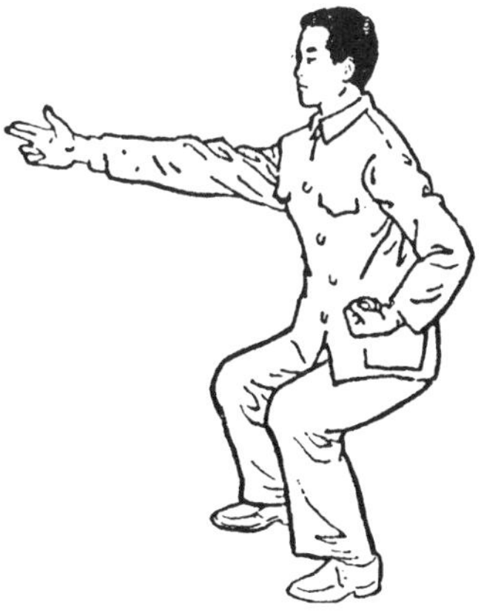

圖一七二

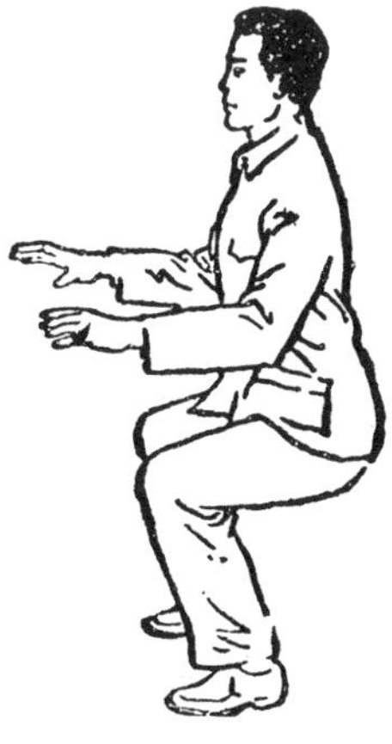

圖一七一

〔2〕空中飛劍（見圖一七二）

基本姿勢與深根在地相同，只不過左手握拳放在腰旁，拳心朝上，虎口朝外，右手向前伸直與肩平行，手掌成劍指式（食指、中指併攏向前指，無名指和小指半彎曲，大拇指向前上方伸直），掌心朝內或朝下。肩部、上臂、前臂和食、中指成一條線。

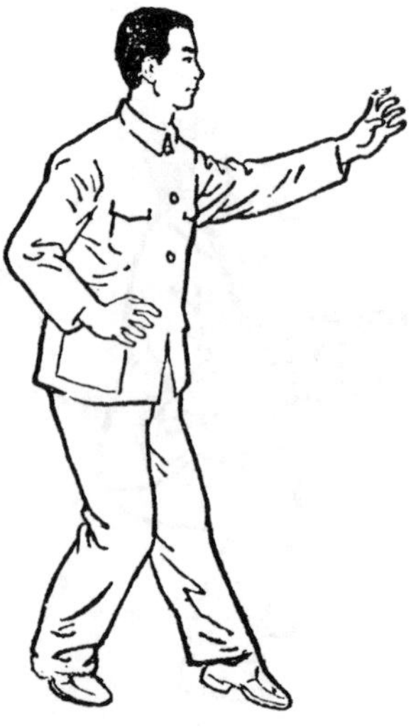

圖一七三

〔3〕龍鷹跨步（見圖一七三）

自然站立，兩臂伸直，兩手掌朝上，往上提至胸前，左手掌在上，右手掌朝下。這時左脚開始往前跨步，膝關節伸直，脚面繃緊，脚尖點地，右腿彎曲（膝關節夾角約一二〇度），上體保持正直，重心放在右脚上。在這同時，右手往下拉，置放右腰部，掌心向下，掌指分開，朝前像鷹爪狀往下按，左手肘關節微屈往前上方伸，虎口與眼同高，掌心向右，掌指分開，朝上似鷹爪狀，眼睛看正前方，掌心向右。右脚支持不住，就將重心往前移至左脚上，右脚向前跨步，膝關節伸直，脚面繃緊，脚尖點地，左腿彎曲（膝關節夾角約一二〇度），上體仍然保持正直。在這同時，左手往後下拉，放在左腰部，掌心向下，掌指分開，朝前似鷹爪狀往下按，右手肘關節微屈往前上方伸，虎口與眼同高，掌心向左，掌指分開朝上似鷹爪狀，掌心向左。左脚支持不住，往前跨步，然後重複前面的動作。

**3 呼 吸**

以自然呼吸爲主。

**4 意 念**

採用良性意念法。

**5 練習時間**

每天可練一～二次，一般在下午或晚上；每次練二十分鐘～六十分鐘。

**6 注意事項**

(1)姿勢要正確，練功要堅持，身體要相對放鬆。
(2)擺好姿勢後可以適當說話，也可以聽輕鬆愉快的音樂，但身體不要亂動。
(3)練功時呼吸自然，採用良性意念法，不能罵人和生氣。

(4)練功前可先喝一杯熱飲料，不要過飢、過飽練功。

(5)練功前做好準備活動。練功順序是先練深根在地，每次堅持一小時左右。練習一年後才開始做第二個空中飛劍。再練習一年，才能鍛鍊第三個龍鷹跨步。

(6)練功時擺好姿勢，順其自然，絕對不要追求各種感覺。

(7)練功時發現手掌發熱，甚至全身發熱出微汗，這是好現象。如果練功時身體感到發冷，就做收功動作，隔天再練。

(8)練功時間和強度要適當掌握，剛開始不要練得過急，過猛，避免過度疲勞。練功後膝關節酸痛是正常現象，但要注意控制運動量。運動量太大會產生不良反應。

(9)開始練習時，練功時間要短些，難度要小些，然後逐漸增大，循序漸進。

(10)練功後出汗，如果有條件，可用熱水洗身和飲用熱水；若無熱水，要休息片刻再洗身和飲水，以免受涼。

# 第七章・對症練功

## 116 患高血壓，怎樣進行氣功鍛鍊？

高血壓，通常是指動脈血管內的血壓增高超出正常範圍。正常成年人的血壓約爲一一〇～一二〇／七〇～八〇（收縮壓／舒張壓）毫米汞柱左右。如果青壯年人收縮壓高於一四〇毫米汞柱，可叫高血壓。但血壓是隨著年齡的增加而逐漸增高的，五十歲以上的正常人，收縮壓可在一五〇毫米汞柱以上，一般五十多歲者不超過一六〇毫米汞柱，六十歲以上的人不超過一七〇毫米汞柱就不算高血壓。但不論年齡大小，如果舒張壓超過九〇毫米汞柱，均算高血壓。

高血壓有兩種：一爲原發性高血壓，原因尚未明確，可能與精神過度緊張、精神刺激、遺傳等因素有關。另一為繼發性高血壓（症狀性高血壓），是在其它疾病的基礎上引起，如腎臟疾病（急、慢性腎炎）、內分泌疾病（嗜鉻細胞瘤）及顱內壓增高等。

通常所說的高血壓病，是指「原發性高血壓」。長期高血壓會危害心、腦、腎、眼等一些重要器官。如不及時進行治療，長期處於高血壓狀態，會引起左心室肥大，逐漸形成高血壓心臟病；引起冠狀動脈硬化，影響心肌供血不足，嚴重時則發生心肌梗死；引起腦血管硬化，容易發生腦溢血（俗稱中風）；引起腎動脈硬化，產生腎臟持久性缺血，造成腎功能衰竭，出現尿毒症；引起眼底視網膜動脈硬化，血管破裂，產生視網膜出血、水腫和滲出，影響視力，甚至造成失明。以上這些危害都是高血壓到達後期階段才發生的。因此，如果及時進行氣功鍛鍊並結合其他治療，就可避免發展到這樣嚴重的地步。

高血壓病的鍛鍊方法如下：

## 1 氣功鍛鍊

(1)臥式或坐式氣功鍛鍊：①部位放鬆法或三線放鬆法。時間約二十～三十分鐘。②意守丹田或意守湧泉法。時間約二十～三十分鐘。③丹田—湧泉貫氣法，即吸氣時意守丹田，呼氣時意守湧泉。時間約十～二十分鐘。

(2)站樁引氣法：高位下按式站樁。意念除全身有意識地放鬆外，假借人站在水龍頭下，熱水從頭上慢慢往頸部→胸部→腹部→大腿→小腿→脚底流下，反覆把氣從頭部向脚底引，時間約十五分鐘。

(3)站式升降開闔法：升降法採用太極氣功起勢調息法。開闔法是當吸氣時將兩手掌從腹前向兩旁相離，掌心朝內，兩腿直立；呼氣時兩手掌從兩側向腹前靠攏，掌心仍然朝內，兩腿微屈。升降、開闔動作要緩慢，連續做五十～一百次（升降和開闔合起來算一次）。

(4)做開天劈地活動（見肢體活動第六節），做一百次左右（左右擺動算一次），擺動幅度可由小到大。

## 2 對症自我按摩

(1)擦降壓溝：兩手半握拳，食指在耳前部位，拇指按在耳後降壓溝處（降壓溝穴位於耳殼後上方三分之一處），來回按摩一百次。

(2)按太陽穴：用左手和右手拇指或食指按在太陽穴上（太陽穴位於眉梢外眼角之間向後一寸的陷窩處），按兩分鐘。

(3)捏風池穴：用左手和右手拇指、食指捏在兩風池穴上（風池穴位於脖子後面大筋兩旁頭髮邊緣的窩中），捏兩分鐘。

(4)壓曲池穴：以左手前臂置於胸前，掌心朝下，用右手緊按左手的曲池穴（曲池穴位於肘關節處)。按曲池穴時可結合震顫及輕揉，時間約兩分鐘左右。

## 117 患心臟病，怎樣進行氣功鍛鍊？

心臟是人體的重要器官，也是循環系統的中樞，如果發生病變，就會影響它的正常功能。常見的心臟病有風濕性心臟病、高血壓性心臟病、肺原性心臟病、冠狀動脈硬化性心臟病以及先天性心臟病。

長期以來，人們認爲，患了心臟病，只有依靠藥物，並且嚴格限制病人的活動和勞動，甚至臥床休息，才能減輕症狀。但是，通過大量實踐和長期臨床觀察，終於使人們認識到，除了嚴重心臟病者需臥床休息外，對一般心臟病患者來說，進行適當的活動和鍛鍊不僅無害，而且對提高心臟肌肉的氧氣供應量，提高心肌對定量活動的適應性，以及消除心臟病的各種症狀和體徵，起著積極作用。

心臟病患者一般不能進行劇烈的體育活動，但進行適當的體育活動和氣功鍛鍊是比較適宜的，有利於提高心肌功能。如果氣功鍛鍊與藥物治療相結合，效果更佳。

心臟病的鍛鍊方法如下：

## 1 氣功鍛鍊

(1)臥式或坐式氣功鍛鍊，意念可採用放鬆法、默念法和意守丹田法。

(2)太極氣功十八式一套。

(3)床上十段錦一套。

(4)慢步行功兩百步，隨體力增強，逐漸增加路程。

## 2 對症自我按摩

(1)摩　胸

動作：以右手掌緊貼左胸部，由上向下按摩或在心前區做順時針按摩兩百次。

作用：對消除胸悶、胸痛，均有一定的效果。

注意事項：不宜隔太多衣服按摩，以免影響效果。

(2)拍　心

動作：用右手掌（或半握拳）拍打心前區兩百次。

作用：對消除胸悶、胸痛有一定的效果。

注意事項：拍打時由輕到重。拍打輕重以自我感覺舒適爲宜。

(3)壓或擦內關

動作：

①人自然坐正，左手掌心朝上，自然放置小腹前，用右手大拇指指尖用力按左手前臂內關穴（內關穴位於手腕橫紋上方約兩指處的兩筋之間），先向下按，然後再做向心性按壓，位置不能移動。同樣方法，以左手按右手內關穴也可。

②坐位，以左手掌心朝上，自然放平在大腿上，用右手食指和中指按在左手內關穴上，然後沿著手臂方向上下摩擦兩百次。

作用：對改善心率不齊、心動過速和心動過緩等症狀能起一定的作用。

注意事項：心率不齊患者，按摩時速度要均勻；心動過速患者，手法要由輕漸重，同時可配合震顫及輕揉；心動過緩患者，則需採用強刺激手法。

## 118 患糖尿病，怎樣進行氣功鍛鍊？

糖尿病是一種比較常見的新陳代謝疾病，主要有『三多』，即多尿、多飲、多食，並有高血糖、糖尿等症狀。糖尿病如經久不治或控制不嚴，會併發其他症狀，如酮症酸中毒、動脈硬化、白內障，並容易發生化膿性感染，嚴重時會引起敗血症。

糖尿病是一種慢性病，在使用藥物治療的同時，最適宜進行體育醫療和氣功鍛鍊。

體育醫療和氣功鍛鍊同控制飲食一樣，是治療糖尿病的基本方法之一，特別是對肥胖者和腦力勞動者，體育鍛鍊的好處甚多。因爲體育鍛鍊能使人體細胞對胰島素的敏感性增強，特別是使胰島素和參加運動的肌肉細胞上的胰島素受體的結合率增高；還能使胰島素在與受體結合以後，發生的代謝反應得到加強。因此，骨骼肌肉細胞攝入的葡萄糖可增加數倍之多，所以血糖可以下降。然而，鍛鍊之後，無論是口服降糖藥物或胰島素的劑量都應減少。在糖代謝方面，還發現體育鍛鍊可使病人的葡萄糖耐量有不同程度的改善。體育鍛鍊對肥胖的輕型糖尿病病人的作用更不容忽視，通過鍛鍊，病人的體重得到下降，脂肪細胞膜上胰島素受體由減少恢復到正常，下降了的胰島素與脂肪細胞膜上受體的結合亦可回到正常水平。

應用藥物之後進行鍛鍊，要注意掌握時間。運動應避開胰島素作用最強的時間。如正在用胰島素的病人，上午十一點左右就不宜進行鍛鍊，因爲此時正是胰島素高峰作用出現的時間。

重型糖尿病病人或伴有急性併發症時，應停止鍛鍊治療，否則會因體力活動而發生酮症酸中毒乃至昏迷。

糖尿病的鍛鍊方法如下：

## 1 氣功鍛鍊

(1)臥式氣功（仰臥或側臥均可）鍛鍊，意念可採用部位放鬆法、意守丹田法、膻中—湧泉貫氣法。

(2)高位站樁功。

(3)太極氣功十八式一套。

(4)床上或站式十段錦一套。

(5)慢步行功兩百步。

## 2 對症自我按摩

(1)擦腰眼：兩手反揷腰背部，虎口朝下，在腰眼（兩腎部位）上下擦兩百次。

(2)揉足三里穴：把大拇指按在足三里處揉兩百次。左右腿足三里可交替按揉（足三里穴位於脛骨粗隆直下三橫指，脛骨外緣一橫指處）。

(3)點壓『三陰交』穴：右手大拇指點壓右小腿內側三陰交穴兩分鐘，感覺到酸、麻、脹時效果較好。用左手大拇指點壓左小腿三陰交穴（三陰交穴位於內脚踝尖直上四橫指脛骨後緣處）亦可。

## 119 患肺結核病，怎樣進行氣功鍛鍊？

肺結核病，俗稱『肺癆』。它是結核菌通過呼吸道進入並感染肺部後發病的。肺結核病人，輕的可以沒有明顯的症狀，重的則症狀明顯，如發熱（下午和黃昏時發熱）、盜汗（夜間不自覺的出汗）、咳嗽，甚至痰中帶血等症狀。久病不癒則全身疲乏無力，精神不振，消化不好，身體日漸消瘦，以至危及生命。

肺結核病是慢性病，藥物治療的同時，積極進行體育醫療和氣功鍛鍊，效果很好。肺結核病的鍛鍊方法如下：

### 1 氣功鍛鍊

(1)臥式（仰臥）氣功鍛鍊，採意守丹田、腹式呼吸法，每次二十～三十分鐘。

(2)高位站樁功三～五分鐘。

(3)太極氣功十八式一套，重點做開闊胸懷、飛鴿展翅、大雁飛翔，各做一百次。

(4)床上或站式十段錦一套。

(5)《六字訣》呼『呬』字（補肺法）三分鐘。

(6)慢步行功三百步,以後隨體力增強而逐漸增加路程。

## 2 對症自我按摩

(1)摩胸:左手叉腰或放大腿根上,用右手按在右乳部上方,大拇指向上,四指端向左,在胸部做順時針圓形按摩一百次。

(2)按壓內關穴:用右手拇指按壓左手前臂內關穴,或用左手拇指按壓右手前臂內關穴兩分鐘。

(3)擦陽陵泉穴:用食、中指按住陽陵泉穴位,然後上下來回按摩兩百次。必須交替按摩兩腿的陽陵泉穴(陽陵泉穴位於膝關節外側一圓骨凸起部位前面稍下大約一寸凹窩處)。

(4)拍肩背:兩手分別拍肩背,右手掌拍左肩(肩關節後上方),左手掌拍背心(肩關節下方)。接著左手掌拍右肩(肩關節後上方),右手掌拍背心(肩關節下方)。如此不停地交替拍打,各拍一百次。

## 120 患腎炎病，怎樣進行氣功鍛鍊？

腎炎俗稱腰子病，是一種腎臟的非化膿性炎性病變。病變最嚴重的部位是在腎小球，但腎小管也被波及。腎炎分爲急性和慢性兩種。急性腎炎多見於兒童和青少年，慢性腎炎以青壯年居多。腎炎病人有浮腫、血壓增高、血尿及蛋白尿等症狀。若不及時治療，會發生心力衰竭高血壓腦病和急性腎功能衰竭等併發症。因此，在藥物治療的同時，適當進行體育和氣功鍛鍊是十分重要的。

腎炎病人的鍛鍊方法如下：

### 1 氣功鍛鍊

(1)仰臥式氣功，採用丹田—湧泉貫氣法二十～三十分鐘。
(2)坐式氣功，採用意守丹田腹式呼吸法二十～三十分鐘。
(3)太極氣功十八式一套，重點做起勢調息、揮舞彩虹、撈海觀天等動作各一百次。
(4)高位站樁功三～五分鐘。
(5)《六字訣》呼『吹』字（補腎法）三分鐘。

(6)每日慢步行功兩百米。隨著體力增強，可逐漸增加距離。

**[2]對症自我按摩**

(1)擦腰眼兩百次。

(2)按壓或按摩三陰交穴：用右手拇指按壓右小腿內側三陰交穴位上，上下按摩兩百次。接著再用左手按左小腿三陰交穴。如此交替按摩。

## 121 患潰瘍病，怎樣進行氣功鍛鍊？

潰瘍病是指胃潰瘍和十二指腸潰瘍。這種病是很常見的胃腸道疾病。潰瘍病的主要症狀是上腹部疼痛。但因病程漫長，而且往往反覆發作，給病人帶來不少痛苦。嚴重的還會發生大出血或急性穿孔；少數胃潰瘍可能惡變，形成胃癌。因此，我們必須認眞對待它。

潰瘍病是一種慢性病，局部的止酸解痙治療固然重要，更重要的是要保持輕鬆愉快的精神，並養成樂觀的生活態度，注意飲食定時定量。在中西藥物治療的同時，積極參加體育運動和氣功鍛鍊，對促進潰瘍癒合有明顯的作用。

潰瘍病人的鍛鍊方法如下：

## 1 氣功鍛鍊

(1)臥式（仰臥或側臥）氣功採用意守丹田和腹式呼吸法，每次二十～三十分鐘。

(2)坐式（平坐或靠坐）氣功採用意守丹田和腹式呼吸法，每次十～二十分鐘。

(3)太極氣功一套，重點做輪臂分雲、定步倒捲肱和轉身望月等動作，各作一百次。

(4)《六字訣》，呼『嘻』字，以補胃利三焦，每次三分鐘。

## 2 對症自我按摩

(1)按摩腹部兩百次。

(2)按壓中脘穴，每次一～三分鐘（中脘穴位於心窩護心骨的下端到肚臍連線的中點）。

(3)按壓和摩擦足三里穴一～三分鐘。

## 122 患哮喘病，怎樣進行氣功鍛鍊？

哮喘有兩種：一種是支氣管受到感染後引起哮喘發作，叫哮喘性支氣管炎；另一種是過敏性疾病，叫支氣管哮喘。

人們平常所說的哮喘病是指後一種。

哮喘病人除本身有過敏體質外，還常有一些可能引起本病發作的過敏因素，例如接觸到油漆、動物皮毛，吸入花粉、塵土，或吃了蝦、蟹、魚、蛋等而發病。

發病開始時，先有咳嗽、喉癢、流清鼻水、胸悶、透不出氣等感覺，接著就發生哮喘，呼氣延長，吸氣短促，並帶有哮鳴聲。

病人全身出汗，表情十分痛苦。

治療哮喘的原則，一是控制感染，二是解除哮喘症狀。一般在控制感染的基礎上，可加用祛痰鎮咳、抗過敏、鎮靜等藥物。此外還應勸說病人戒除菸酒，注意保暖，積極鍛鍊身體，增強抵抗力。

哮喘病的鍛鍊方法如下：

## 1 氣功鍛鍊

(1)臥式或坐式氣功，意守治喘穴（治喘穴位於第七頸椎與第一頸椎間兩側骨緣處）二十～三十分鐘。呼吸：腹式呼吸。

(2)太極氣功一套，重點練習輪臂分雲、馬步雲手、推波助浪和踏步拍球等動作，各做一百次。

(3)高位或中位站樁功三～五分鐘。

(4)《六字訣》，呼『呬』字補肺法，三分鐘。

## 2 對症自我按摩

按摩天突穴（天突穴位於胸骨上緣、喉嚨正中央的凹窩處）或內關穴。

哮喘患者只要加強身體的鍛鍊，採取適當的預防和治療措施，大多數是可以控制病情的。但在防治中要注意兩個問題：一是發現前期症狀要及時處理和治療。二是注意合理用藥，不濫用抗菌素。

## 123 患病毒性肝炎，怎樣進行氣功鍛鍊？

病毒性肝炎是一種全身性傳染病，主要累及肝臟。目前認爲有甲型（A型）和乙型（B型）兩種病毒。病毒性肝炎主要通過接觸而經口傳染，亦可能由輸入帶有肝炎病毒的血液和血液製品而傳染。

甲型肝炎以青年、兒童多見；乙型肝炎以成人爲主，一年四季都會發生。

根據肝炎的發展情況，可分爲急性期和慢性期；根據黃疸的有無，可分爲急性黃疸型肝炎、急性無黃疸肝炎，以及重症肝炎、遷延型肝炎、慢性肝炎、長期黃疸型肝炎等。

肝炎病人的主要症狀是疲乏無力，胃口不好，厭油膩食物，肝臟腫大並有壓痛，常伴有發熱、噁心、嘔吐、腹脹、腹瀉和便秘等。黃疸型肝炎還有眼白和皮膚發黃現象。重症肝炎則有肝臟迅速縮小、皮下出血和便血現象，患者很快進入肝昏迷。

目前治療肝炎雖然還沒有特效藥，但只要及早發現，合理治療，大多數病人都可以恢復健康。急性期肝炎除用中西藥物治療外，還強調休息和適當的營養；遷延性肝炎和慢性肝炎，除注意勞逸結合外，還要注意體育醫療。

**1 氣功鍛鍊**

(1)臥式或坐式氣功可採用放鬆法（三線放鬆法或部位放鬆法）二十分鐘；意守丹田或意守膻中法二十分鐘；丹田湧泉貫氣法十五分鐘；坐式自發動功三十分鐘。

(2)高位下按式站樁功十～十五分鐘。

(3)太極氣功一套。

**2 對症自我按摩**

(1)按摩胸、腹各一百次。

(2)按摩足三里穴或膽囊穴一百次。

## 124 患神經衰弱，怎樣進行氣功鍛鍊？

神經衰弱是大腦興奮和抑制過程失調的一種功能性疾病。

神經衰弱的症狀多種多樣，涉及各個系統，如精神方面的症狀有失眠多夢、精神不振、困倦思睡、頭昏腦脹、思想不集中、記憶力減退、煩躁易怒等；胃腸方面的症狀有消化不良、胃部脹飽、便秘及腹瀉等；性功能方面的症狀有遺精、陽痿、早洩及月經失調等；心血管方面的症狀有陣發性心悸、心慌、皮膚潮紅、手足發冷等。

治療神經衰弱，要鼓勵患者勇敢面對疾病之信心，生活要有規律性，多參加一些有益的文體活動，如氣功、太極拳、自我按摩和散步等體育鍛鍊，並按照醫生的指導，進行一些輔助性的藥物治療。這樣，許多患者很快就會恢復健康。

## 1 氣功鍛鍊

(1)中位或高位下按式站樁功十～二十分鐘，練到身體感到發熱、出微汗時爲止，每天鍛鍊兩次。

(2)太極氣功十八式一套。

(3)行步功一百米～兩百米。

(4)氣功棒操一套。

(5)自發動功三十分鐘。

## 2 對症自我按摩

睡前用手按摩湧泉穴一百次。然後用熱水洗手和浸腳片刻，以幫助入睡。

## 125 患腦血管意外，怎樣進行氣功鍛鍊？

腦血管意外是一種主要見於中年以上患者的急性疾病，多數同動脈硬化有關，臨床上表現爲突然的意識障礙和肢體癱瘓。它的患病率和死亡率在我國雖較低於歐美等國，但仍爲引起老年人死亡的主要原因之一。因此，做好腦血管意外的防治是一項重要的課題。

腦血管意外可分爲出血性和缺血性兩大類，前者包括腦出血和蛛網膜下腔出血，後者包括腦血栓形成和腦栓塞。腦血栓形成最多見，其次爲腦出血、蛛網膜下腔出血和腦栓塞。腦血管意外發生後，輕者有短時間意識模糊和肢體障礙，經過治療，意識狀態可逐漸好轉，偏癱肢體肌張力逐漸提高，運動功能逐漸恢復。重者往往遺留程度不等的肢體癱瘓和言語障礙，甚至死亡。

腦血管意外，不管是腦出血、蛛網膜下腔出血、腦血栓、腦栓塞，在急性期時採用中西藥物對症治療外，恢復期必須及早注意氣功鍛鍊和功能性鍛鍊，以早日恢復健康。

腦血管意外鍛鍊的方法如下：

### 1 氣功鍛鍊

(1)臥式或坐式氣功，可採用部位放鬆法、三線放鬆法和意守不能活動的手的勞宮穴和不能活動的脚的湧泉穴，每次二十～三十分鐘。
(2)床上十段錦。
(3)臥式或坐式自發動功，每次三十分鐘。
(4)能行走的，每天堅持慢步行功三百～五百步。

### 2 按摩拍打功

對不能活動的肢體，經常進行按摩和拍打。

## 126 患肥胖症，怎樣進行氣功鍛鍊？

肥胖症是因飲食不當或內分泌功能發生障礙所致，尤以飲食不當爲多見。當食物的能量長期超過肌體內的需要時，多餘的能量就在體內轉化成脂肪儲存起來，逐漸形成肥胖。

肥胖的病因除一部分由於內分泌紊亂或其他疾病所引起，大多數屬於單純性肥胖，即吃得多，消耗少，脂肪漸積於體內，使體重超過正常標準（標準體重是：身高（厘米）減一百等於體重（公斤）。例如身高一五〇厘米，那麼他的標準體重是一五〇減一百等於五十（公斤）。實際體重比標準體重多或少一〇%的，都屬正常範圍）。過多的脂肪一般聚積於皮下、腹腔，同時也沉積在心臟、血管和肝臟等主要臟器中，這樣容易引起冠心病、高血壓、糖尿病和脂肪肝等疾病，從而嚴重影響身體的健康，甚至縮短壽命。

怎樣才能預防肥胖？肥胖者如何減肥？近年來，國內外專家一致認爲，適當地控制飲食和進行體力運動，是預防肥胖和減肥的最有效方法。有個單位曾對四十五例肥胖者實行體育鍛鍊療法，三個月後，他們的體重平均減少四・三七公斤，腹部脂肪厚度減少一・四三厘米；由於脂肪減少，腹圍和胸圍均減少三厘米之多。

運動鍛鍊爲什麼能減肥呢？首先是因爲運動鍛鍊時，肌肉需要消耗很多能量，特別是運動量大的項目，能量的消耗相當於平時的三倍左右。由於增加了額外的能量消耗，迫使原來儲備的養料出來補充，儲存的脂肪就被動用了。長期進行鍛鍊，使皮下多餘的脂肪不斷消耗，就達到減肥的目的。

肥胖者的運動鍛鍊根據體力、體質、年齡和是否患病等情況，一般分爲強弱兩組。體力較好，無心血管系統器質性病變者可參加強組鍛鍊；體力較差和合併有冠心病、高血壓等病的肥胖者宜參加弱組鍛鍊。

強組鍛鍊可參加游泳、體操、跑步、打球、爬山等活動。有材料證實，每次連續游泳四十五分鐘，體重可減輕三五〇克左右。如能堅持游泳鍛鍊半年以上，體重超過正常標準十五～二十公斤的肥胖者，基本上可以接近正常水平。跑步更是一項作用大、療效快的鍛鍊項目。日本有位醫學工作者曾對五名婦女肥胖者進行運動觀察，要求她們以每分鐘一二五米的速度每天跑步二十分鐘，結合做十五分鐘體操。其結果，三個月之後體重分別減輕了三～九公斤，半年之後體重減輕四～十公斤；連續堅持兩年之後，體重減輕了八～十公斤。弱組鍛鍊，宜參加運動不太激烈、運動量較小的活動。

弱組的鍛鍊方式是：

## 1 氣功鍛鍊

(1)中位下按式站樁功五～二十分鐘。
(2)太極氣功十八式一套。
(3)站式十段錦一套。
(4)慢步行功兩百米。
(5)自發動功三十分鐘。

**2 腹肌運動**

(1)採用仰臥位的腹肌運動，如雙直腿上抬運動、直腿上下打水式運動、仰臥起坐運動等，每日各做二十～五十次。

(2)俯臥位的腰背肌和臀肌運動，如雙直腿後上抬運動，頭、肩、腿同時後抬的『弓形』運動等，每日各做二十～五十次。

**3 啞鈴操**

進行輕重量啞鈴操鍛鍊，以減少胸部和肩帶的脂肪。

**4 下蹲運動**

兩脚平行站立與肩同寬，每日做下蹲運動二十～四十次。蹲時呼氣，立時吸氣。

**5 單腿跳躍**

做單腿交替跳躍運動二十～四十次。

**6 減肥操**

即關節操一套。

## 127 患感冒，怎樣進行氣功鍛鍊？

感冒是一種常見病、多發病，一年四季都可能發病，以冬、春季和氣候突然轉變時最爲常見。

感冒分爲普通感冒（俗稱傷風）和流行性感冒（簡稱流感）兩種。普通感冒是由一種叫普通感冒病毒所引起的，而流行性感冒則由另一種叫流行性感冒病毒所引起。這兩種病毒完全不同，但是兩者都寄生在病人的口鼻分泌物內，通過打噴嚏、咳嗽和說話時噴射出來的唾沫，在空氣中飛揚傳播，傳染給別人。

此外，接觸了感冒病人用過的毛巾、手帕和食具等，也可能間接受到感染而得病。氣候冷熱的突然變化，或者由於出汗、脫衣、風口睡眠、過度淋雨等外來的因素使身體抵抗力降低時也容易得病。

發病時，病人有鼻塞、流鼻涕、咽痛、打噴嚏、乾咳頭痛、發熱等現象。但流行性感冒起病很急，全身中毒性症狀嚴重，病人有高熱、劇烈頭痛、全身酸痛等症狀，少數病情嚴重者甚至出現神志不清、心律不齊、血壓下降等現象。

患病期間，除藥物治療外，配合鍛鍊治療，療效更佳。

感冒病的鍛鍊方法如下：

### 1 氣功鍛鍊

低位或中位下按式站樁功五～二十分鐘。以鍛鍊出汗爲度。

### 2 對症自我按摩

(1)做浴面和擦鼻旁各兩百次。以面部發熱、額上出微汗爲度。

(2)用大拇指和食指捏風池穴和壓太陽穴各十分鐘。

(3)用一手大拇指點壓另一手的合谷穴十分鐘。

### 3 洗熱水澡

泡洗熱水澡半小時，讓其出汗。

### 4 跑　步

精神和體力較好，可進行長跑鍛鍊。以出汗爲度。

## 128 患肩周炎，怎樣進行氣功鍛鍊？

肩關節周圍炎多見於四十歲以上的人。一般由於局部組織退行性變化，加上感受風寒或外傷而引起肩關節組織粘連、發炎，產生肩關節功能障礙和疼痛。患肢上舉、外展、內收、後屈舉等功能明顯受限，嚴重的，料理日常生活也感到困難。積極進行肩關節的鍛鍊可以改善肩、背和上肢的血液循環，疏通經絡，緩解肌肉痙攣，減輕和消除疼痛症狀，並可進一步增強肩背和上肢的肌肉力量，恢復肌肉的正常彈性和收縮功能。鍛鍊初期，應從小強度運動開始。鍛鍊數週後，如疼痛有所減輕，可逐漸過渡到中等強度的運動。

肩周炎的鍛鍊方法如下：

**1 氣功鍛鍊**

(1)太極氣功，著重練起勢調息、開闊胸懷、揮舞彩虹、輪臂分雲、湖心劃船、轉腰推掌、伸臂衝拳、環轉飛輪等動作，各做二十次。

(2)床上坐式十段錦，著重練翻掌擴胸、雙舉千斤、轉頭射鵰、抱頭彎腰、雙手推磨等動作，各做二十次。

(3)站式十段錦，著重練頂天立地、摘果下拉、抱頭側屈、下蹲平舉等動作，各做二十次。

(4)自發動功三十分鐘。

**2 放鬆運動（適用於急性期）**

(1)向前彎腰六十～八十度，兩上肢自然下垂，然後兩手直臂交替做向前向後擺動活動一百～兩百次。

(2)站立，先用健肢手掌拍打患側肩背五十次，再用患肢手掌拍打健側肩背五十次。

**3 自我助力運動**

(1)站立，兩手體前互握，在健手的幫助下做患肢肩關節上舉動作。

(2)站立，兩手在頭頂互握，健手向健側拉動患肢，幫助患肢肩關節做外展運動。

(3)站立，兩手背後互握，健手向健側拉動患肢，幫助患肢肩關節做內旋內收運動。

## 4 主動升高運動

(1)面牆站立，用患肢手由低到高做前上舉爬牆升高練習。

(2)患側肩對牆站立，用患肢手由低到高做肩關節外展性爬牆練習。運動中，身體逐漸向牆靠攏。

## 5 體操棍運動

可用一米左右的普通木棍進行。

(1)站立，兩手體前持棍，兩手間距離與肩同寬，在健上肢帶動下做患肢肩關節前上舉運動。

(2)站立，兩手握住棍的兩頭，健肢手通過體操棍推患手，使忠肢肩關節儘量外展。

(3)站立，兩手體後持體操棍，兩手距離與肩同寬，在健上肢帶動下做患肢肩關節後伸運動。

(4)站立，體操棍垂直於背後，緊靠背部，患肢手握住棍下端，健肢手握住上端，健手通過體操棍向上拉動患手，使肩關節做內旋內收運動。

## 129 患腰腿痛，怎樣進行氣功鍛鍊？

腰腿痛是一種常見病。引起腰腿痛的原因很多，例如腰部軟組織損傷、感染以及脊椎骨骼病變等。腰腿痛一般分爲急性腰扭傷和慢性腰腿痛。急性腰扭傷絕大多數是突發的，發生部位多在腰骶部或骶髂關節。腰骶部是人體軀幹連接下肢的橋梁，負載量大，活動多，遭受體重衝力和外傷的機會也比較多。最常見的扭傷原因是搬提重物時腰的姿勢不正確，引起腰骶部肌肉、筋膜或韌帶撕裂。檢查時，兩側脊旁肌肉（骶棘肌）會痙攣和壓痛，腰部活動受限制，不能前伏後仰，也不能做轉體活動。

發生急性腰扭傷後，要先讓病人仰臥在硬板床上，腰後墊一個小枕頭，使肌肉和韌帶鬆弛。然後採用整骨手法和理筋按摩，使損傷部位得到整復，並用膏藥等藥物治療。在此基礎上，注意鍛鍊治療。鍛鍊方法與慢性腰腿痛相同。慢性腰腿痛的發生發展是一個緩慢的過程，常見的原因是勞動時用力不當，長期從事彎腰工作，以及腰部急性扭傷後沒有及時治療或治療不當遺留下來的。此外，脊柱、泌尿系統、婦科等疾病如類風濕性脊椎炎、骨腫瘤、腎盂腎炎、坐骨神經痛、腎下垂、盆腔炎等都可能引起腰腿痛。

發生慢性腰腿痛的病因，在採取對症治療的同時，不要讓病人長期臥床不起，也應進行適當的運動，才能獲得較好的療效。

慢性腰腿痛的鍛鍊方法是：

**1 氣功鍛鍊**

(1)臥式或坐式氣功，意守腰部陽關穴（腰部陽關穴在第四、五腰椎棘突間），每次十五～二十分鐘。

(2)太極氣功十八式一套。

(3)站式十段錦一套。

(4)氣功棒操一套。

(5)自發動功三十分鐘。

**2 按摩、肢體活動**

(1)擦腰眼兩百次。

(2)做腰胯運動。兩手插腰眼，腰部做向前、向後、向左、向右和環轉運動五十次。

## 130 患關節炎，怎樣進行氣功鍛鍊？

關節炎是關節因各種原因引起的炎症，主要臨床表現是關節疼痛並有不同程度的功能障礙。臨床上常見的有風濕性關節炎、類風濕性關節炎和骨關節炎等。

風濕性關節炎，發病者多爲青少年。病前常有上呼吸道感染史。典型的風濕性關節炎是游走性的，多累及膝、踝、肩、腕、髖等大關節，局部有疼痛、紅腫、發熱現象。有時會自然消退，但會反覆發作。急性症狀過後，受病之關節不遺留病理性損害，但部分病者可能伴有心臟病變。

類風濕性關節炎，發病者多爲二十～四十歲的青年、中年人。關節損害常爲對稱性，多數侵犯指、趾等小關節及脊椎關節，最後引起關節畸形。

骨關節炎，發病者多爲四十歲以上的中年人，關節損害多爲負重及著力關節，如腰椎、髖、膝、指等處之關節。

本病常在不知不覺中發生，關節痠痛逐漸加重，運動時有時可聽到骨擦音。病變之關節不伴腫脹。

各種關節疾病往往在氣候變化時及寒冷刺激後加重。

各種關節炎的鍛鍊方法是：

## 1 氣功鍛鍊

(1)臥式或坐式氣功，意守丹田穴，每次二十～三十分鐘。
(2)站樁功：中位下按式站樁，每次三～二十分鐘。
(3)站式十段錦一套。
(4)自發動功三十分鐘。

## 2 肢體、按摩活動

(1)關節操十節。
(2)肢體活動八節。
(3)按摩拍打功一套，重點按摩發病關節。

## 131 患腰椎間盤突出症，怎樣進行氣功鍛鍊？

腰椎間盤突出症是腰部受到某種外因的影響，如碰擊或閃腰等，造成腰部椎體間之椎間盤的組成部分纖維環發生撕裂，盤內富有彈性的髓核膨出，壓迫神經根或脊髓，隨之引起腰痛和坐骨神經痛的一種常見疾病。腰椎四、五和腰椎五、骶椎一之間最易發生本病。其主要症狀爲腰痛和單側坐骨神經痛，腰部活動障礙。多數患者腰部脊柱發生側彎或生理前凸減少，或骨盆傾斜，步履困難。病程較久之後，常在小腿後外側、足背、足跟等部位出現痲木及知覺遲鈍。

腰椎間盤突出症的治療，首先要採取牽引推拿進行復位。復位後，爲了使局部韌帶組織得以修復，防止椎間盤再次突出，一週之內必須臥硬板床休息，不要做任何腰部活動。其次，當症狀有所好轉或僅有痠脹等感覺時，即可逐漸開始功能性鍛鍊，以增強腰背肌以及韌帶彈性等。

功能性鍛鍊的方法是：

**1 插腰走路**

兩手插腰背，行走五～十分鐘。

**2 交替後伸腿**

雙手扶在床架、椅背、桌邊，上體保持正直，雙腿伸直交替後伸，同時抬頭挺胸，動作幅度從小到大，每天一～二次，每次二～五分鐘。

**3 兩手懸吊**

雙手向上反握單槓或門的上框，兩足離地，同時儘量讓腰部、下肢向前後方擺動。每次懸吊時間以不出現手臂明顯疲勞爲度，每天一～二次。

**4 活動腰胯**

兩足平行站立，兩手插腰，上體前屈、後伸、左右側屈，並做輕度的環轉練習。每次一～二分鐘。

**5 插腰深蹲**

兩足平行站立，上體保持正直，兩手插腰，做深蹲練習。每次一～二分鐘。

**6 氣功鍛鍊**

(1)太極氣功著重練轉身望月、撈海觀天、推波助浪等動作，各做二十～三十次。

(2)仰臥式氣功，意守腰陽關穴十五～二十分鐘。

## 132 患靜脈曲張，怎樣進行氣功鍛鍊？

靜脈曲張回流障礙，靜脈血管發生擴張、迂曲和伸長，叫「靜脈曲張」。下肢的淺靜脈主要有大隱靜脈和小隱靜脈。下肢靜脈曲張就是發生在這兩條靜脈中，也是靜脈曲張常發的部位。

下肢的靜脈功能是使血液由足底向上流回心臟，所以站立時，下肢靜脈壓較高。大隱靜脈的內壁有十二～十八對靜脈瓣，它的功用是防止血液倒流足底，促使血液順著一個方向流回心臟。如果下肢靜脈壁薄弱，靜脈瓣發育不良，或因患過靜脈炎後，靜脈瓣遭到破壞，就容易發生下肢靜脈曲張。此外，長途負重，站立過久，多次妊娠等因素也可能引起下肢靜脈曲張。

靜脈曲張的主要症狀是：站立時，小腿內後側的淺靜脈發生擴張隆起，彎彎曲曲，如蚯蚓狀；走路或站立時間較久，小腿會有沉重感，容易疲勞，有時會有隱痛。後期階段，由於靜脈長期回流不暢，小腿皮膚發生萎縮、發硬、脫屑等；並且可能發生靜脈破裂出血，靜脈血栓和小腿慢性潰瘍。

重度靜脈曲張一般以手術治療爲主，對大隱靜脈進行高位結紮，並切除病變靜脈的全長。輕度靜脈曲張不需手術，而以服藥和鍛鍊治療爲主。

靜脈曲張的鍛鍊方法如下：

### 1 氣功鍛鍊

(1)臥式氣功可採用部位放鬆法、三線放鬆法、丹田湧泉貫氣法、意守湧泉法。

(2)床上十段錦一套。

### 2 對症自我按摩

按摩拍打功一套，重點做擦大腿和按摩小腿肚各一百次。

繃帶綁紮：抬高患肢，用彈性繃帶自脚部向上綁到膝部，使曲張的靜脈逐漸消失，隆起程度減輕。

## 133 患外傷性截癱，怎樣進行氣功鍛鍊？

外傷性截癱，多數是因突發事故，使腦部、頸椎、胸椎、腰椎和骶椎突然受到猛烈的衝擊，導致某節段的脊髓受到損傷，神經通路中斷，不能傳導肌肉，上肢或下肢截癱，大小便失禁，整年累月不能走動，甚至一直臥床不起，生活不能自理。根據脊髓不同節段橫貫性損傷的情況，臨床表現可基本分成「高位截癱」和「低位截癱」兩大類。

頸椎一至胸椎二脊髓橫貫性損傷稱「高位截癱」，損傷平面以下感覺全部喪失，四肢痙攣性或弛緩性癱瘓，出現大小便功能障礙。

胸椎三至骶椎五脊髓橫貫性損傷稱「低位截癱」，損傷平面以下感覺障礙或消失，大小便失禁或不能自律，下肢出現痙攣性或弛緩性癱瘓，但上肢不受影響。

對於截癱患者，必須採取及時的治療措施。

例如急性期、早期患者，應根據病情，採用中西醫結合的方法，及時地進行復位和手術；而對於中期、恢復期的患者則應根據具體情況綜合治療，加強功能性鍛鍊和氣功鍛鍊是非常必要的。

截癱病人除藥物等治療外，必須加強功能性鍛鍊和氣功鍛鍊，因爲這不僅有利於防止肌肉萎縮、關節僵直、褥瘡和泌尿系統感染，而且可以錘鍊意志，增強體質，提高全身各部分組織、器官的機能，促進癱瘓肢體的功能重建。

關於功能性鍛鍊，應按外科、骨科規定的床上鍛鍊、離床鍛鍊等步驟進行，這裡不再贅述，只簡要介紹一下氣功鍛鍊的方法。

(1)臥式氣功：一般採取仰臥式，適合於臥床不起的截癱病人。

(2)坐式氣功：根據截癱患者原有的姿勢，採用靠坐或平坐式。

臥式和坐式意念採用放鬆法、意守丹田或湧泉法、丹田湧泉貫氣法。

臥式和坐式呼吸採用深呼吸法和腹式呼吸法。

(3)床上十段錦。

(4)臥式和坐式的自發動功。

(5)按摩拍打功。

## 134 患肺腫瘤，怎樣進行氣功鍛鍊？

腫瘤是一種常見病，其特徵是人體某種組織發生不按機體需要而異常增生的新生物，又稱贅生物。腫瘤按其性質，分爲良性腫瘤和惡性腫瘤兩大類。良性腫瘤生長緩慢，可能長期保持原狀。腫瘤四周常有包膜，不會發生轉移。手術容易切除乾淨，往往不復發。常見的良性腫瘤有脂肪瘤、纖維瘤、血管瘤、平滑肌瘤等。惡性腫瘤生長較快，常侵犯臨近組織器官，容易發生轉移，手術不容易切除乾淨，復發機會多，對身體的危害極大。

當然，腫瘤的良性、惡性概念並不是絕對的。如果良性腫瘤長在一些重要器官和部位，例如長在腦子裡，也會嚴重地威脅人的健康。還有些良性腫瘤可能具有向惡性轉化的傾向，例如大腸多發性息肉病（腫瘤性息肉病）是一種良性腫瘤，但容易轉變成惡性。因此對腫瘤的防治必須十分重視。近年來，醫務工作者採用中西醫結合的方法治療惡性腫瘤，取得一定的成績。治療除了開刀、放射、化療和藥物之外，加強身體的鍛鍊，增強體質，提高抵抗力，也具有重要的意義。在採用氣功鍛鍊方法治療肝癌、胃癌、腸癌和肺癌的過程中，發現氣功鍛鍊在增強患者的體質、控制癌細胞繼續生長、延長患者生存期方面起了一定的作用。

腫瘤病人的鍛鍊方法是：

(1)臥式或坐式放鬆功。意念採良性意念法，呼吸採自然呼吸法或深呼吸法。

(2)高位下按式站樁功五～二十分鐘。

(3)行步練功五百米，或根據體力情況掌握遠近。也可根據郭林行步功法進行練功。

(4)太極氣功一套。

(5)床上或站式十段錦一套。

(6)按摩拍打功一套。

# 第八章・臨床實踐

## 135

## 氣功鍛鍊使呼吸系統發生哪些生理變化？

氣功鍛鍊時對呼吸系統，特別是肺的通氣功能、橫膈活動幅度、呼吸頻率、肺氣泡和呼出氣成分、氣體代謝和能量消耗等都有明顯的影響。

**通氣功能實驗**：第二結核病院（中國大陸）在治療肺結核時，曾把病情相似的肺結核患者分爲兩組進行對照觀察：一組爲氣功組（即綜合治療時以內養功爲主），一組爲對照組（即綜合治療時不採用氣功）。經過一段治療後發現，氣功組肺的通氣功能有顯著的改善，對照組則變化不大。此外，還觀察到，實行胸外科手術的病人術後肺功能降低的百分比，氣功組也少於對照組。這個結果說明，氣功對增強肺功能有良好的作用，不僅適用於病情穩定的內科療養病人，同時對恢復和增強外科手術病人的肺功能可能有更大的意義。

**橫膈肌活動幅度實驗**：27例肺氣腫患者橫膈活動幅度（深呼吸）治療前平均二・八厘米，氣功治療兩個月後皆有不同程度的增高，平均四・四厘米，一年後四・九厘米（P小於〇・〇一），有非常明顯的變化。治療兩個月後進行肺功能複查時，每分鐘的呼吸頻率減少了二・七次（P小於〇・〇一）。一年後隨訪時，發現長期堅持氣功鍛鍊的16例患者，每分鐘的呼吸頻率減少五次（P小於〇・〇一），肺活量平均增加八・一％（P小於〇・〇一）。由此可以看出，氣功對肺氣腫患者肺生理功能的恢復具有一定的意義。

**呼吸頻率變化實驗**：正常男子練臥式氣功，呼吸頻率可由練功前的十六・五次／分減至六・九次／分，減至五次／分者占四二・八％。個別練功歷史在三十年以上者，休息時的呼吸頻率六次／分，練功時降爲四次／分。練功時能入靜者，呼吸運動記錄曲線呈均匀柔和狀態，並可維持三十分鐘以上的緩慢呼吸；練功較差者，呼吸運動曲線則有較大波動，只能忍受十分鐘慢呼吸。能夠維持較長時間的慢呼吸是長期鍛鍊的結果。

**氣體代謝和能量消耗實驗**：發現練功時氣體代謝有不同程度的降低。入靜好，氣體代謝率降低明顯，而且在停功半小時內，代謝率一般仍低於功前水平。同時，每單位時間內的能量消耗也相應減少。練臥功時，能量消耗最少，平均較功前減少三〇％。

採用坐式內養功治療支氣管喘息22例，在治療前後進行了血液、痰液化驗，X光檢查，肺活量、胸圍、呼吸和脈搏等測定對比，證明練氣功後，可使膈肌運動幅度加大一～二・五厘米，肺活量顯著增加，呼吸節律頻率減緩，血中嗜酸性白血球和痰中嗜酸性細胞均有減少或恢復正常值。據統計，治療後症狀和體徵消失，可恢復工作的有12例；症狀和體徵明顯減輕或發作次數減少，屬於好轉的有10例。其中18例體重增加，一般在練功十天左右可增加食量一～二倍。

## 136 氣功鍛鍊使循環系統發生哪些生理變化？

對練功者的意識控制循環機能進行觀察，其結果是：

**上臂肱動脈血壓測定**：練功者的收縮壓在自己的意識控制下能夠立刻從一三二毫米汞柱升到一八〇毫米汞柱，舒張壓也同時上升。血壓恢復下降較慢，約需要五分鐘或十分鐘以上。重複多次之後，血壓升高的程度便降低，但經過一小時休息之後，又能控制，使它升高。在血壓升高的同時，練功者手臂肌肉有緊張的現象；但練功者仍然說話自然，全身肌肉處在放鬆狀態。

**脈搏測定**：脈搏的變化有兩種情況：其一，可隨血壓升高而加頻，而且脈搏搏動力量增強。其二，當血壓上升時，脈搏不加頻反而減少，但與血壓上升的同時，脈搏力量增強；血壓恢復下降時，脈博力量減弱。

**下肢血容積描記**：練功者在練功過程中處於呼長吸短的狀態下。呼氣時，血管容積縮小；吸氣時舒張。

上述情況表明：一是通過氣功鍛鍊，人們有可能用意識控制內臟機能，例如控制心臟或血管機能。二是練功者呼吸周期與血管緊張性調節機理之間的關係與常人相反，即呼氣時血管收縮，吸氣時不收縮。

**血管通透性測定**：同位素實驗室曾經採用放射性磷$^{82}$測定氣功對血管通透性的影響，說明氣功能改善組織內的血流情況，並初步觀察到，練功過程中紅血球和血色素增加。對練功一小時前後和練功三個月前後紅血球和白色素變化情況的測定結果是：一小時之後，紅血球增加最多的爲七十五萬，平均二十六・七萬，血色素增加最多的爲一克，平均○・七二五克；三個月後，紅血球增加最多的爲二三二萬，平均六十九萬，血色素最多的爲七克，平均一・○三克。另外，還觀察到氣功修練後嗜酸性白血球有增高的趨向；練功越成熟，其增高也越多。

**皮膚溫度測定**：皮膚溫度決定於皮膚血管狀態和皮膚血流量。練功時，手部『合谷』穴和中指各點，皮膚溫度一般均升高二～三度C，個別點可升高六～七度C。練功時升高的皮膚溫度，停功後需經二十～六十分鐘，才開始逐漸下降至功前水平。

**心率與心輸出量測定**：氣功中的心輸出量與呼吸周期相關：吸氣長於呼氣者，每分鐘心輸出量增加；而呼氣長於吸氣者，每分鐘心輸出量減少。這是呼吸中樞對心臟迷走中樞和心率影響的結果。無論是呼長吸短的內養功或均勻呼吸的鬆靜功，都出現心率降低的現象。動物實驗也表明，其外周血管舒張，血壓下降，心率也減慢。

**血壓測定**：氣功對高血壓病有降壓效果。肺結核病員在手術前練功十五分鐘後，肺動脈壓出現下降。練功後會發生顯動脈脈波振幅縮小，橈動脈脈波振幅增大的變化，說明氣功具有調整血液循環功能的作用。氣功過程中的冷刺激加壓反應明顯低於功前水平，說明氣功鍛鍊可提高機體對惡性刺激的抵禦能力。血壓水平決定於心輸出量和外周血管阻力。練功時，皮膚血管呈舒張反應，其阻力勢必減少。由於練功時意守部位的不同，血壓變化也不一樣。在被試者身上發現，意守丹田時血壓下降，意守鼻部時血壓上升。這就啓示我們，氣功可作爲『生物回授法』或自我調節方法運用於防病和治病。

**血液測定**：實驗表明，練功後紅細胞和血紅蛋白都有所增加，練功前後一小時的變化更明顯。這種現象或許由於氣功的腹式呼吸起了按摩肝和脾的作用，使其中較濃縮的血液參加了整體的血液循環。練功後，嗜酸粒細胞數增多和白細胞吞噬作用提高。採用金黃色葡萄球菌和普魯氏桿菌作爲菌種的調理素吞噬實驗證明，多數病員練功後的吞噬指數和吞噬能力均有所提高。

## 137

## 氣功鍛鍊使消化系統發生哪些生理變化？

由於氣功注意呼吸（調息）的鍛鍊，特別是進行腹式呼吸的鍛鍊，因而橫膈肌活動幅度隨著氣功鍛鍊逐步增加。實驗證明，每次練功前後，橫膈肌活動幅度相差六・五厘米，平均差額爲五厘米；而未練功者，平靜呼吸和深呼吸間的橫膈肌活動幅度相差不大，平均差額爲一・七厘米。在氣功前後做胃蠕動計波X線觀察，胃蠕動波幅在氣功後有顯著增加，並發現在氣功過程中胃的下極移動幅度增加了三～四倍，上極的移動幅度也有所加大；胃的蠕動增強，張力提高，位置也逐漸上升，排空增速。在進行立、坐、臥三種不同姿勢的練功對比後，發現變化差距不大，說明各種姿勢的練功都能發揮相似的效果。在練功前和練功中進行了胃部鋇劑造影觀察，發現練功時胃蠕動頻速時間和胃蠕動波行時間加快。上述結果同練功後的腸鳴音增強、食欲增進、消化和吸收功能提高、營養狀態迅速改善相一致。

**胃蠕動測定：**平常人胃蠕動一般按每分鐘三次的頻率收縮，而練功時胃蠕動的頻速時間和波行時間都比功前加快，且同練功速度有關，如練功五分鐘的加快程度不如練功十五分鐘時大。氣功中胃蠕動波出現的數目亦較休息時多，胃排空也加速了。練功時胃下極移動幅度以臥式爲最大，坐式次之，立式最小。隨著練功的進步，胃的位置和張力也逐漸提高。在部分潰瘍病者身上發現，練功前未出現胃運動者，在練調息功時則顯示有節律的收縮；如果練功前已有明顯的胃運動者，則練功時胃運動減弱。這提示練功能調節胃機能。氣功對胃的上提作用也很明顯，有一例患18年胃下垂的病員，經三個月氣功鍛鍊，胃下極在原來髂線下九厘米，上提到髂線下三厘米。

**胃液測定**：練功時，胃液的分泌增加。因此，游離酸的絕對量勢必相應增加。一些潰瘍病患者，經氣功治療後，有的基底胃液、總酸度和游離酸均有增加的趨勢。對部分病例的觀察還說明，胃液分泌量和胃酸濃度以及蛋白酶活力的增加受到限制。

**唾液測定**：唾液的分泌受延腦的分泌中樞控制。刺激副交感神經傳出纖維，可引起腮腺和頜下腺的分泌。練功者會感到口水增多，是因爲舌的動作和呼吸的作用反射性地刺激了副交感神經系統，促使唾液分泌增加。但氣功的『入靜』又使延腦的分泌中樞興奮性降低，抑制了唾液的立即逸出。當停止練功後，解除了大腦皮膚和延腦的抑制，唾液被大量釋出。肺結核病員的唾液澱粉酶含量一般較正常人爲低，但經過氣功鍛鍊後即見增加，即使在一次氣功前後，也可看出其變化。

## 138 氣功鍛鍊使神經系統發生哪些生理變化？

**中樞神經系統**：據有關部門測定，練功過程中腦電圖有改變。腦電圖改變是中樞神經系統機能狀態改變的一種反映。但它與淸醒、閉目靜息、睡眠等的腦電圖都不一樣，有其特殊類型，即 α 波周期延長，波幅增高，頻率減低；θ 波出現和擴散。在 θ 波出現的同時，仍有 α 波的存在。

人的情緒變化與腦電波頻率或波幅有相當的關係。尤其是神經衰弱患者：當病人情緒激昂或憂慮時，往往出現低幅快波；當病人情緒低落時，常常出現慢波。練功時，α 波波幅增高，節律減慢，說明抑制過程增強。依靠這種抑制過程的保護，可使那些由於過度興奮而致機能紊亂的大腦皮質細胞得到復原，從而爲健康的恢復創造有利的條件。

練功時慢波的出現，同練功者暫時或不斷去除情緒的擾動有一定的關係。如 α 波的平均波幅確係反映了大腦皮質神經細胞新陳代謝的強度，則睡眠過程中，腦細胞的代謝水平在睡眠的各個階段波動較大。而練功過程中沒有出現 α 波幅減低的階段，反映出腦細胞代謝波動較少。

**肌肉運動從屬時值和前庭時值**：一般認爲，肌肉運動「從屬時值」的變化與大腦皮層的機能狀態有密切關係，興奮過程的發展使肌肉時值縮短，而抑制過程的發展使肌肉時值延長。無論是練臥式鬆靜功，或練坐式內養功，高血壓患者和肺結核病患者的從屬時值延長，前庭時值也隨入靜深度逐漸延長，練功三十分鐘者比休息三十分鐘者的前庭時值延長爲大。同時，掌握練功時間長者比掌握練功時間短者，其前庭時值的延長數值更大。高血壓患者在練習氣功前後，前庭時值的平均值從五毫秒延長至九毫秒。

從高血壓病患的前庭時值和前庭反應性等的變化來看，氣功能使前庭時值延長和植物神經興奮性降低，從而顯示交感神經和副交感神經的平衡狀態，通過氣功鍛鍊，可以重新得到調整。

**皮膚電位**：哮喘病人在練功時左右肺俞、足三里等穴位的皮膚電位普遍下降；而非穴位的皮膚電位變化不明顯。全身放鬆時，皮膚電位下降。開始意守丹田、大椎、湧泉穴時，所意守部位的穴位皮膚電位則適當上升，而非意守部位仍繼續處於下降狀態。練氣功者睡眠時的腧穴電流比不練功者睡眠時的腧穴電流偏負更顯著。練功程度深的人，其腧穴皮膚電位下降幅度大，波動小。因此，似可將腧穴皮膚電位的變化作爲衡量上功的指標之一。

皮膚電位變化主要受中樞神經調節，同內臟機能也有一定的關係。當氣功練至一定狀態，人的皮膚電自發節律活動可與呼吸活動同步。這說明中樞神經系統得到了改善。

**眨眼反射和聽分析器的敏感性**：眨眼反射不僅反映了大腦皮層視覺中樞的興奮狀

態，並可據此衡量機體的敏感性。練功前後呈現自動眨眼的病員，練功中，自動眨眼與眨眼反射的強度減弱。多數人在停功五分鐘後，眨眼反射仍弱於練功前。眨眼反射的減弱與否，取決於能不能入靜。練功前有明顯的低頻率和高頻率聽覺閾值增高的高血壓患者，練功後，低頻聽覺閾值有所改善，高頻閾值變化不明顯。

## 139 氣功鍛鍊使內分泌系統發生哪些生理變化？

據有關中醫雜誌介紹，氣功使內分泌系統發生生理變化的主要表現是：

**耐糖量**：氣功過程也是提高糖調節機能的過程。這可能是由於肝糖元合成加速和分解減少的結果。氣功可能興奮迷走胰島系統，而抑制交感—腎上腺系統和垂體—腎上腺系統。

**尿17—酮類固醇**：氣功前後，肺結核病員的尿17—酮類固醇（17—KS）變化不明顯，但在支氣管哮喘患者身上發現，原來17—酮類固醇普遍下降，練功後均有上升。有10例腎陰虛偏重型患者，經兩週練功，尿中17—酮類固醇值明顯上升。如停功一天，尿中17—酮類固醇值明顯下降。可見，練功與尿中17—酮類固醇值的變化有直接的關係，其機理可能與腎上腺皮質關係較密切。氣功能增加腎上腺皮膚的血流，尤其是入靜使得大腦皮層與大腦皮膚下中樞的病理聯繫受到不斷地阻抑，從而改善支氣管哮喘病人皮層下中樞對垂體—腎上腺皮質反應系統的控制和協調。

## 140 氣功鍛鍊對婦產科有何影響和作用？

根據觀察，氣功鍛鍊對胎心和產期有一定的影響。有關醫療單位對一九六個孕婦在氣功鍛鍊前後進行胎心測試，發現胎心心率減慢或加速，胸部的充血情況減輕，而肢體的血管擴張等等。在心動衝擊測試和動脈波測試中，均有振幅增大的現象，說明練功後心動力量有所增強。

氣功鍛鍊還有利於產婦順利分娩。產前採用內養功鍛鍊的21例產婦中，都沒有發生早產和難產。因爲採用腹式呼吸，能使膈肌升降加強，腹肌起伏加大，對腹腔內臟起擠壓及按摩作用，增進了內臟的血液循環，並使腸胃機能強健。由於腹壓的加大，腹肌收縮能力的增強，從而促使分娩順利進行。

## 141 氣功鍛鍊對眼科有何影響和作用？

在氣功治療原發性青光眼療效方面，都曾經做了臨床觀察，並在此基礎上做了生理指標的實驗。

**氣功治療對原發性青光眼患者中樞神經機能的影響：**神經反應速度測定的結果發現，青光眼患者（一一五例）較之健康人（四十例），其陽性信號引起運動反應的潛伏期顯著延長，信號改造前後潛伏期的變異更大，陽性信號改造爲陰性信號後平均錯誤的次數增多。二十例經過氣功治療，進步者（潛伏期縮短、差異變小、錯誤次數減少，接近健康人平均值）占多數。這說明高級神經中樞機能狀態有所改善。

對三十四例原發性青光眼肢體容積描記的結果表明：單純型基線平穩者二十一人次中占十人次，充血型曲線波動較大者十九人次中有九人，而兩種類型對冷刺激均呈弱反應者，單純型爲二十一人次中十三人次，充血型爲十九人次中十三人次。但經過氣功鍛鍊後，曲線、基線波動性均有所改變，反應性都減弱了。這說明氣功治療有可能使交感神經中樞趨向於比較穩定。

**氣功治療對原發性青光眼患者眼壓的影響：**氣功對正常眼（觀察十九隻）的眼壓無

明顯影響，而對青光眼（觀察一三〇隻）的眼壓則有升降變化，主要與上功程度及練功前眼壓水平有關。上功程度好，功前眼壓偏高者，功後眼壓下降占多數；反之，功前眼壓偏低者，功後反有上升可能。應用電子眼壓計測定了四十三例，功後眼壓多數趨於正常。氣功的降壓作用能持續多久？根據對二十五例青光眼在功後三十、六十、九十分鐘測定眼壓，發現在一次氣功後，氣功作用能持續一小時之久。又根據對已練功一個月到半年的病例進行測定，其下降率較之一次氣功後有所增加。這些測定結果說明，氣功能使眼壓波動幅度減少，基線下降，逐漸接近正常。

**氣功治療對原發性青光眼患者視閾值的影響**：用電容器時值計測定視閾值，青光眼患者大於健康人一倍左右，說明其視分析器興奮性下降。但練功前後測定：正常人六十隻眼練後的平均視閾值稍有下降，而青光眼患者六十一隻眼練功後的視閾值上升者九隻眼，下降者兩隻眼，說明視分析器興奮性明顯改善。此外，從不同的病期還觀察到，愈到晚期，視閾值下降愈明顯，練功後改善也愈顯著。

通過上述生理指標的觀察，氣功治療原發性青光眼的療效機理可能是：一是通過改善中樞神經系統的活動過程，調整功能紊亂狀況，恢復其穩定性，保持其機能協調；二是通過中樞神經協調，減少房水分泌，降低患者眼壓水平及波動幅度；三是提高了視分析器的興奮性。

## 142 氣功鍛鍊治療肺結核情況如何？

根據對患者血液的抗菌和免疫作用的初步觀察，發現練功後，白血球吞噬細菌的能力有顯著提高，說明氣功療法在增加機體的防禦機理方面起了一定的促進作用。對二九六個病例進行分析，經過半年左右的氣功鍛鍊後，二九六例中二二五例病灶有所好轉，占七六%，六十九例病灶無變化，占二三%，病灶惡化者二例，占一%。原有空洞的一五八例經氣功療法後，空洞關閉和縮小者一〇二例，占六四%。一八〇例治療前痰菌為陽性，治療後轉為陰性的有一一〇例，占六一%。

## 143 氣功鍛鍊治療肺氣腫情況如何？

在六十例肺氣腫患者中開展氣功鍛鍊，都獲得療效。患者橫膈活動幅度在治療前平均為二・八厘米，治療兩個月後，皆有不同程度的增高，平均四・四厘米，一年後四・九厘米（P小於〇・〇一），呼吸頻率明顯減慢，每分鐘減少了二・七次（P

小於〇・〇一），潮氣量增加了一〇一・二毫升（P小於〇・〇一），肺活量平均增加了八・一％（P小於〇・〇一），其中胸痛症狀改善最爲突出，近期療效非常好。

## 144 氣功鍛鍊治療支氣管哮喘情況如何？

支氣管喘息發病原理除了有顯著的植物神經混亂現象和變態反應之外，還伴有新陳代謝障礙方面的疾病。在病因上是由於外界因素的過敏性、反射性和內在因素的病灶，以及新陳代謝失調所致。這些刺激因素在大腦皮層造成停滯的興奮性，從而使高級神經活動和植物神經系統的聯繫中斷，以致支氣管平滑肌痙攣。

氣功療法是自我整體療法，能使大腦皮層神經活動得到充分的休息，從而恢復正常神經的活動機能，建立新的大腦皮層與內臟之間的正常聯繫，解除平滑肌痙攣。因此，通過氣功鍛鍊是能獲得療效的。

以氣功爲主的綜合療法，治療支氣管性哮喘有良好的效果，一二九例中獲致顯效的達八十三人，占六四％，好轉的四十二人，占三三％，無效的僅四人，占三％。在練習氣功前後還進行呼吸、皮膚電位、皮膚溫度測定，並進行血液、痰液化驗和X光檢查，以及肺活量胸圍、呼吸後脈搏等測定對比，證明練了氣功之後，可使膈肌運動幅度加大一～二・五厘米，肺活量明顯增加，呼吸節律頻率減慢，血中嗜酸性白血球和痰中嗜酸性細胞均有所減少或恢復爲正常值。

## 145 氣功鍛鍊治療胃和十二指腸潰瘍情況如何？

造成潰瘍的原因是由於大腦皮層的長期緊張，過度疲勞，使大腦皮層功能失調，引起植物神經功能紊亂，結果使胃壁和血管痙攣，組織發生營養障礙，粘膜抵抗力降低，從而導致潰瘍病。而氣功療法是一種自我整體療法，調節了大腦皮層功能的失調，從而調養心神，充分發揮其協調臟腑的功能，使陰陽恢復平衡，達到治療的目的。據對氣功治療胃和十二指腸潰瘍一三八五例療效分析，治癒的占七七・四%，好轉的占二○・九%，無效的占一・七%。

實驗方法是，練功前、練功中和練功後，採用眨眼防禦性條件反射，檢查其高級神經活動機能狀態；用血管容積非條件反射和眼心反射，檢查其植物性神經中樞的機能狀態；與此同時，做X光胃腸檢查和其他臨床檢查，作爲疾病好轉和痊癒的診斷根據。眨眼條件反射，興奮和抑制過程均衡者治療前僅占三・三%，治療後增爲三八・六%；抑制過程和興奮過程減弱者治療前分別占四九・三%和三七・四%，治療後減爲二九・三%

和三二·一%。說明潰瘍病人經氣功治癒後，高級神經活動機能狀態的改進情況已接近健康人。治療前血管反射不正常，治癒後恢復正常者占四四·八%，不正常程度有明顯改進者占一二·八%，治癒後血管反應無進步和退步者占一一·六%。眼心反射治療前有異常反應的占六四%，正常反應的占三五·七%，治癒後，異常反應減爲四五·二%，正常反應增爲五四·八%，接近於健康人的情況。同時發現，練功後胃腸排空時間加速，膈肌升降幅度增大，從而增強胃腸蠕動功能，使臨床症狀好轉、消失或痊癒。

## 146 氣功鍛鍊治療胃下垂情況如何？

氣功之所以能治好胃下垂，其原因是交感神經系統得到抑制，而副交感神經系統機能相對加強。因此，在練功過程中，胃腸道的蠕動增強了，有利於胃體張力的產生和使胃恢復原位。

另一方面，增加了腹腔內的壓力（腹壓），從而促使腹腔內血液和淋巴液流動，腹腔內的血液循環得到改善，胃腸消化和呼吸功能得到加強。通過練功，腹肌更加堅實，腹壁張力增強，使下垂之內臟恢復原位。

據對氣功治療胃下垂五十例臨床觀察：經過一個療程（三十天），痊癒的十一例，顯著好轉的十四例，好轉的九例，共三十四例，占六八%，無變化的十五例，退步的一例。經X光鋇餐造影觀察，恢復正常位置的十一例，最高上升九厘米，平均上升三・〇三厘米，退步的九例，平均下降一・九一厘米。臨床觀察表明，療效和患者的原有體質、治療期間的情緒和練功態度是否認眞成正比。

## 147 氣功鍛鍊治療肝炎情況如何？

對無黃疸型傳染性肝炎四十一例進行療效觀察。這些病例都有食欲不振、神倦乏力等症狀。發病多緩慢，脈多弦細或沉細，舌淡無苔，肝臟都有不同程度腫大，有二十七例觸病，四例脾腫，全部無黃疸發現。

氣功鍛鍊一個月之後，體重、食量均增加，肝臟腫大都有不同程度的縮小，其中二十八例縮小到不能觸及或僅可觸到，出院之後，三十四人恢復全日工作，五人半休，僅兩人未復工。

## 148 氣功鍛鍊治療便秘情況如何？

氣功治療便秘是一種自我治療的治本方法。由於腹式呼吸的鍛鍊，膈肌與腹肌活動加強，對胃腸的推動按摩作用亦加強，因而，胃腸平滑肌的張力和蠕動增加，所以排便及時。氣功治療還避免了由於灌腸所致的機械刺激及服瀉藥後的不良反應。曾用氣功治療對一二六例便秘患者進行臨床觀察，其中一例大便相隔時間最長達十天以上。全部病例開展內養功，基本不用潤腸藥或瀉下藥，除一例結腸痙攣性便秘無效外，大多數患者在練功七天後，便秘消失。

## 149 氣功鍛鍊治療過敏性結腸炎情況如何？

據對九例慢性過敏性結腸炎的療效分析：九例慢性結腸炎中有女性八例，男性一例，年齡最小者爲二十二歲，最大者爲五十歲。病程最長者有三十年，最短者爲兩個月。腹瀉次數每天二～四次，甚至五～六次。大部分與飲食及氣候有關，食生冷油膩即轉劇。而且，大部分伴有腹痛、腹脹、納呆及腰背疼痛等症狀。

在此九例當中，發現肝腫大七例，肝大的程度一～二指，肝功能檢查均正常。放射線胃腸鋇餐檢查，六例無異常發現，兩例有十二指腸潰瘍，一例胃下垂。乙狀結腸鏡檢查，四例無異常發現。大便孵化及細菌培養，九例均爲陰性，過去經中西藥治療無效。後來，通過氣功鍛鍊，治療時，其他療法停止，經一～二個月，結果痊癒者七例，顯著進步者二例。痊癒的病例，經過一～二個月觀察，雖食生冷油膩，未見復發。

## 150 氣功鍛鍊治療神經衰弱情況如何？

對神經衰弱者採用以氣功爲主，進行綜合治療的九七三人中，經過三十天左右的鍛鍊，有效八七〇人，占八九・五%，無效一〇三人，占一〇・五%。對治療結束時其中療效不好的六十四例患者繼續開展以氣功爲主的鍛鍊，經三個月至一年的鍛鍊，與治療結束時相比較，好轉的二十例，無改變的二十三例，惡化的二十一例。

如果病人對疾病有正確的認識，並在行動上主動積極參加或接受各種醫療措施，則療效較佳。同時對二十二例患者進行眼心反射、坐臥反射檢查，以及對十六例進行血管測定，觀察到主觀能動性的發揮程度，同療效的好壞、患者機體交感神經和副交感神經的張力和反應性的改變有密切關係。植物性神經張力，以及反應性之所以改變，可能與治療後神經靈活性有所改善和交感神經的平衡性有所調整有關。

## 151 氣功鍛鍊治療精神分裂症情況如何？

對兩百名各種類型的神經分裂症者進行氣功治療，經過半年的氣功鍛鍊，治療率達九三%。他們認爲，人類的一切活動，包括行爲舉動、精神活動及內臟活動等，都是通過神經系統的指揮和協調作用加以實現的。

通過氣功鍛鍊，可使頭腦寧靜，神經的興奮和抑制漸趨平靜，從而增強神經系統的調節能力，提高機體的生命活動力，使身心獲得健康。

## 152 氣功鍛鍊治療腰椎間盤突出症情況如何？

對十例腰椎間盤突出症患者進行觀察治療。其中男性九例，女性一例；病程最短者三個月，最長者已超過兩年。有外傷性及無外傷性者各五例。治療前，均有腰部運動的障礙，前屈度最大者四十度，最小者二十度。患肢直腿抬舉試驗，最大者四十度，最小者二十度。拉西克氏試驗，最大者三十五度，最小者十五度。X光正側位攝片檢查，無其他腰椎骨關節器質性病變。

這些腰椎間盤突出症患者都經過多種保守療法，如針灸、理療、封閉、臥硬板床、石膏背心固定及藥物治療等，均無效果。經過氣功治療（最短者十次，最長者二十次，平均十五次），結果治療者七例，顯著進步者三例。

## 153 氣功鍛鍊治療高血壓情況如何？

採用以氣功治療為主的綜合性療法對一百個高血壓患者進行治療。一百例高血壓患者（住院病人五十例，各大小醫院門診病人也五十例）經綜合性療法治療，有效率九三％。病程越短，療效越好；病程十年以上的九例中只有一例無效，其餘八例都取得療效。他們對這一百例高血壓患者進行練功觀察，發現練功五分鐘後，血壓即開始下降，練功二十分鐘時，可達阿米妥試驗三小時後之水平，故有顯著的降壓作用。

通過對腦電波描記、皮膚電位值等研究，都說明氣功入靜時，大腦皮膚處於主動性內抑制狀態，不僅能降血壓，而且能糾正高級神經活動的不平衡。氣功療法對降壓和鞏固療效均有作用。在氣功治療的同時，使用降壓藥物，能加強其作用，療效會更明顯。

## 154 氣功鍛鍊治療心臟病情況如何？

對五十三例心臟病患者進行氣功鍛鍊的效果觀察。通過觀察，發現氣功對各種類型的心臟病均有一定程度的療效。練功後，患者均感心神安寧，氣血調和，循環改善。練功時，全身基礎代謝率明顯降低，機體能量消耗也明顯下降，從而使心臟負擔減輕，功能增強，防止心臟病惡化。他們認爲，氣功療法除了可作爲各種類型的器質性心臟病綜合治療的主要措施之外，亦可作爲心導管檢查、術前準備和術後傷口止痛、恢復和增強心外科手術病人的心肺功能的一種手術。

## 155 氣功鍛鍊治療心動過速情況如何？

對九例心動過速的患者進行氣功治療，經過一段時間的氣功鍛鍊之後，其中有九例全部好轉，陣發性室上性心動過速發作驟停，心率由一八〇～二百次／分降為七十～八十次／分，竇性心動過速逐漸回復到正常心率，且能使心悸、心前區不適、氣急、胸悶、頭暈和乏力等症狀減輕或消失。

他們還觀察到：氣功對竇性和室上性心動過速有一定的療效，但對於由風濕熱、細菌性心內膜炎等嚴重疾病所起的心動過速則只能起輔助作用。

## 156 氣功鍛鍊治療青光眼情況如何？

對氣功鍛鍊治療原發性青光眼的療效、機制進行探討。根據一一五例臨床觀察，發現氣功對某些用其他方法治療未能控制眼壓的原發性青光眼患者有一定的療效，有效率達六〇％。但療效的獲得需要較長時間（一～三個月）的鍛鍊，並掌握適合於自身的鍛鍊方法。要鞏固療效，還必須堅持練功。氣功對年輕的早期患者療效較好。

眼科把二三〇例青光眼分為三組進行療效觀察比較。第一組一〇四例（充血性八十例，單純性二十四例），單用西醫方法治療。第二組七十二例（充血性五十二例，單純性二十例），用西藥及辨症論治。第三組五十四例（充血性三十六例，單純性十八例），除西藥與辨症論治外，同時做氣功。治療結果是：第三組需手術之病例大為減少，為五例（占一五・二％），而第一組、第二組需手術的分別為三十四例（占三二・七％）和十一例（占一五·二%）；第三組只需要用縮瞳劑，無需內服乙酰唑胺即能維持正常眼壓者增多，爲三十四例（占六二·九%），第一組、第二組則分別爲二十八例（占二六·九%）和三十四例（占四七·二%）。

一些醫療單位對以氣功爲主的綜合療法治療各型各期的原發性青光眼進行臨床觀察，發現氣功療效主要表現爲：一是降低眼內壓；二是增進視覺功能（視力和視野）；三是消除主覺症；四是減少症狀發作和眼壓波動。

實驗證明，用包括氣功在內的綜合療法治療原發性青光眼時，也必須辨症施治。對不同病人，不同病期、病型和不同症候應採用不同的練功方法，才能不斷鞏固和提高療效。大體上，急性充血型青光眼多表現爲心肝火盛的實證（上盛型），根據「實則瀉之」的原則，應採用意守下部、呼長吸短等屬於瀉法的功法。反之，晚期或慢性單純型青光眼多表現爲氣血兩虧、上下俱虛的虛證，根據「虛則補之」的原則，宜採用意守丹田、存氣閉息、咽津提肛等屬於補法的功法。

# 第九章・運氣療法

## 157 什麼叫氣功運氣療法？

氣功運氣療法是我國醫學珍貴的遺產之一，是氣功療法的一種流派。它是通過醫者練功運氣，從自身的某些特定穴位『內氣』外放（又稱發射『外氣』），在不接觸病者軀體的情況下，『外氣』能被病者的某些穴位接收，轉化爲病者的『內氣』並使之感到酸、麻、脹、冷、熱、重壓等感覺。這種感覺同針灸時受到的感覺相類似，氣功學稱爲得氣感。極少數病人還會有肌肉收縮及出汗等反應，從而達到治病目的。這個方法稱爲**氣功運氣療法**。

## 158 氣功運氣療法做了哪些動物和細菌實驗？

**動物實驗**：林雅谷、鄭榮蓉等人測試本書作者林厚省氣功師從勞宮穴發放的『外氣』，離兔子十厘米遠，作用於兔子的一定穴位上。兔子接收這種『外氣』後，細胞電泳發生明顯的變化，鼻尖溫度上升了三度C。

**細菌實驗**：測試本書作者林厚省從勞宮穴發放之『外氣』。離螢光菌十五厘米遠，『外氣』作用於螢光菌上，立即使它的發光程度增加六八％。

## 159 氣功運氣療法做了哪些物理實驗？

**液晶實驗**：張發吉、葉梓栓等人測試本書作者林厚省氣功師從勞宮穴發放之『外氣』，離液晶板一尺遠，能使黑色的液晶變成藍色。

**熱象儀實驗**：王崇行等人採用熱象儀測試本書作者林厚省氣功師從勞宮穴發放之『外氣』。離熱象儀一米遠處，熱象儀攝影顯示，林厚省勞宮穴之皮膚溫度上升二·八度

C，穴位處有明顯之光圈。

## 160 氣功運氣療法做了哪些生理指標實驗？

**血壓變化實驗**：採用氣功運氣治療高血壓，對三十三個高血壓患者進行觀察，發現都有降壓效果。其中兩例血壓（收縮壓）下降達二十毫米汞柱以上，一例下降達二十四毫米汞柱。半小時內，患者在臥床狀況下，血壓如此下降，應該是有意義的變動。另一高血壓患者經過八次運氣治療，在治療前後進行測定比較，幾乎每次都有不同程度的血壓下降。最明顯的一次，血壓由一九〇／一〇八毫米汞柱下降至一六六／一〇四毫米汞柱，說明運氣治療對血壓確有一定的影響。

**血象變化實驗**（包括嗜酸性血球絕對數值）：實驗證明，經過氣功治療的患者，白血球總數都有增加，其中淋巴性白血球成比例上升，中性白血球則相應下降。嗜酸性血球與大腦皮質的機體狀態有很大的關係。睡眠時嗜酸性血球增加，緊張時則減少；而運氣治療後，其波動率往往有明顯的改變。這說明運氣治療對它有一定的影響。

**胃蠕動觀察實驗**：對兩位患者，在X光線下，觀察運氣治療對胃蠕動的影響。其中一人有十餘年的胃下垂史，經過運氣治療後，可見胃蠕動增加，頻率加快。另一人患過敏性結腸炎，經過運氣治療，亦可見胃蠕動明顯增加，頻率加快，同時還可見到胃體明顯收縮而下界上升的現象。

## 161 氣功運氣療法做了哪些臨床實踐？

據不完全統計，運用此療法，對精神分裂症、腰椎間盤突出症、高血壓以及截癱等慢性病之治療，都獲得一定的療效。

# 第十章・「外氣麻醉」

## 162 什麼叫『氣功麻醉』?

氣功麻醉是繼針刺麻醉之後又一項大膽的嘗試。它是氣功醫師在氣功運氣的基礎上，以身體的某特定部位發放『外氣』離體輸入病者的穴位，不用任何麻醉藥，不用針刺，使病者在手術中不感到疼痛，達到麻醉止痛的作用。

## 163 氣功麻醉的依據是什麼？

我們同有關科研單位合作，用儀器測試氣功醫師發放的『外氣』，證明有低頻調製漲落的紅外信息釋放。同時還做了動物實驗、液晶實驗、螢光菌實驗和熱象儀等實驗，證明通過離體或離物將『外氣』作用在有生命或無生命的物體上，都能使其產生不同程度的變化。更主要的是氣功醫師在不接觸病者身體，發放『外氣』，作用於病者的某些穴位上，會使病者感受到酸、麻、脹、冷、熱、重壓等感覺，與針灸『得氣』感相似。在治療神經官能症和精神分裂症時，有的病者暴躁情緒立即安定下來；在治療某些癌痛和痛經病人時，也有一定的效果。這就給氣功的『外氣』麻醉、鎮靜、止痛提供了更爲直接的依據。

我們就是在上述實驗依據的基礎上完成了二十二例優良級氣功『外氣』麻醉手術。

## 164 氣功痲醉做手術情況如何？

一九八〇年五月九日上午，做了第一例氣功痲醉手術，爲一位病者摘除了甲狀腺腫瘤。第一例氣功痲醉的成功，使以後在進行氣功痲醉手術時增強了信心和奠定了基礎。

有關單位協作，運用本書作者林厚省氣功師發放的『外氣』，進行痲醉，施行外科手術二十二例，其中有甲狀腺腫瘤切除、舌甲腫瘤切除和胃大部切除等手術均獲得成功。術中病人神志清醒，能講話，術後無副作用，身體恢復較快，病人和醫生均滿意。

## 165 氣功痲醉的前景如何？

氣功痲醉的工作剛剛開始，由於開展的時間短，科學研究的各種實驗也未跟上，還需要積累更多的病例以總結其規律。特別是痲醉的原理是什麼？其機制又是什麼？還有待於今後進一步的探索。

因爲開展氣功『外氣』麻醉的氣功醫院較少，我們設想用仿生學的方法，即用儀器模擬氣功醫師發放的『外氣』信息，代替氣功醫師進行麻醉。這樣就能推廣應用，臨床價值也更大。如果能創製出合適的儀器，發放模擬『外氣』的性能恆定，那麼麻醉的效果也就會更加理想。盼望有志於這方面研究的人能夠同心協力，共同研究，在研究生命科學方面攀登高峰。

# 第十一章・仿生方法

## 166 什麼叫信息和氣功信息療法？

信息是什麼？通俗地說，『信』就是信號，『息』就是消息，也就是物質存在的方式和狀態，即運動的特點、信號和消息。人類社會有社會信息，自然界有自然信息，非生命有非生命的信息，生命也有生命的信息。

『信息』一詞據說首先出現在美國數學家維納的『控制論』一書中。書中說：『信息是人們在適應外部世界並且使這種適應反作用於外部世界的過程中，同外部世界進行交換的內容的名稱。』所以信息與物質及其運動（能量）有密切的關係。簡單地說，信息就是物質運動某種特定形式的客觀反映，它滲透到各種科學領域，是一種綜合性的邊緣學科，稱爲『信息論』或『信息科學』。

『信息療法』是近幾年來在氣功『外氣』發放的基礎上發展起來的一種治療方法，因此，它屬於氣功療法的範疇。據儀器測試，氣功醫師發放的『外氣』是紅外電磁波、磁和靜電等信息。氣功信息療法就是通過氣功醫師發放『外氣』（也可稱作「信息」），用於治療疾病的方法。

## 167 氣功信息仿生的運用情況如何？

氣功信息仿生是根據氣功醫師發放的外氣（如受低頻漲落調製的紅外電磁波信息等），採用仿生的方法，即用儀器模仿氣功醫師的紅外信息的方法，製造成氣功信息治療儀，用來治療疾病，其作用與氣功醫師發放的外氣作用相近似。這種方法稱作**氣功信息仿生方法**。由於儀器發出的載體物質多數是受低頻漲落調製的紅外輻射，所以又叫**氣功紅外信息治療儀**。

最早製造氣功信息治療儀的是何慶年和張惠民等先生，他們在氣功運氣療法的啓示下，從仿生學的角度，用儀器模仿氣功醫師趙光發放的遠紅外信息，製造成遠紅外信息治療儀。用這種儀器治療兩百多例各種疾病都獲得了較好的療效，其效果與氣功醫師發放『外氣』治療相似。嗣後，模仿本書作者林厚省『外氣』物質之一——受低頻漲落調製的紅外電磁波，用光電轉換方法製造成QX—四型氣功紅外信息儀，獲得一九八〇年的中國大陸科技成果獎。

一九八〇年以來，根據本書作者林厚省發放的『外氣』信息，分別研製成SM—〇一型生命信息模擬儀、中研II號氣功紅外信息治療儀、上中研SZY—一型、SZY—二型和SZY—三型氣功信息治療儀，並開始批量生產。經鑑定，這些儀器性能良好，對治療某些慢性病如高血壓、哮喘、神經官能症、心臟病、假性近視等有一定的療效。現在，不少醫療單位已把這些儀器應用於臨床，開始爲病人服務。

## 168 SZY—1、2、3型氣功信息治療儀有何特點和用途？

本儀器是模仿本書作者林厚省氣功師發放的『外氣』——受低頻漲落調製的紅外電磁波——而研製成功的仿生治療儀。經有關部門批准，已開始批量生產。這種儀器的主要特點是磁帶轉換式的，氣功信息以低頻漲落調製的電脈衝和紅外輻射兩種形式輸出；儀器輕巧，操作簡單，治療方便，療效較快較好。經鑑定，這種氣功信息治療儀有止痛、消炎和解痙作用，應用於臨床，對高血壓、心臟病、哮喘、假性近視、肩周炎、急性扭傷、腰肌勞損、腦震盪後遺症、神經官能症等均有較好的療效；對緩解頭暈、嘔吐、失眠及各種疼痛等症狀和搶救心臟病等危重病人有一定的療效。

ＳＺＹ—一型爲輕便式，攜帶方便，便於巡迴治療時使用，而且具備兩種功能，治療時可作治療儀使用，平時還可作放音設備使用。ＳＺＹ—二、三型均爲台式，適合於醫療單位的診室使用，其中三型可同時治療兩位病人。這些治療儀既適合於科研單位、大專院校、醫院、工廠醫務室使用，也適合於個人和家庭使用。

# 第十二章・綜合部分

## 169 什麼叫『內氣』、『外氣』?

氣功是練氣和練意的運動。在練功進入深化階段時,練功者會自我感到氣在體內循經運轉,這種氣感,我們稱它爲『內氣』。李時珍在《奇經八脈考》中指出:『內景隧道,惟返觀者能照察之。』此乃是練功過程產生『內氣』感應的一種生動描述。用輻射場照相,能提供『內氣』的指標。我們認爲,『內氣』存在於人體之中,它在體內起到力量或能量的作用。

練功有素者,『內氣』充足,通過意念,能將『內氣』從自身的某些穴位外發,外發出來的『氣』稱『外氣』。『內氣』是『外氣』的根源,沒有『內氣』,就不可能有『外氣』。

我們認爲，『內氣』與『外氣』是統一體，『內氣』是『外氣』的基礎，『外氣』則是『內氣』在體外的反映。歷史上，氣功發放『外氣』，稱爲『布氣』，發放『外氣』爲人治病，古已有之，流傳民間頗久。

中國醫學認爲：氣是構成人體生命活動的基本物質。所以，不管是『內氣』或『外氣』，雖然都是看不見、摸不到的，但『氣』是物質，這一點是不容置疑的。關於『氣』的物質基礎，已有場、生物能量、遠紅外輻射、次聲、某種流、信息及其載體的實驗結果。對於『氣』本質的探索，有志者仍需努力，才能揭示其全部奧秘。

## 170 什麼叫任脈和督脈？什麼叫小周天？

任脈是循行於人體胸腹部正中的氣脈。它起於胞中（指盆腔中的內生殖器官），下出會陰，沿腹面正中線上行，經陰阜、腹部、胸部、頸部直到下唇下方正中，由此分爲左右兩支，經面部到眼眶下。它爲『陰脈之海』。足三陰經在小腹與任脈相交，使左右兩側的陰經通過任脈而相互聯繫，因此任脈對陰經有調節作用，故稱『總任一身之陰經』。它能調節月經，妊育胎兒，故稱『任主胞胎』。

督脈是循行於人體背部正中的氣脈。它起於胞中（指盆腔中的內生殖器官），下出會陰，沿著背面正中線上行，經過骶部、腰部、背部、項部，進入腦內，再沿頭部正中線，由項經頭頂、額部、鼻部、上唇，到上唇內唇繫帶處；並有支脈絡腎、貫心。它爲『陽脈之海』。六條陽經都與督脈交會於大椎。督脈對陽經有調節作用，故稱『總督一身之陽經』。督脈屬腦，絡腎，腎生髓，腦爲髓海，因此，督脈基本上反映腦與脊髓的生理、病理狀況，並使腦、脊髓與內生殖器相聯繫。

氣沿著任、督二脈循行稱小周天：即氣由丹田起，逐漸向下，經過會陰、尾閭（長強），然後從背脊上行至大柱（大椎），再上行至玉枕（風府），直到頭頂泥丸宮（百會），然後再經神庭（印堂）沿額中至鼻柱，過索髎（鼻準），通於任脈。有時至神庭後分兩岔，從眼下至兩頰而合入口中，過舌尖而和任脈會合。氣的這種小循環的循行，在氣功術語上稱『小周天』。

## 171 什麼叫氣湧沖脈和氣通帶脈？什麼叫大周天？

沖脈，爲總領諸經氣血的要衝。其脈上至於頭，下至於足，能調節十二經氣血，故沖脈有『十二經之海』和『血海』之稱。它起於胞中（指盆腔中的內生殖器官），並在此分爲三支：一支沿腹腔後壁，上行於脊柱內；一支沿腹腔前壁挾臍上行，散布於胸中，再向上行，經喉，環繞口唇；一支下出會陰，分別沿腹內側下行到大趾間。氣衝沖脈是氣由小腹上衝，瞬時即到胸中便散。這是氣衝沖脈常見的現象。

帶脈圍腰一周，有如束帶，能約束諸脈，所以有『諸脈皆屬於帶』的說法。它起於季脇，斜向下行到帶脈穴，繞身一周，再向前下方沿髂骨上緣斜行到小腹。氣通帶脈是氣從丹田發出，向左而轉回右，返回丹田，好像一條串著的圓珠在腰間轉動著。這就是「氣通帶脈」。

練功進入深化階段，氣沿十二經絡及奇經八脈大循環地循行，在氣功術語上稱『大周天』。

## 172 什麼叫三關？三關在何處？

三關是指氣通小周天時，督脈路線有三處氣行不易通過的地方。《金丹大成集》說：『問背後三關。答曰：腦後曰玉枕關，夾脊曰轆轤關，水火之際曰尾閭關。』

玉枕關位於後頭部，正當仰臥後腦著枕處。玉枕穴是在兩側風池穴連線中點之上方，爲三關最不易通過之處，故又名「鐵壁」。

轆轤關位於背部第十四椎上，即仰臥時正常兩肘尖連線點正中處。尾閭關位於脊椎骨最下端，上連骶骨，下端游離，在肛門後上方。該處有長強穴。氣通三關時，首先是順其自然地運行，有時很順利，有時則會遇到障礙。如在夾脊轆轤關遇到障礙時，一方面可輕輕用意把氣上引，一方面採用提撮肛門法，使氣通過，也可以在功前先拍打按摩夾脊穴和轆轤穴。在玉枕關遇到障礙時，可以閉目上視，輕輕用意引氣上行，直透此關。但絕對不能急於求成，以防偏差。日日行之，功到自然成。

## 173 什麼叫丹田？丹田在何處？

丹田，歷來養生家都很重視，他們把練功的希望都寄托在這裡，認為這是人體煉丹的好地方。他們認為丹田不是一個點，也不是一個穴位，而是一個區域，是一片田。種麥子的地叫麥田，生長稻穀的地叫稻田，產煤的地方叫煤田，而在人體煉丹的地方就叫作**丹田**。古代修道者求取長生、得道時，用金屬一類物質放在煉丹爐裡冶煉，然後吞服，結果很多人不僅未能長生不老，反而中毒身亡。後來一些養生家想在人體內部用呼吸意守的修練方法而生出一個仙丹靈藥來∴想在頭部生丹就稱上丹田，在胸部生丹稱中丹田，在小腹部生丹就稱下丹田。

古人認爲，丹田是滋養全身的重要部位，並有『呼吸出入繫乎此，陰陽開合存乎此。無火能使百體皆溫，無水能使臟腑皆潤，關係全身性命，此中一線不絕，則生氣一線不亡』的說法。武術家認爲：『練成丹田混元氣，走遍天下無能敵。』由此可見，丹田部位對練功家來說是極其重要的。但丹田在何處呢？古代記載互有出入，說法也不一致，不僅有上中下丹田之分，還有前後丹田之別。上、中、下丹田的講法也不同：上丹田有的指百會，有的指印堂，有的指祖竅；中丹田有的指膻中，有的指臍部；下丹田有的指臍中，有的指臍肉，有的指臍下一寸三處，有的指臍下一寸五處，有的指臍下三寸處，也有人認爲下丹田爲會陰部，後丹田爲命門。總之，衆說紛紜。

作者認爲：丹田有三，即兩眉之間爲上丹田，心窩處爲中丹田，臍下小腹爲下丹田。我們常說的意守丹田是指意守下丹田，即意守臍下小腹處即可。

## 174 什麼叫意守丹田？其意義何在？

意守丹田是指練功時用意默默地微思丹田部位，稱意守丹田。

上丹田在頭部。凡氣虛下陷、頭畏風寒、腦貧血、血壓低等患者，宜意守上丹田，因爲上丹田爲諸陽之會。

但初學氣功者不要馬上意守上丹田，以免氣機上竄，發生偏差。如果患者屬心火上炎、肝陽上亢及高血壓等症，更不能意守上丹田，以免加重病情。

中丹田在胸部。如患者症屬中氣下陷，以及婦女月經過多者，可意守中丹田。但初學者意守中丹田最好在老師的指導下進行，以免出現胸悶、氣急等現象。

下丹田在小腹部。歷代練功家多主張意守下丹田。我們平常所說的意守丹田是指意守下丹田而言。因為這個部位同人體生命活動的關係最為密切。它位居人體中心，其範圍包括關元、氣海、命門等穴，自然包括這些穴位的作用，能助腎氣，提高腎的功能；它又是任脈、督脈、沖脈、帶脈等經氣運行的氣點，是眞氣升、降、開、闔的樞紐；它也是男子藏精、女子養胎的處所。

因此有人認為，下丹田是『性命之祖』、『生命之源』、『五臟六腑之本』、『十二經脈之根』、『陰陽之會』、『呼吸之門』。所以，練功家都很重視意守下丹田的鍛鍊，因為它是匯集、儲存和運轉眞氣的主要部位，又是眞氣升降出入的基地。重視意守下丹田的鍛鍊，能獲得強身、防病、治病之效。

## 175 什麼叫氣貫丹田?

氣貫丹田是指練功時有意識地把氣往丹田部位貫入，借助於呼吸時胸部感覺的力量，使氣向丹田部位衝擊。

從生理解剖的角度看，呼吸之氣，無論如何是不會達到丹田部位的。但氣功理論認為，借助於呼吸的感覺，通過膈肌的上下升降，腹部的前後脹縮，在反應上可以在人體正中建立一條衝向丹田部位的興奮線。

這條興奮線建立後，就加強了意識對丹田部位的刺激力量，所以也可以說，氣貫丹田是加強意識對丹田刺激的一種強化手段。

由於丹田部位是性命之祖，生氣之源，經脈之根，所以，用意識對丹田部位進行刺激，加強了丹田之氣，這對於培養元氣，增進健康，能起良好的作用。

## 176 怎樣選擇意守點和意守部位？

選擇意守點和意守部位時，必須根據個人的神經類型，以及功種、病種、病情的不同而選擇之。

**根據神經類型選擇**：如果是安靜型，在練習氣功時容易入靜的，宜選擇意守自身的某一點或某一部位，例如意守自身的丹田部位或湧泉穴、膻中穴。如果是活潑型，在練習氣功時不易入靜的，宜選擇意守外景，例如意守海洋、花木和美麗的景物；甚至可意守某一歡樂的情景。

**根據練功的功種選擇**：練習氣功中的靜功，宜選擇自身的某一部位作爲意守點；如果是練習動功或動靜結合功，宜選擇外景作爲意守點。例如，早晚在戶外散步或進行開眼站樁，行功時多採用外守法。另外，意守外景，主要應該在內守不適應，或內守後出現副作用之情況下採用。

**根據病種的不同選擇**：例如高血壓患者，意守點多選擇身體下部，如下丹田、湧泉穴位等，以利氣血下行，降低血壓。低血壓或貧血患者，意守點多選擇身體中上部，以利氣血上升，升高血壓（當然，意守頭部時，需在醫師的指導下練習）。

根據病情的區別選擇：例如，上實下虛的病者，意守點多選擇身體下部；而上虛下實的病者，意守點多選擇身體中上部。又如腎虛命門火衰者，可以選擇意守命門穴，以提高腎的機能；脾胃虛弱者，可以選擇意守足三里，以增強陽明胃經的機能活動。

## 177 怎樣具體掌握意守下丹田？

練功者意守，多選擇意守下丹田。許多功法都要求腹式呼吸。開始練習腹式呼吸時要以意引氣，使氣由淺入深，逐漸達到小腹（即氣貫丹田），每當進行呼氣吸氣時，思想即集中於呼吸的出入，默默地意念小腹丹田處，並注意小腹的鼓起和回縮，此即謂意守丹田了。至於丹田部位，不能認爲是一竅一穴之地，可以意守小腹表面正中的大部分，也可意守小腹部相當大的一塊體積。當入靜進一步加深，即應放棄對呼吸的意守。這時只覺小腹緩緩起伏，全身感到輕鬆舒適，近似萬物皆虛之境界。

在意守丹田的同時，一定還有雜念不斷襲來，此乃自然現象，要不急不躁，耐心排除，始終使思想集中於小腹部。如果某次練功雜念較多，令人心煩意亂，不能守住丹田時，也可暫停練功片刻，在原地緩緩散步，或做幾節保健功，或做一套廣播體操，待心情平靜後再繼續意守丹田。

## 178 怎樣掌握意守的火候？

所謂意守的火候，是指意守時掌握注意力的強度。火候適度，就是指意守強度要適中。這在練功中是一大難題，不少人因火候掌握不當，走了彎路，甚至出了偏差。要掌握意守的火候，練功者必須在實踐中親身體驗，自行調節，由微至弱，由弱至強，逐漸達到適宜。臨床實踐告訴我們，意守強度太小，雜念常較繁多，丹田就難以守住；意守強度偏大，雖然雜念可以減少，但易招致頭痛、頭脹、精神緊張等不適症狀的出現。怎樣掌握才算適度，古人在這方面體會尤深。他們主張：『不可用心守，不可無意求，用心著相，無意落空，似守非守，綿綿若存。』這個經驗是完全可以遵循的。

練功初期的意守火候比起『似有若無』應偏大點，這樣可有助於排除雜念，但要以頭不脹、不痛、精神放鬆爲度。在這樣的基礎上，隨著練功時間的加長，可逐漸減少其強度，達到綿綿若存的程度。另外，每次練功時，意守強度也不能千篇一律。如果這次練功雜念較多，意守強度可適當加大；雜念很少，則可減弱。意守過濃，即意守強度過大，時間過長，意守點出現發熱，甚至發展到鼓脹，那就必須停止此意守，或轉移到其他意守點，以防不良效果的產生。

## 179 怎樣才叫入靜？

所謂入靜，是指思維活動相對單一化，雜念減少，對內外刺激因子反應減弱。入靜程度取決於功夫的深淺。入靜在主觀感受上常呈現『恬淡虛無』的境界。入靜境況往往隨著氣功功夫的進展而步步深入。其境況，人與人之間差異甚大；就一個人而言，每次練功的感覺也不一樣。

初步入靜多表現為心平氣和，情緒安定，精神集中，雜念減少，意守內容相對穩定，對外界刺激的反應也有所減弱。進一步鍛鍊，思緒更加淨化，主觀上僅有一絲息相，綿綿密密，心息相依，心神寧靜，意念專一。

入靜進一步發展，則自覺恬靜虛無，靜若止水，或覺輕飄飄如縷縷青煙，或覺游蕩蕩似騰空駕霧，其美感可以體會，而難以形容。但出現這種高度入靜的機會不多，一旦出現時，應抓緊時機練功，既不能追求，也不能留戀，以免造成胡思亂想的弊病。

## 180 入靜的生理作用是什麼？

入靜對人體具有廣泛而重要的生理意義。首先，入靜狀態對人體具有積極的保護作用。

衆所週知，興奮、抑制活動乃是高級神經活動的基本過程，一切反射，包括高級思維活動，都有賴於神經細胞的興奮過程。由於興奮活動伴隨著生化成分的異常消耗，因此，當其持續過長或過度強烈時，可能導致高級神經中樞的機能障礙。

根據高級神經活動規律，興奮過程必須在抑制過程的密切協調之下，才能行使其正常的生理職能。氣功入靜狀態下的內抑制同其他生理抑制一樣，不但保證了各種反射的精確實現，對大腦細胞生化成分及生理機能也具有保護、調節和恢復的作用。

人體是一個高性能、多層次的生物控制系統，大腦半球則是自動控制系統的調節樞紐，機體的整體、器官乃至細胞水平的一切生理過程，都是在高級神經中樞的控制、調節之下進行活動的。

實驗證明，氣功入靜後，腦電波趨向同步化，腦細胞電活動達到有序化，高級神經活動的功能得到加強，神經的調節作用進一步改善，從而將整個機體推移到一個新的動態平衡狀態。在氣功入靜狀態下，基礎代謝降低，單位氧耗率下降。常人熟睡時，單位氧耗率較清醒狀態下降一〇%；而入靜時，單位氧耗率則又低於熟睡的水平。

此外，氣功性抑制對大腦細胞的物質成分又起著補充、恢復的作用。在氣功入靜狀態下，可導致機體系統熵（熵的增加率大於排出熵流量是生物體衰老的標誌）增加率變小，血漿中皮質激素、生長激素含量下降，中樞神經介質、五－羥色胺水平提高。這表明入靜乃是一個生理的低能量代謝過程，從而實現了良好的儲能作用。

實驗還表明，入靜狀態下，交感神經張力下降，副交感神經張力提高，兩者的協調關係得到進一步的改善，使機體處於一種鬆弛反應狀態。這對防病治病都有積極意義。

## 181 入靜後常出現哪些感應？如何對待？

練功過程中，由於呼吸調整和意守丹田等內容的鍛鍊，使大腦皮層處於一種氣功特有的時相狀態，此狀態對經絡、氣血、臟腑等組織結構均具效應性的影響作用，這樣機體內部或體表必將產生種種生理改變，這就是練功入靜後出現種種感覺的生理基礎。顯然，入靜狀態下的多種效應又是練功入靜的另一種表現形式。

臨床上入靜後常有頭腦清晰、心情舒暢、精神安定等感覺，全身或某部出現溫熱、清涼、肌肉跳動、麻軟舒適等感覺，或感到整個機體或某些部位變大或縮小，軀體輕盈飄渺，時間觀念不清等等。

總之，入靜後的感覺是多種多樣的，古人稱之爲「八觸」，即一動、二癢、三涼、四暖、五輕、六重、七澀、八滑。也有人認爲，八觸包括一掉、二猗、三冷、四熱、五浮、六沉、七堅、八軟等。

上述景象的出現乃屬正常現象，對此一不追求，二不恐懼，可順其自然，繼續練功。當發現有驚叫或恐懼的情景出現時，一定要保持心情鎮定，不理不睬，繼續守住丹田，這樣就可免於受害。

## 182 姿勢與呼吸對入靜有何影響？

不論是什麼氣功功法，都是由姿勢、呼吸和意念三方面內容組成的，三者之間存在著相互依存、相互爲用的關係，因此，擺好姿勢、呼吸的調練都有助於入靜狀態的形成和發展。

姿勢對入靜的影響顯而易見。姿勢不正確，全身某些肌肉不能放鬆而處於緊張狀態時，就必然向相應的大腦皮層發放一系列非良性的向心性興奮衝動，有礙入靜。相反，自然舒適的姿勢和全身肌肉的最大放鬆將會減低大腦皮層的興奮而有利於入靜。

呼吸對入靜的影響也有很大的關係。意守是入靜的手段，而意守丹田之初多由意守呼吸開始，故呼吸調整的好壞直接關係到意守的成敗，也直接關係到入靜的優劣。

『息調則心定』即是上述關係的概括。呼吸悠、勻、細、緩的運動本身可成爲單一的良性刺激因子，有助於誘發入靜。

每當姿勢緊張，呼吸不調和，也必然會心緒散亂，雜念叢生而無法入靜，而入靜較好時則姿勢越是放鬆舒適，呼吸也越發勻暢調和，這即是調身（姿勢）、調息（呼吸）、調心（意念）三者相輔相成、相得益彰的具體表現。

## 183 入靜與昏沉有什麼區別？

練功入靜與練功昏沉是臨床上比較容易出現的兩種情況。因爲兩者的生理基礎不同，效應不一，故必須嚴格區別開來。練功入靜乃是大腦皮層處於氣功特有的活動時相，這時，主觀意識培養起來的良性興奮灶占據優勢地位，其它部位在意識作用下處於抑制活動，從而使大腦呈現有序化的狀態。而昏沉則是大腦皮層由清醒向睡眠狀態發展的過程，大腦皮層以蒙受廣泛範圍的抑制活動爲特徵。

入靜後，練功者自覺頭腦清晰，雜念減少，對外界刺激反應減弱。停功後，自覺全身舒暢，精神倍增。而昏沉則表現爲頭腦昏昏，意識時清時濁，有時表現爲雜念減少，有時出現短暫的夢景，或出現突然驚醒的狀態，停功後自覺精神疲憊，全身酸懶。

練功者要精心練習，仔細體會入靜之感，善於誘導，使入靜逐漸加深。如係昏沉，則應及時糾正。

## 184 影響練功入靜的常見因素有哪些？

影響入靜的因素很多，總的來說不外是有利因素和不利因素兩類。練功中要充分利用有利因素，減少或杜絕不利因素，以保證練功入靜的順利進展。

有利於入靜的因素是：

幽靜的環境、柔和的光線能減少新異因子對大腦皮層的刺激，利於練功入靜的形成。在溫度適宜和空氣新鮮的室內或戶外練功，常感到心曠神怡，頭腦清晰，對促進入靜有一定的積極意義。

心情舒暢，情緒樂觀，能使心氣平和，心神安定，有利入靜。

正確掌握練功方法和動作要領，此乃是入靜的必備條件。當練功得法，並依循序漸進的要領鍛鍊，則可少走或不走彎路，獲得預期的入靜效果。

堅定信心是練好氣功的思想基礎。氣功療法是自我療法，必須發揮個人的主觀能動作用，精心操練，克制雜念，才能順利入靜。

影響入靜的不利因素是：

思想負擔和精神壓力過重，常使心緒煩亂，雜念、惡念叢生，不利於入靜。

練功急於求成，用意不當，和有意追求某種景象或強求入靜，結果反而造成精神緊張，大腦興奮，有礙入靜。

疾病會給心神帶來不安，也會給機體造成痛苦，純屬惡性刺激，當然影響入靜。

練功姿勢不正確，呼吸不調和，思想不集中，產生胡思亂想，直接影響入靜。

另外，從個人修養看，修養好的易於入靜，修養不好的不易入靜。從神經類型看，抑制型者易於入靜，興奮型者則不易入靜。其他諸如年齡、性別等等對入靜也有一定的影響。但不管怎樣，只要對練功有信心，認眞掌握練功要領，逐漸排除雜念，隨著練功時間的延長，終會獲得入靜的效果。

## 185 不能入靜，怎麼辦？

不能入靜是指練功時思想散亂，不能進入安靜的境界而言。練功時越想入靜，往往越不能入靜，因爲追求入靜的本身就是雜念活動，並會造成大腦皮層的緊張性興奮；這與失眠的患者相似，越想入睡，越睡不著，其生理機制相同。達到入靜除了要正確地掌握方法之外，尙需經過相當一段時間的鍛鍊。

初練氣功者，一則氣功鍛鍊時間較短，二則易抱急於求成的心理，因此雜念較多，難以入靜乃是正常現象。此時不要心情急躁或求功過切，應耐心練習，循序漸進，經過一段時間後，雜念會自然減少，入靜也會自然到來。

一些練功有素者，有時也會出現雜念繁多，不能入靜，甚至出現心煩意亂的情況。此時應暫停練功，仔細查找原因。諸如環境噪雜、溫度不宜、精神負擔、疾病痛楚、飽腹肌腸、方法不當、拘泥姿勢、呼吸失和等等都會影響入靜，應針對原因，予以排除。必須找出影響入靜的主要因素，努力排除影響入靜的主要矛盾，逐漸達到入靜的境界，才能獲得練功之效果。

## 186 入靜有哪些常用方法？

練功者都把入靜視爲練功的重要環節。綜合古今練功方法和臨床指導體會，現列舉幾種常用的入靜方法，供選擇使用。

**意守法**：練功者多數意守丹田和湧泉穴，即是在練功時意念集中於丹田或湧泉穴，以幫助入靜。

**數息法**：即是在練功之際，默念自己呼吸的次數，以一吸一呼爲一次，可數至百、千次，以幫助入靜。

**聽息法**：在數息法的基礎上，進而採用聽自己呼吸出入聲的方法，以誘導入靜。

**隨息法**：在聽息法的基礎上，使意念跟隨一呼一吸，自然出入，即所謂意息相隨，以誘導入靜。

**幻視法**：練功中幻想一個景物展現在自己面前，如旭日皎月、白雲碧空、青山秀水、遼闊海洋、鮮花異草、翠柏蒼松等等。意緣於以上諸景象，則意念專一，心境寧靜。

**幻聽法**：練功時，通過幻聽喜愛的輕鬆愉快的音樂、歌曲、鐘聲等美妙的音律，誘導意識入靜。

**默念法**：在練功過程中選用具有良性含義的詞句或本功種的意守部位進行默念，如『鬆靜』、『愉快』、『健康』等詞句，或『丹田』、『湧泉』等意守部位，幫助入靜。入靜後常會自然忘卻默念活動，當雜念重來時，再以默念法淨化思緒。

**鬆靜法**：這是通過放鬆鍛鍊以誘導入靜的方法。在練功過程中，意想自己身體各部分逐一放鬆（如局部放鬆法與三線放鬆法），或者吸氣時想靜，呼氣時想鬆，這樣一鬆一靜，逐步誘導放鬆入靜。

**止觀法**：即練功時用意念觀想，以眼觀鼻，以鼻觀臍，或以雙目內視臍部，並把眼、鼻、臍三者連成一線，通過這種內視止觀法以誘導入靜。

**誘導法**：即通過自我或他人誘導的方法入靜，如把雙手輕置於小腹上輕輕按摩，或用詞句進行暗示，促使入靜。

以上的入靜方法可以通過練功實踐，選擇適合於自己的加以採用。

## 187 練習氣功採用哪一種呼吸方法好？

由於氣功的種類比較多，採用的呼吸方法也較多，例如有腹式呼吸、胸式呼吸、深呼吸、停息呼吸、大呼大吸、吸呼、吸吸呼、胎息呼吸、冬眠呼吸和自然呼吸等方法。練功時採用何種呼吸法，可根據每人的習慣和不同的病種而選擇。例如腸胃不好的患者以採用腹式呼吸爲宜，心肺不好的患者以採用胸式呼吸爲宜。各種不同的呼吸方法都各有優點。如果沒有老師指導，一般以先採用自然呼吸法爲宜，然後再過渡到其他呼吸法。在練功呼吸的過程中，一般採用鼻吸口呼的方法，它不僅符合一般人的呼吸習慣，也符合生理衛生要求。停息呼吸、胎息呼吸、冬眠呼吸，初學者不宜採用，以免出了偏差。一般是有一定氣功的基礎或功夫較深的練功者才採用。

## 188 練習氣功選擇哪一種姿勢最好？

練功的姿勢有臥式、坐式、站式和行步等等。選擇哪一種姿勢，必須根據病種的不同、病情的輕重、病人體質的強弱、年齡的大小以及生活習慣而定。

**根據疾病的病種而選擇**：例如胃下垂的病人選擇臥式爲宜，高血壓的病人選擇坐式爲宜，支氣管炎的病人選擇坐式或站式爲宜，神經衰弱的病人選擇站式爲宜，肺癌的病人體力較好，以選擇行步功爲宜。從體質方面說，體力較差的病人應選擇臥式或坐式，以後再逐漸過渡到站式和行步功。

**根據病情的輕重而選擇**：例如病情重、體質差，甚至長期臥床不起的患者宜採用臥功；病情較重、體質較差的患者，一般宜採用坐功；病情較輕、體質較好的患者，一般宜採用坐式或高位站樁；病情輕、體質強的患者，一般採用中位站樁或低位站樁。

有些患重病如胃出血、肝腫大腹水和臥床不起的病人，一般應先選擇靜功，待體力有所恢復、健康狀況有所好轉後，再選擇動功或動靜結合功。

**根據病種的差異而選擇**：靜功與動功對不同的病種，其作用也有所不同，因而應根據病種，選擇功法。例如腎胃下垂的患者一般採用臥式靜功，冠心病和高血壓患者一般採用坐式放鬆的靜功，關節炎患者及癌症初期的患者多採用動功，特別是行步功。

當然，選擇靜功或動功，還要根據患者的體力和健康情況而定。例如同樣患肺癌的患者，初期體力較好的必須採用快步行功，晚期體力較差的就要採用慢步行功或靜功。

**根據年齡的大小和個人的愛好而選擇**：例如性格愛動的年輕小伙子宜選擇動功和動靜結合功，性格愛靜的老年人一般宜選擇靜功和動靜結合功。

**根據風俗習慣而選擇**：例如印度和中國，在古代多採用盤膝坐（包括單盤膝或雙盤膝），而日本一般採用跪式。

**根據練功的舒服感而選擇**：不管採用哪一種姿勢，如果練功後感到舒服，就堅持原來的姿勢練下去；如果練功之後感到不舒服，經過一段時間觀察仍然不舒服，就必須考慮改換練功姿勢。

## 189 練習氣功採用哪一種意念方法好？

氣功中的意念也稱調心。意念的方法很多，有放鬆法、默念法、吸靜呼鬆法、數息法、意守法、貫氣法、良性意念法等等。

採用哪一種意念方法也是根據每個人的性格特點和病種不同而選擇。例如，容易入靜的人可選擇意守法，雜念較多的人可選擇良性意念法。從病種方面看，心臟病、高血壓患者一般宜採用放鬆法；腸胃不好的患者一般宜採用意守丹田法；肝腎不好的患者一般宜採用貫氣法；神經衰弱的患者一般宜採用數息法或吸靜呼鬆法等。因此，選擇哪一種意念方法，也要區別情況，辨證選擇。

## 190 練習氣功是練靜功好還是練動功好？

氣功分靜功和動功兩大類。臥功、坐功和站樁功屬於靜功的範疇；行步功、五禽戲、太極氣功、十段錦、自發動功等屬於動功的範疇。靜功和動功的分法是以肢體是否運動而確定的。實際上，靜功不完全靜，而是外靜內動。例如站樁功，外表看一動也不動地站在原地，實際上站了一會兒，全身就發熱、出汗，心、肺、肝、胃、腸、腎等五臟六腑都在加強運動。

因此，說靜功和動功，是相對而言。選擇靜功還是動功時，也是根據病種差異、病情輕重、體力強弱、年齡大小而定。例如，體力差而病情重的患者可先練靜功，後練動功，有時也可採取靜功和動功相結合的方式進行。靜功有靜功的優點，動功有動功的優點，不能一概而論地說哪一個功種好，但可參照具體情況進行選擇。

## 191 練功時睜眼好還是閉眼好？

一般來說，練習內養功、放鬆功時均宜輕閉雙目，其目的在於杜絕因視覺刺激而導致大腦皮層的興奮衝動，以助其收斂思潮，意識入靜。入靜既爲練功中的重要環節，那麼合閉雙眼（其目的是減少外界的刺激）的意義就顯而易見了。

有些練功者有時合閉雙目，不但達不到意識專一，反致思潮連綿。遇此情況，可以用兩眼輕閉，微露一線之光的方法糾正之。另外，有些練功者還常伴有昏沉困盹現象。遇此情況，也可採用輕閉兩眼，微露一線之光而凝視自身某處一點，即可防止和解除困盹現象的產生。

練習站樁功，採用良性意念法時一般是睜眼練功。如果是練習動功或動靜結合功，則必須睜眼練功。因此，練功時睜眼好還是閉眼好，必須根據功種的不同和練功者的特點而選擇之。

## 192 練功的時間和次數應如何掌握？

練功時間的長短、次數的多少，是根據每個練功者的體質（體質強者多練，體質弱者少練）、年齡（年齡小者多練，年齡大者少練）、病情（病情輕者多練，病情重者少練），區別情況而定的，很難強求統一，但必須注意循序漸進，逐日增多（包括時間、次數和強度）。

總的原則是：練功後精神感到愉快、心情舒暢、不大疲勞就好（初練功者，肌肉感到有些酸痛是正常現象）。特別是對病患不能勉強要求，剛開始練習，不要練得過猛，以免過度疲勞，引起不良的後果。

一般練功時間最好是在早上和晚上各一次，每次練習時間從十～二十分鐘逐漸增加到四十～六十分鐘；練功次數和難度也應該逐漸增加。練功最好是在飯前或飯後半小時以外進行。體力較好的人練功時間與次數可以多些，但也不是說越多越好，還是以不要過度疲勞爲宜。只要姿勢正確，方法對頭，長期堅持不懈，就會收到顯著的效果。

## 193 練功前要做哪些準備工作？

做好練功前的準備工作是爲了便於練功，並有助於收到練功的預期效果。練功前的準備工作：

做好練功前的思想準備，先使情緒穩定下來，停止原來的一些活動和思維。

選擇比較幽靜的環境，無論室內、室外，光線不要太強，空氣要淸新、流通，但要避免直接吹風，注意保暖，以免受涼、感冒。

準備好練功用的臥床、坐椅和適宜的場地，力求舒適。

練功場地的選擇，一般要注意避免練功時有劇烈的響聲產生。

寬衣解帶，排除身上的硬物。

先排除大、小便。

## 194 練功過程要注意些什麼？

練功過程應注意：

要認眞地按照各套功的功法要求及注意事項去做。

各種練功姿勢都應該擺得舒適、正確，面帶笑容，全身各個部位都應做到最大限度的放鬆，特別是額肌要放鬆。

呼吸應該自然柔和，做到悠、匀、細、長、緩，防止用意使呼吸勉強拉長或縮短。

意念用意宜淡、宜緩、宜柔，不要刻意追求各種感覺。

練功過程若聽到突然的喊叫聲或巨響，不要緊張，當作無事，以免受驚而出偏差。可按原姿勢繼續練習或慢慢收功。

## 195 練功後的良好效應是什麼？

練功時掌握得好的人，練功後會產生良好的效應。

練功時上肢甚至全身會發熱、發麻、發脹、皮下蟻走感及部分肌肉抖動感。

練功後會感到頭腦清晰，心情舒暢，精力充沛，全身輕鬆，體力增強。

練功後會感到胃腸蠕動增強，食欲增強，食量增加，消化功能加強。

練功後會感到大腦安靜，易於入睡。

肥胖者，通過練功會逐漸消瘦，體質恢復正常。

練功後會感到肢體的協調性、靈活性提高，步履輕健。

## 196 練習氣功是否一定要做好收功動作？

練習氣功，不管是練靜功、動功或動靜結合功，都必須做好收功動作。注意做好收功動作能提高練習氣功之效果，同時能避免氣功鍛鍊出現偏差。因此，練習氣功，做好各套功的收功動作是相當重要的。

例如，練靜坐時的收功動作是把兩手心扶放在丹田處片刻後收功。練站樁時收功方法多採用兩腿逐漸伸直的同時兩手向上提，掌心向上，掌指相對，同時吸氣；當手掌提至頸前時，翻掌，掌心向下，下按的同時呼氣。連續做三～五次。動靜結合功的收功方法多採用兩掌擦熱後，再用手掌擦面部和頭部多次後收功。

練功後做好收功動作，人會感到輕鬆、舒服，並獲得更好的功效。

## 197 練習各種功法是否都要意守丹田和進行腹式呼吸？

有的人認爲，氣功鍛鍊，不管練什麼功法，都必須意守丹田和進行腹式呼吸。這種看法是不完全的，因而也是不對的。

當然，丹田部位很重要，一些體弱體虛的人通過意守丹田，可增強眞氣。腹式呼吸也頗重要，一些腸胃不好的人採用腹式呼吸，可加強腸胃蠕動。這對增進健康都是很有益的。但氣功的功法很多，姿勢、意念和呼吸的方法也很多。以意守來說，有意守外景和內景（指人體自身）之分，而意守內景時可根據需要，意守不同的穴位。以呼吸來說，除腹式呼吸外，還有自然呼吸、胸式呼吸、深呼吸、閉息呼吸和胎息呼吸等等。

因此，採用何種意守法和呼吸法，要根據病種的不同、病情的輕重、入靜的程度和個人的習慣而定。例如，高血壓患者以意守湧泉穴爲宜，肺氣腫患者以胸式呼吸爲宜。

## 198 練功多長時間才能發放『外氣』？

許多人對發放『外氣』比較感興趣，因爲『外氣』不接觸人體就能治療疾病，不接觸儀器就會使儀器動起來。因此許多人就問，成年人學會氣功後，是否還能發放『外氣』？要發放『外氣』，需要進行多長時間的鍛鍊？

我們認爲，發放『外氣』功法的鍛鍊最好是在十歲左右就開始爲好。年紀大些雖也可以進行鍛鍊，只是鍛鍊速度慢些，『外氣』的發放量少些。但成年人鍛鍊發放『外氣』功法對增進自己的身體健康是很有益處的。

需要多長時間的鍛鍊才能發放『外氣』呢？這個問題不能做簡單的回答，因爲發放『外氣』的鍛鍊必須看其鍛鍊的艱苦程度、年齡的大小、身體的好壞、基礎的高低，以及練功是否得法而決定。一般人鍛鍊三年左右就可發放『外氣』。但有的人鍛鍊兩、三個月就感到有氣感。這時絕不能好奇地去試放，因爲十個有九個會失敗，把自己的身體搞垮。例如，有一位練功愛好者練習發放『外氣』一個月不到，就想試放『外氣』，結果試放後損害元氣，身體總感到沒有氣力，一星期不能起床。

因此，我們認爲，既能發放『外氣』，又不損害自己的身體，起碼要鍛鍊兩、三年時間，並且在儀器測試時能有所顯示，才可以在臨床上實驗。我們認爲，鍛鍊『外氣』發放的功法主要不是爲了能發放『外氣』，替人治病，因爲這個『外氣』已被仿生治療儀器所代替，所以發放『外氣』的訓練主要是鍛鍊自己的身體。

## 199 練習發放『外氣』功應注意些什麼？

練習發放『外氣』功應注意：

姿勢要正確，身體要相對放鬆，練功要持之以恆。

擺好姿勢後可以適當說話，也可以聽輕鬆愉快的音樂，但身體不要亂動。

練功時呼吸要自然，採用良性意念法，不要罵人和生氣。

不宜空腹練功，練功前可先喝一些熱飲料，但也不宜吃飽後練功。

練功前做好準備活動，練功順序是先練深根在地動作，每次堅持一小時左右。練習一年後才開始做第二個空中飛劍動作。再練習一年，才能鍛鍊第三個龍鷹跨步動作。

練功時，擺好姿勢後，順其自然，絕對不要追求各種感覺。

練功時，發現手掌發熱，甚至全身發熱出微汗，這是好現象。如果練功時，身體感到發冷，就做收功動作，隔天再練。

練功時間與強度要適當掌握，剛開始不要練得過急、過猛，避免過度疲勞。練功後，膝關節酸痛是正常現象，但要注意控制運動量。如果運動量太大，會產生不良反應。開始練習時，練功時間要短些，難度要小些，然後逐漸增大，循序漸進。

練功後出汗，宜用熱水擦身，喝熱飲，避免立即用冷水擦身及喝冷飲，以免受涼。

## 200 氣功與飲食的關係怎樣？

古人主張練功者要吃素，禁止抽菸、喝酒，有一定的道理。許多人平時愛吃素，生活有理，起居有節，注意鍛鍊，因此身體健康而且長壽，這是大家都知道的。我們認爲，練功者的飲食以清淡爲好。當然，適當增加些營養也可以。人體需要的營養成分是糖、脂肪、蛋白質、維生素和礦物質等，因此，要獲得較全面的營養物質，除多吃些糖類、維生素等外，適當補充些脂肪、蛋白質等也是必要的。至於練功者應該增加哪些飲食，要根據自己的病情和需要而定。例如，高血壓與冠心病患者在練功期間要多吃素，少吃脂肪；貧血與低血壓患者除了多吃一些糖類與維生素外，可適當多吃些脂肪和蛋白質食物；糖尿病患者在練功期間則要少吃糖類。

但練功者必須停止吸菸，因爲菸裡含有尼古丁等毒素。練功是解毒，抽菸是吸毒，因此練功者吸菸是有害的，必須下定決心禁菸。至於患有風濕性關節炎等的患者，每天可少量喝一些酒或藥酒。

總之，練功者在飲食方面要以清淡爲主，照顧多種營養，禁止抽菸，這對健康是很有益處的。

## 201 空腹與飯後立即練功好嗎？

空腹與飯後立即練功是不好的。氣功具有使腸胃活動加強的作用，胃腸蠕動增強了，便於食物的消化和吸收，這對患有消化系統疾病的患者來說，意義相當大。如空腹時練內養功，必然引起胃腸蠕動加強，但此時胃腸相對處於空虛狀態（主要指胃而言），故常導致強烈的飢餓感。遇此情況，如果不予以及時進食（少量即可），便會影響入靜與呼吸的調整，因此飢餓了不宜練內養功。但飯後立即練功也不合適，因爲飯後胃內飽脹，胃的負擔過重，不利於調整呼吸，也會影響舒適感和入靜。因此，最好不要空腹練功，也不要飯後立即練功。

## 202 健康人練氣功有什麼好處？

體育運動可以增強人的體質，這是人們都懂得的基本常識。但一提到運動，有些人就認爲只有跑跑跳跳、打球爬山、體操游泳等肢體活動才能促進身體健康，這種認識不夠全面。其實，氣功也是一種運動，也能促進身體健康。特別是氣功中的靜功雖看不到肢體的明顯運動，但人體內的五臟六腑都在運動，這種運動稱爲「內運動」。因此可以說，氣功是中華民族獨特的一種醫療體育活動。

氣功的作用是調動人體內在的主觀能動性，疏通經絡，調和氣血，扶正祛邪，增強體質，並能調整大腦皮層機能，增強機體抵抗力，消除機體和外界環境的不平衡狀態，增進機體對外界環境的適應能力。因此，不論病人還是健康人，都可以練習氣功。病者可以祛病，無病者可以保健延年。從臨床實踐中可以看到，許多久病纏身的患者通過氣功鍛鍊，獲得健康；無病者通過氣功鍛鍊，弱者變得強壯，強者更加健康。

健康人體質和體力都較好，練靜功時以採用中位或低位站樁爲宜，並多採用動功或動靜結合功。這對增添生活情趣和增強健康都有好處。

## 203 練功時意守不住會不會影響功效？

練功時，特別是練習內養功時，有時越想入靜、越想意守丹田、越想收斂思想，思想卻往往越容易奔放。此乃初學練功者常見的現象。例如意守丹田，時而守住，雜念也不斷襲來，這樣當然影響練功的效果，也影響療效。但經過一段時間的鍛鍊之後（兩、三週），此現象便會自然減少，甚至消失。雜念對療效的影響，主要看雜念的嚴重程度和影響入靜的深淺而定。

總之，雜念本身對練功或多或少有些影響，練功時意守不住當然也會影響功效。

## 204 幾種功法可否同時練習？

一般說來，慢性病患者爲了增進健康，學習氣功時選擇一、兩種功法即可；特別是選擇一、兩種適合自己身體狀況的功法，持之以恆地練下去，就能得益。如果練功時間不長，功夫尚未到家，就同時學練多種功法，這樣做容易出偏差，特別是容易造成氣亂。如果練功時間較長，已有一定功夫，也可以同時練習多種功法，但也不宜太多，而且要注意合理安排練功時間，例如，淸晨練太極氣功，下午和晚上練習站樁功和放鬆功等。另外，有些人已長期同時練習多種功法，且沒有感到什麼不舒服，也可以繼續按原來的練功方法練下去。但我們主張，學練氣功不宜同時追求多種功法，還是以少而精爲宜。

## 205 練習太極氣功十八式時是否一定要練一整套？

一般說來，練習太極氣功十八式都是練完十八節。這種整套練習可使身體各部位得到全面鍛鍊，對身體健康更爲有益。但有些人由於體質較弱、病情較重，不能一下子做完十八節，也可根據自己的身體情況和病情狀況，每次選擇其中幾節進行練習。例如，心臟病、肺氣腫患者可選擇開闊胸懷、推波助浪和飛鴿展翅等節練習；腰背酸痛患者可選擇轉體望月、轉腰推掌和撈海觀天等節練習；神經衰弱、神經官能症患者可選擇肩前托球、大雁飛翔、揮舞彩虹等節練習。

總之，不能一次做完太極氣功十八節的，可根據病種、病情和個人特點，選擇其中某幾節重複練習，同樣可以收到一定的效果。

## 206 氣功如何同其他體育活動配合鍛鍊？

有的人認爲，練氣功就不能再做其他體育活動。這種觀點是不對的。因爲氣功本身就是我國人民在長期抵抗疾病的過程中產生的、具有我國民族特色的醫療活動。因此，練習氣功者同時可以做其他體育運動，但要根據身體特點、體力強弱和客觀條件而定。可選擇散散步，打打乒乓球、羽毛球，練習太極拳、太極劍、爬山、游泳等活動，運動量可由醫師和病人本身酌情掌握。但練氣功的時間與體育鍛鍊的時間最好錯開。例如，清早跑跑步，打打太極拳，晚上做氣功；或上午做氣功，下午做其他體育活動。這樣鍛鍊身體不僅不矛盾，而且會相輔相成，得益更大。

## 207 氣功如何同太極拳結合？

氣功和太極拳都是鍛鍊身體，增進健康的一種鍛鍊方法，因此，練氣功的人也可以進行太極拳鍛鍊。但由於它的練功方法、呼吸方法、姿勢和意念不同，氣血流通的路線和方向也有所差異，所以氣功和太極拳不宜在同一時間練習，練習時間最好錯開。例如，清早練習太極拳，晚上練氣功；或者上午練氣功，下午練太極拳。這樣不僅不矛盾，反而起相互促進的作用，從而更好地增進健康。如果由於病情較重，體力較差，不能站立的患者，可先練習氣功中的臥功或坐功，待體力增大，體質增強，病情好轉後，再與太極拳鍛鍊相結合。

練習自發動功者就不一定要另安排時間練太極拳，因自發動功的練習過程往往包括了『自發』太極拳的動作在內了。

## 208 練習氣功是否需要氣功醫師指導？

練習氣功最好在氣功醫師的指導下進行，其好處是姿勢正確，方法得當，少走彎路。沒有氣功醫師指導，往往會出現姿勢、方法不當，雖然練功時間較長，但其效果不大。另外，有氣功醫師指導，能防止偏差或發生氣功『走火』現象。

臨床實踐證明，練功過程由於方法不當，往往產生許多不舒適的副作用，如果不及時糾正，則往往導致氣功偏差的產生。例如氣聚不通，紊亂活動不能控制，頭暈、頭痛、某部位脹痛、難受等不適反應。這就不但不得其效，反損於身。

但是，練功者都要求在氣功醫師親自指導下進行練功存在實際的困難，其解決方法是看書自學，但必須嚴格遵守氣功練習原則和注意事項，嚴格遵照各種功法去練。如果發生偏差，必須立即按照規定方法予以糾正，或找有經驗的氣功醫師給予及時糾正。另外，還可與有關的氣功醫療單位取得書面聯繫，以函授方法代替親身指導。當然，方便的話，最好定期到有經驗的氣功老師處拜訪，請求指點，得益更多。

## 209 如何選擇氣功老師？

氣功在我國有幾千年的歷史，學氣功的人相當多，加之氣功流派繁雜，氣功老師也甚多。在醫院、學校、工廠、機關，以及各體育系統均有許多氣功老師。如何選擇氣功老師呢？我們認為應該注意以下幾點：

選擇氣功老師，需注意他是否有多年的氣功實踐、較豐富的氣功基本知識和較好地掌握幾種氣功功法。

所選擇的氣功老師必須掌握一般的醫學知識，這樣對患者才能對症指導練功，在臨床上才能對症進行治療。要防止故弄玄虛之人，以免產生偏差或發生醫療事故。

根據患者的實際情況選擇老師。如患者適合於練習靜功功法，就選擇從事鬆靜功、內養功教學的老師；如果患者適合於練習動功功法，就選擇太極氣功、五禽戲、行步功教學的老師。這樣方能有的放矢地進行鍛鍊。

根據練功者練功的不同目的而選擇老師。例如以防病、治病爲目的，就選擇氣功醫師當老師；如果是以強身自衛爲目的，就選擇從事武術的氣功老師或少林武功老師。

總之，選擇氣功老師要根據不同情況，區別選擇。

## 210

## 經常改變練功方法好嗎？

經常改變練功方法不好，因爲練習氣功好像練習寫字一樣，當你學習一種字體，尚未掌握，又學另一種字體，勢必造成每一字體都不成熟。

氣功的門戶很多，派別也繁多，各有各的理論，各有各的方法，各有各的特長，其目的都是增強體質和增進健康。但某些練功者見師就拜，見異思遷，盲目追求多種方法，結果往往浪費了時間而一無所成，而且因不得其要領，還會造成弊病。因此，練功者應下定決心，專修一種或兩種適合於自身的功法，有信心，持之以恆地堅持練下去，就會很快獲得氣功的效果。

如果因病情所需，也並非絕對不可改換其他練功方法，但需要愼重，最好在醫師的指導下改換練功方法，以避免產生偏差，並獲得更好的效果。

## 211 臥功鍛鍊時總想入睡，怎樣處理？

練臥功時，有些人易於昏沉入睡，甚至睡得很深沉，這是因爲練功時雙目閉合，加之環境安靜及平臥的姿勢而引起的。這種現象多產生於體質虛弱和神經類型抑制性較強的人。功中入睡會影響練功效果，也不利於內氣的產生，必須予以糾正。

糾正的方法是雙目似閉非閉，微露一線之光，通過這一感光器，不斷接受外界一些輕微刺激而阻止睡眠發生。

大多數人經過一段時間的練功，發睏入睡現象可自然消失。如長時間得不到糾正，則可更換練功姿勢，由內養功的臥式改爲坐式。

如果是神經衰弱或高血壓患者練功時想入睡，這是好現象，應順其自然地安睡，這對治療其疾病有一定的好處。

## 212 練側臥式時，在一次功內是否可以左右轉換位置？

練臥功，腸胃不好的患者多採用右側臥式，肝不好的患者多採用左側臥式。側臥式在一次功內是否可以左右轉換位置呢？我們認爲可以。因爲氣功鍛鍊中，不論哪一種姿勢，練久了都可能出現疲乏現象，功中肌肉關節不能放鬆者更易產生疲乏。在這種情況下，可以變換姿勢或左右更換位置。練功前一定要掌握練功要領，注意全身放鬆，保持舒適自然。初學者練功時間宜短，不可盲目追求練功時間。但側臥式在一次功內變換位置的次數不可過多，變換多了，會影響入靜程度和練功效果。

## 213 練功時用鼻子呼吸好還是用口呼吸好？

練功時的呼吸方法很多，有鼻子呼吸、鼻吸口呼、口吸鼻呼等方法。我們認爲，還是採用鼻子呼吸和鼻吸口呼的方法比較好。因爲鼻有鼻毛、鼻甲和上中下鼻道，用鼻子吸進空氣，可對空氣起過濾、加溫、濕潤的作用；因爲它符合人們的呼吸習慣，便於氣功呼吸的調整。因此，不論從生理衛生的觀點，或是從練功方面看，以鼻子呼吸是較爲適宜的。如練功時進行深長的呼吸，也可採用鼻吸口呼的方法。但不宜採用口吸鼻呼的方法，因其違反基本的生理衛生常識。

在練功過程中，如因鼻子有病，妨礙呼吸，暫時可以用口代之，但宜設法早日解除鼻病，以保持呼吸通暢和衛生。

## 214 練功時環境吵鬧，不易入靜，是否可用棉花等物塞耳？

練習內養功、放鬆功時，入靜很重要。幽靜的環境對入靜雖有一定的幫助，但非決定性因素。

一般練功宜擇安靜場所，避開喧嘩鬧市。環境安靜可以杜絕外在過頻過強的刺激，有助於意識入靜。練功日久，由於氣功特有的條件反射的構成，練功時雖居喧鬧場合，也可以很快入靜。顯然，入靜乃取決於平時的氣功修養，並非完全決定於安靜的環境。至於用棉花諸物堵塞耳道，雖可減少或杜絕外音侵入，但對自然入靜無大裨益。這同失眠患者靠服安眠藥入睡情況相似。因此，還是以意識引導入靜爲好。

如果練功時久久不能入靜，可採用意守法、放鬆法、默念法等誘導入靜。用這些方法還不能入靜時，就改練動功或動靜結合功。採用良性意念法也可。

## 215 練功時唾液增多是何原因？有何意義？

練功時，特別是練內養功時，由於舌尖起落，或舌頂上顎的動作，刺激了內分泌系統，導致唾液腺的分泌增多。

另外，練功時消化器官的活動增加，特別是腸胃蠕動增強，也就反射性的引起唾液腺系統的分泌增多。

更主要的是，練功時，副交感神經加大了興奮性的結果。

練功時唾液增多，一方面可以幫助消化，促進食欲；另一方面可以利用向下吞咽唾液時的感覺衝動，強化意識對丹田部位的刺激力量。所以，練功中唾液增多以後，不要外吐，而應向內吞咽。

## 216 自然呼吸時長短不均勻是否可以用意控制？

自然呼吸時，長短不均勻，不能用意控制。用意控制，就不能算是自然呼吸了。自然呼吸即靜呼吸，其具體要求可用悠、勻、細、緩、靜五個字概括。但這並非短時間可以做到。因此，不可急於求成。凡用力強為，著力控制者，其呼吸不但不會得到調和舒暢之樂，反會招致滯塞不暢之苦。

自然呼吸，一般應在自然的基礎上，用意輕微地予以誘導，使其逐漸做到悠、勻、細、緩、靜的程度，達到綿綿若存，勿忘勿助之境。

## 217 有人主張呼吸時舌頂上顎或做上下活動，有人則不主張，如何掌握？

練強壯功時，有的人主張舌可舐頂上顎，主要目的是加強任脈與督脈之氣的運轉。而做內養功時，一般情況下都伴隨舌的上下活動。

舌的上下活動是練功中的一種手段，其意義有二：一是藉舌頭的上下活動集中意識；二是舌頭的活動可以興奮植物神經，幫助和加強消化系統的消化能力，呈現有益的條件反射活動。

但我們主張初學者練功時不要強調舌頂上顎或做上下活動，因為初學者的功夫還不熟練，練功時容易造成精神緊張，影響身體放鬆與入靜；另一方面，有的人呆板地舌頂上顎，因未掌握要點而產生舌尖發硬等不良現象。

## 218 為什麼下按式站樁功不要求舌頂上顎？

練習氣功，特別是練習內養功時，一般都要求先通小周天，後通大周天。大家知道，舌頂上顎，可以接通任、督二脈，利於氣通小周天。因此，練功時要求舌頂上顎。另外，還要求舌頭做上下活動。其意義：一是藉著舌頭的上下活動，可以集中意識；二是藉著舌頭的上下活動，可以興奮消化系統神經群，增強消化功能。而下按式站樁是一種直接通大周天的練功方法，只要按照規定的姿勢、意念和呼吸方法練功，經過一定時間的鍛鍊，就可直接通大周天。因此，下按式站樁不需要先通小周天，因而也就不要求舌頂上顎和做上下活動了。

## 219

# 爲什麼動功中喜歡做升降開闔動作？

動功中的升降動作是：將兩手掌置於小腹前，掌指相對，掌心朝上，兩手掌從下往上提，同時吸氣，也稱爲提氣，其目的是提清氣；當兩手掌提到與鼻同高時，翻掌，掌心朝下，從上往下降，也稱爲降氣，其目的是降濁氣（最好是有意識地將濁氣降至地下三尺，又稱入地三尺）。

開闔的動作是：兩手背相靠，置於胸前，慢慢向左右拉開，使身體各部位舒張，同時吸氣，似在吸入大量天地之正氣；然後翻掌，掌心相對，逐漸向胸前合攏，此時意念似將正氣吸入體內並守住。

通過這種升清氣、降濁氣，吸正氣、守正氣的升降開闔活動，可以使人感到身體很舒服，精神很爽暢，有益於身心健康。因此，氣功中的動功多有升降開闔動作。

## 220 腹式呼吸時，有些人對腹壁起伏運動難以感知，正常嗎？

患有腸胃病的患者練功時多採用意守丹田和腹式呼吸。腹式呼吸中，腹壁的起伏運動現象，自己意識的感知程度是因人而異的。有的感知十分明顯，有的則難以感知，這是正常現象。可是，有的人爲了感知腹壁起伏，改變自己練功的正確姿勢，例如將身體向前屈曲或向後仰些。這樣的作法是不對的，也是不必要的。因爲腹壁之起伏運動感知與否，與練功並無多大關係，所以用不著在這方面傷腦筋，也用不著爲感知腹壁的起伏活動而調整姿勢。

## 221 練功中默念字句有何好處？爲什麼字數不能超過九個？

練氣功時，許多人往往默念『鬆靜』、『愉快』、『全身舒服』、『身體健康』及『大家都來練氣功』、『我們的家庭和睦幸福』等等字句。其作用如下：

從詞意上看，健康、愉快、放鬆都是良性刺激，它有暗示誘導入靜或使人健康愉快的作用。

通過默念字句，可使雜念排除，思想專一，減少睡意。另外還可借助於默念詞句的節奏，均勻地調整呼吸。

根據古人的經驗和臨床觀察，默念字數以不超過九個字爲宜。因爲超過九個字，則停閉時間太長，易於產生頭痛、頭脹、心跳、胸悶、呼吸滯塞、心情煩躁等副作用。

## 222

## 內養功是以調整呼吸爲主，還是以靜爲主？

內養功中，呼吸（調息）和入靜（意念）同等重要，練內養功治病者均宜兩者並重。呼吸和入靜不能分隔孤立地看待，因兩者存在著相互影響之關係。入靜能使呼吸暢達自然。呼吸暢達，則思想安定，便於入靜。

古人云：『凡息不調，其氣必濁，若不知其調處則猿馬無處拴矣。』就是說，練功之時，若呼吸不得調和，心猿意馬，無拴繫之處，以致奔馳開來，雜念橫生，有礙氣功療效之獲得。顯而易見，調整呼吸，意識入靜，皆內養功之重要環節。因此，練功時調整呼吸和入靜同等重要。

## 223 什麼叫目視鼻準？其意義何在？

『目視鼻準』是指雙目輕輕地注視鼻尖而言，其目的在於專一視線，從而有助於思想專一，意識入靜，同時也有助於避免功中入睡現象。如果練功中常出現困盹、入睡現象，則應該用目視鼻準這一方法加以糾正。但目視鼻尖時不要用力，而應該是似看非看，眼前似有一層白光即可。

目視鼻準只是練功中的手段之一，不一定適合於每個人。這一練功方法如果應用得當，很有裨益；若應用不當，則會出現如頭痛、頭昏、眼脹等感覺。

不適合這一方法者可改用輕閉雙目、意守丹田的方法，或良性意念法練功，這樣既可免去目視鼻準這一較難掌握的動作，又可避免這一動作可能產生的副作用。

## 224
## 什麼叫『內視』?其意義何在?

內視也稱『返觀內照』。內視就是在練功中閉合雙眼或微閉雙眼，內窺、觀想自己身體的某一部位，或某一經絡、穴位。通過內景觀想的鍛鍊，久之，一般會逐漸出現『反觀』現象，即彷佛看到自身的內氣沿經絡路線運行。正如李時珍在《奇經八脈考》中所說的：「內景隧道（經絡），惟返觀者（靜坐者）能照察之。」

內視的意義是能起到集中思緒，幫助入靜，並給機體一定的刺激，使機體產生變化而利於內氣的產生和運行。

## 225
## 什麼叫『性功』和『命功』?

氣功按活動之形式，可分爲靜功、動功和動靜結合功。靜功由於其修練之目的和方法不同，又可分爲『性功』和『命功』。

『性功』在氣功練習時是強調『意』的修練。這個『意』指的是神意，即大腦的意識、精神活動，強調意念、意守和『入靜』。

『命功』在氣功練習時是強調『氣』的鍛鍊，強調氣的培育、儲存和運行，重點在於促使人體內的『精氣』、『眞氣』充實，使『內氣』循經運行等等。

但不論性功和命功，雖然練法和側重點有所不同，但它們相互之間有密切的聯繫。練習氣功既要練氣，也要練意，氣是基礎，意則起著主導作用。所以我們主張『性命雙修』，既要練氣，又要練意，以意引氣，意氣相隨，意氣結合，從而鍛鍊精氣神，達到防病治病、增進健康之目的。

## 226 什麼叫『六神通』？

『六神通』是古人的一種說法。他們認爲，通過練習氣功，可以眼明、耳靈、足輕快，通過妄念，能達到空無境界和產生先和先覺等現象。古人把這種現象稱爲『六神通』。

『六神通』早在我國古代文獻（佛家《俱舍論》）中就有記載。

所謂『六神通』，包括：

**天眼通**：能看見常人看不見的東西。例如，能透視人體內臟和物體。

**天耳通**：能聽見常人聽不見的聲音，就是遠外微弱之音也能聽到。
**神足通**：四肢靈活，手足輕快，身體輕浮，走路快捷。
**他心通**：有常人所沒有的靈感，比他人更具先知先覺。
**宿命通**：能感知過去的事情，能推測未來的預兆。
**漏盡通**：練功高度入靜之後，可達到清淨無爲，恬淡虛無，甚至忘我的空無境界，精、氣、神不漏。

《列子·仲尼篇》曾記述老子的學生元倉子練功時達到不用眼睛而能視，不用耳朵而能聽；哪怕是郊外芥蒂之物、微弱之音，亦能感知；甚至還能遙感遙測。這就是通過練習氣功，產生了『六神通』。

## 227 什麼叫生物回授？與氣功鍛鍊有何不同？

生物回授又叫「生物反饋」，它的基礎是「條件反射」，是一種幫助人們控制身體內部某些生理功能的方法，主要是練習內臟分泌與收縮功能的控制。具體方法是借助於生物回授器，把生理功能的微小變化轉變成聽覺或視覺信號，然後告訴（回授）受試者，讓受試者意識到自己內部某一機能的狀態，主動加以控制與調整，使之轉向所祈求的目標，控制調整的結果，再通過信號的強弱或數據變化，不斷提供給受試者，讓受試者做到『心中有數』，及時掌握動態，以便根據情況，隨時做出相應的調整。

氣功鍛鍊與生物回授不同。氣功鍛鍊要求大腦入靜，練功過程中呈現中樞神經主動性抑制和鬆弛狀態；而生物回授則要求受試者密切注意回授信號的連續強化，一般不出現上述抑制與鬆弛的指標變化。

氣功鍛鍊，本身包含了生物回授因素，如能在生物回授的幫助下練功，就可以在意識的主導下主動調整各系統的生理功能，控制練功的時間與強度，順利地糾正機體的平衡失調，達到治病強身的功能。

## 228 氣功與催眠術是否一樣？

氣功與催眠術不一樣。

氣功是中國醫學的遺產之一，有幾千年的歷史，人們通過自身的氣功鍛鍊，能夠達到防病治病，增進健康之目的。而催眠術多是西方國家採用的方法，它是通過他人（催眠術者）的語言、暗示等刺激，在醫療方面發揮作用的。

氣功之氣是有物質基礎的。中國醫學認爲：『氣是維持人體生命的基本物質。』科學儀器測試也表明，氣功之『外氣』是一種受低頻漲落調製的紅外電磁波、磁和靜電等物質。催眠術則是靠催眠術者採用語言、暗示等刺激人體的第二信號系統而產生效應。
氣功療法是靠自身持之以恆地練功，調動自身的潛力而獲得健康，是主動的。而催眠術是靠他人（催眠術者）進行的，受催眠術者『擺布』，因而是被動的。

## 229 硬氣功與保健氣功是否一樣？

硬氣功與保健氣功有它的共同點，但也有區別。共同點是它們都通過不同形式的氣功鍛鍊，增強體質；不同點是鍛鍊方法不同，目的有所區別。

硬氣功，也稱「武術氣功」，通過武術基本功法的鍛鍊，加上拍擊、拍打等錘練，將氣運到身體的某一部位，使某一部位的肌肉和骨骼產生超出常人的耐受力，即所謂不怕刀、槍、刺、壓，不怕火、燙，顯示了硬氣功練習者的高度耐受力，因此它可做表演和起到自衛的作用。而保健氣功，顧名思義，其目的是通過氣功鍛鍊，達到保健強身，祛病延年。練功方法雖然有靜功、動功和動靜結合功，但動作比較柔軟、緩慢和要求入靜。它主要是通過精、氣、神的鍛鍊而達到保健目的。

## 230 硬氣功有哪些精彩的表演？

硬氣功的表演項目較多。一九七九年七月，全省的著名氣功武術家做了許多精彩的表演。例如，有一項表演是：兩根近一米長、四厘米見方的鑄鐵棒，在氣功師侯樹英手裡鏗鏘作響。他把鐵棒固定後，運氣於手，一掌砍去，鑄鐵棒斷爲兩截；運氣於額，一頭碰去，鑄鐵棒又應聲折斷。而侯樹英的頭和手卻安然無恙。接著，侯樹英又表演了臥功——重物壓體。運氣後，他仰臥於地，二十個壯小伙子抬了兩塊水泥預製板（約三千斤）壓在他身上，他的女友王淑英不慌不忙跳了上去，說聲：『起！』隨著侯樹英運氣，水泥板在他的身上前後擺動，上下起落了兩次。王淑英跳下來，小伙子們把水泥板抬走，侯樹英一躍而起，而不改色。

五、六歲的朱標表演了『掌指碎石』。他把三厘米厚、八厘米寬的扁平鵝卵石放在地上，運氣於掌側，猛力揮臂，向鵝卵石砍去。『啪！』的一聲，鵝卵石斷爲兩塊。他再運氣於食、中兩指，猛喊一聲，向另一塊鵝卵石砍去，那塊鵝卵石也一分爲二。

趙繼書表演了『叉尖推磨』。運氣後，他把腹部壓在鋒利的鋼叉尖上，將整個身體懸空，並在上面旋轉一周。這時，趙繼書小腹部承受的壓強約達三千公斤／平方厘米。

劉錦榮拿了一把二尺長、四寸寬的大刀，運氣後自握刀把，將刀口放在胸部，請一位壯士用約重五公斤的大木棍使勁捶打刀背。壯士都打累了，刀口卻未進皮膚一厘一毫。劉錦榮放下刀，又拿起四厘米厚、五厘米寬、七十厘米長的鋼板，猛擊肋部三下，鋼板彎曲成弧形。他再運氣於頭部，用鋼板反向猛擊頭部，鋼板又恢復了原狀。

一對氣功師鄧培芝和朱忠甫表演了『喉頂槍尖』。表演前，兩人先後以徒手、磚塊及三節棍互相擊打運氣後的胸、腹和肋部。相互敲打後又運氣於喉，面對面用白藤桿兩頭裝的槍尖互推咽喉。雙方用力對頂，使白藤桿彎曲成半圓形，這時兩人喉部的壓強均為五百公斤／平方厘米左右，但他們的喉部絲毫沒有損傷。

沈大海和李立群兩位氣功師表演『腹臥鋼叉』、『口拉汽車』、『喉頂鋼筋』、『腳踩玻璃』、『手抹火紅的鐵鏈』等節目，都博得在場人士的熱烈掌聲。一幕幕驚人的表演，彷彿把人們帶進一個奇異的世界。

為什麼人的骨肉比石頭、鋼鐵還堅硬？氣功武術家一致回答：是因為運了『氣』。因此，對氣功之『氣』的研究是非常必要的。

## 231 高血壓與低血壓患者練習氣功的功法是否相同？

高血壓與低血壓患者練習氣功的目的都是爲了恢復健康，但是具體的練功方法則有所不同。

這些不同點是：

**意守點不同**：高血壓患者練氣功的意守點必須在身體下部，例如意守丹田、意守湧泉等；而低血壓患者練氣功的意守點必須在身體上部，例如意守膻中、意守百會等穴。

**氣感方向不同**：高血壓患者練氣功時，氣感必須從上往下流動，如從頭部往脚部流動。而低血壓患者練氣功時，氣感必須從下往上流動，如從脚部往頭部流動。

**收功手勢不同**：低血壓患者收功時是將掌心朝上，慢慢提至胸前吸氣，然後翻掌，掌心朝下，下按呼氣。而高血壓患者收功時不翻掌，仍然以掌背（即掌心朝下）上提至胸前吸氣，然後手勢不變，下按呼氣。這樣就不易將氣上提上衝，引起血壓升高。

## 232 練功期間怎樣對待性生活？

練功到一定時間和程度之後，由於病情逐漸好轉，體質也有所增強，性生活的要求也有所提高。因此，練功期間怎樣對待性生活，這是練功者經常提出和考慮的問題。古人主張練功期間節制性生活，有一定的道理，但具體掌握比較困難。夫妻分居兩地，停止性生活比較容易，但若夫妻同住一處，則很難完全控制。在夫妻同住一處的情況下，應依據身體狀況，做到性生活恰當而有節制。如果身體較好，性生活應適可而止；如果身體較差，應儘量減少性生活之次數；病情較重或身體虛弱的，則必須下定決心，暫時停止性生活，這樣才有利於增強氣功療效和早日恢復健康。

病者在練功期間若有性衝動，應加強氣功之修養，緊記練習氣功之目的是爲了恢復健康，性衝動會使病情加重。因此，練功期間，思想要集中，不要胡思亂想。爲避免性衝動，可暫時改換練功地點和練功方法，如從室內暫時走向室外，以動功代替靜功，或進行動靜結合功的練習，從而使練功能正常進行，取得更有益的效果。

另外，夫婦雙方應相互諒解，並主動加以配合。特別是無病的一方應爲對方的健康和長遠的幸福著想，暫時停止性生活或減少次數，這才是對待性生活的正確態度。

## 233 乘車坐船時如何練功？

乘車、坐船可以練習氣功：坐著的可練坐功，有臥舖的可練臥功。它是遠途旅客在精神、體力過度疲勞時的一種積極的休息方法，對消除旅途疲勞能起一定的作用。練功方法一般採用放鬆功。

如果做意守入靜，必須對車船上常易發生的巨響事先有所準備，並且不宜達到高度入靜程度，以免車船汽笛之巨響突然襲來時產生驚嚇弊害。

如果乘車、坐船能夠練功，並獲得效益，說明練功者對外界各種環境的刺激已具有適應能力，平時在安靜的環境中練功，其效益更佳。

## 234 婦女月經期間是否可以練功？

婦女在月經期間一般是可以練功的。但有一部分女性在練功後月經發生變化，例如經期縮短或延長，甚至月經量增加。這些現象是因爲練功意守丹田時，意識直接刺激了子宮而產生的。另外，根據對練功後血流量的觀察，部分婦女意守丹田時其血流量可增加三〇%左右，因而使少數婦女經量增多。

爲了消除這些現象，可採用以下的練功方法：

減少對丹田部位的刺激量，把意守丹田改爲良性意念法。意守點暫時改爲遠離子宮部位，如意守點可改在湧泉穴等處。婦女在月經期間，練功時間相對縮短些，強度相應減輕些。如果經量仍然過多，可暫停練功數日，經期過後再練。

神女在月經期不宜練自發動功。

## 235 爲什麼練習氣功要注意針對性？

初學氣功的人往往有一種想法：我學哪一種氣功功法好呢？由於氣功門戶繁雜，功法甚多，練功的目的也有所不同，所以初學練功者要針對自己的實際情況，選擇適合於自己的功法。

例如，練習氣功若是爲了治病，增進自身健康，那就需要選擇保健功、鬆靜功、內養功、太極氣功等治病功法。如果練功是想增長功夫，那就選擇少林內功、低位站樁功等功法，紮紮實實地打好基本功的基礎。又如，年老體弱者宜選擇靜功爲主的功法，而青少年則宜選擇動功或動靜結合爲主的功法。

總之，練習氣功，必須根據自己的實際情況，有針對性地選擇功法，才能更好地達到練功的目的。

## 236 爲什麼硬板床、硬木凳適合於練功？

練習氣功最重要的是要求姿勢正確。練坐功時，姿勢的要求是頭頸正直，軀幹端正，身體保持放鬆自然的正確體位；練臥功時也要求身體臥得放鬆自然，保持正確的姿勢。而木板床和木凳的好處是便於保持軀幹的端正，不易使脊柱彎曲，便於實現姿勢正確這一要求，這對於意念集中和呼吸調整的鍛鍊均有很大的幫助。

當然，練功時沒有硬板床、硬木凳，也不必強求，只要注意自己的練功姿勢，掌握正確的呼吸與意念要領，同樣會收到練功之效果。

## 237 爲什麼練功要先修德？

練功先修德，是馬春先生在《強身氣功》中提出的。他認爲，這是練好氣功的基本條件。也就是說，練功必須修養道德。練功者要使自己有高尙的品德，不做損人利己的事情；說具體點，就是應該：尊敬父母、師長；尊老愛幼；爲人正直，見義勇爲；捨己爲人，大公無私。如果不修道德，氣功就練不到家。

我們完全同意這種看法。因爲練功的目的是防病治病，增強體質，增進健康；另一方面，通過練功，掌握本領，以做防身自衛之用。

古人主張練功要『修心養性』、『清心寡欲』、『清淨無爲』、『與人爲善』、『淨神不亂思』，才能達到排除雜念，眞氣從之，恬淡虛無，進入高度入靜的境界，使身心獲得健康。如果私心雜念很多，心胸狹窄，總想損人利己之事，邪念多，那是很難做到入靜的。

如果我們具有樂觀情緒，具有高尙的道德品質，大公無私，胸懷開闊，心情舒暢，雜念減少，這樣就能做到心靜意定，把功練好。

練功不先修德，不僅不能把功練好，而且容易產生偏差。正如達摩《洗髓經·開始鍾氣篇第一》裡所說：『氣無理不運，理無氣不著，交併爲一致，分之莫可離。』即使有些人練功後學到一些本領，由於不修德，雖然得逞於一時，最終必無好下場。例如，有些人利用學到的一些本領，不是很好地爲人民服務，而是去欺壓群衆，欺詐他人，最終就會走上違法犯罪的道路。

## 238 氣功能治哪些病？不能治哪些病？

氣功療法是一種整體療法。通過氣功鍛鍊，發揮人體的潛力，調動自身的積極因素，疏通經絡，調和氣血，平衡陰陽，扶正祛邪，提高人體的免疫力和抵抗力，達到防病治病、增強體質、增進健康之目的。所以，氣功治療的病種比較多，治療的範圍比較廣泛。特別是對慢性病，如高血壓、心臟病、關節炎、肺結核、肺氣腫、支氣管哮喘、胃和十二指腸潰瘍、胃下垂、慢性肝炎、慢性腎炎、過敏性結腸炎、神經衰弱、神經官能症、精神分裂症、腰背痛、肩關節周圍炎、腰椎間盤突出症、腦震盪後遺症、中風、便秘、截癱等，均有一定的療效；對於腫瘤患者，也能起扶正的作用。

氣功的禁忌症有狂躁型精神病、出血性疾病以及皮膚化膿性疾病等。

## 239 氣功治病痊癒後是否會復發？

用氣功療法治病，特別是治療一些慢性病，確有一定的療效。多年的臨床實踐也表明，氣功療法之後的復發病例也是存在的。但絕不能因此而輕視氣功療法在臨床上的意義。

疾病復發的誘因是複雜多樣的，例如病毒感染、生活失調、精神緊張、過度疲勞等。在以上因素的影響下，即使健康的人也會招致疾病，更何況痼疾初癒者，怎麼可能保證不復發呢！

病癒後如能保持飲食適當，生活規律，情緒平衡，同時繼續進行氣功鍛鍊，一般是不易復發的。

如疾病復發，仍可繼續採用氣功治療。

當然，採用中西醫綜合治療更好，這樣可以早日恢復健康。

## 240

# 想健康長壽，除了認眞進行氣功鍛鍊，還要注意什麼？

氣功能使人健康長壽，已被人類幾千年的實踐所證實。但要健康長壽，除了認眞進行氣功鍛鍊，還要注意以下幾點：

**樂觀情緒**：動亂期間，爲什麼許多人患有心臟病、高血壓、癌症等等？這與精神緊張、焦慮苦悶等有一定的關係。所以，平時要保持樂觀情緒，胸懷要開闊，碰到困難和問題時要想得開些，始終保持樂觀主義精神。

**起居有節**：生活要有規律性，養成早起早睡的良好習慣，工作、學習、勞動、鍛鍊都要安排得有條有理。這樣，肌體才能更好地適應各種環境的變化，保持身心健康。

**清淡飲食**：每日三餐，以清淡食物爲宜，要多吃些蔬菜、豆製品之類的食物。過量的脂肪對老年人是有害的。但體弱多病的患者可適當增加營養。

**禁戒菸酒**：菸內含有尼古丁等多種毒素，會造成多種疾病，所以吸菸對人體的健康是有害無益的，必須下決心戒菸。關於喝酒問題，我們認爲喝少量酒精度數低的酒是可以的，但必須防止過量，以免損害健康。

**體育活動**：俗語說：『生命在運動。』經常參加體育鍛鍊，對身體健康是有益的。

所以，除了練習氣功，還要注意其他的體育鍛鍊，例如散散步、打打球、練練太極拳、爬山、游泳等，以增強體質，增進健康。

**參加勞動**：人們適當地參加一些體力勞動，特別是體弱和腦力勞動者參加一些輕微的體力勞動，對身心健康是有幫助的。但應注意不要過於勞累，以免過度疲勞。

**節制性慾**：婚後性生活要適當節制。性生活過多，損耗精氣，不利於健康長壽。

**講究衛生**：許多傳染病多因不講衛生所致，所以講究個人與環境衛生非常重要。

**新鮮空氣**：室內要保持空氣流通，清晨多到樹木花草的地方，呼吸新鮮空氣。

**有病早治**：對於疾病，要樹立預防爲主的方針，患了病要及時診治，採用中西醫結合治療的方法及早進行治理，做到及時控制病情，使身體早日康復。

## 241 練功一段時間後病情不見起色，怎麼辦？

練功的效果，同練功者的年齡、體質、精神狀態、疾病性質、病程長短及對氣功所抱之信心等有密切之關係，因此，在效果方面也有所差異。

根據臨床觀察，用氣功治療潰瘍病，一般約兩周左右，疼痛基本消失，食欲增加，其他症狀也都有明顯的改善。但也有的患者練功一、兩個月後，症狀雖有好轉，但程度不大。也有個別患者，練功一個療程（約三個月），仍不見任何起色。還有的練功初期收效甚速，後來效果就不明顯了。

練功者想獲得療效，首先應樹立起對氣功的信心，並要合理地掌握練功方法和要領。如果練功一、兩個月，病情不見好轉，不宜失去信心，仍應繼續練功，但要詳查原因，給予適當地糾正，同時結合進行中西醫藥物治療，效果更佳。如果練功一個療程，病情雖有改善，但未能痊癒，可繼續延長練功時間，直至痊癒爲止。如患者練功一療程，病情不見任何好轉，要根據病情的輕重，改用其他治療方法，或暫時休息一個時期再練。

## 242 有的人練功一段時間後很少或根本不增加體重，怎樣理解？

練習一段氣功後，由於食欲良好，消化功能增強，吸收能力加強，大多數人體重會增加，其他病態症狀也會隨之減輕或消失。但也有少數人練功後，病態症狀逐漸消失，唯體重並無增加，或很少增加。這是正常現象。其主要原因是練功、特別是練習站樁功過程中，內運動較劇烈，全身發熱，出汗較多，皮下脂肪消耗了一部分，因而肌肉更加結實了。

我們認爲，練功後體重增加是氣功獲得療效的標誌之一，但不是唯一的標誌，更不是主要標誌，主要標誌是病情減輕或消失了，身體更強健了。所以體重增加與否，並不是衡量氣功效果的唯一標誌。因此，練功者不必因體重未增加而失去信心，也不必因此而產生懷疑之心理。

## 243

## 有的人練功久了，小腹為什麼會大起來？

練功時採用意守丹田與腹式呼吸，時間久了，有的人小腹會大起來。這是正常現象。腹式呼吸是氣功中一種特殊的呼吸運動，它可以加強腹部肌肉的活動。練功久了，腹肌經長期鍛鍊，肌纖維的彈性加大，加上意守丹田，也使腹中之氣充足，所以小腹自然會顯得增大一些，此乃練功之良好現象。由於練功，植物神經興奮加強，腸胃蠕動加大，肌肉與皮膚的彈性增加，同時小腹氣足，增加了腹壓，這樣對胃下垂與腎下垂的患者就能起良好的治療作用。

但必須指出，有些人在練功時由於意守丹田，用意過濃，即死守丹田，使丹田部位鼓脹，這是不正常現象，應特別注意，及時加以糾正。

## 244 爲什麼有的人練功時會出現半邊身熱、半邊身冷等現象？

練功時，有的人出現左半邊身體熱、右半邊身體冷，甚至上半身熱、下半身冷，或下半身熱、上半身冷，還有的一隻手上大拇指和食指熱，而其他手指冷。這些現象的出現是因爲練功前情緒不穩定，練功中姿勢不正確或身體不舒服，造成人體氣血不調，經絡不通，陰陽不平衡的緣故。出現這種現象時不必擔心，只要進一步安定情緒，檢查練功姿勢是否正確，如果不正確，及時給予糾正，繼續練習，身體不平衡的生理現象就會好轉。如果不平衡現象仍然存在，功前就必須做好充分的準備活動，讓身體發熱，或喝一杯熱飲，這些不平衡現象就會逐漸消失。

## 245 爲什麼有的人練功時會頭痛、眼痛？

練功時造成頭痛的原因是由於久久不能入靜、意守過濃，或是姿勢不正確、身體沒有放鬆、呼吸過分用力等因素造成的。眼球和眼眶痛係內、外視過分用力所致。所以練功時應輕閉雙目，內視或外視時不要用力，姿勢要正確，呼吸要悠、勻、細、緩、靜，意守時精神不要太集中，不要死守，而要做到似守非守。練功時如果突然聽到驚叫、巨響，應採取不慌不忙、置之不理的態度，遵循各項練功的原則繼續練功。這樣做一般是不會產生頭痛、眼痛現象的。

如果練功時已排除造成頭痛、眼痛的因素後，仍然有頭痛與眼痛的現象，那就必須進一步查明病理原因，採用中西醫結合的方法治療之。

## 246

## 爲什麼有的人練功時手脚會抖動，甚至全身大動起來？

練功、特別是站樁時，有的人手脚會抖動，身體會搖動，甚至手脚會舞動起來。其原因是由於體內氣機發動，衝擊著某些部位的運動分析器，使之興奮，無意中指揮某些部位的肌肉，特別是手脚的肌肉，使其活動起來。另一方面是在練功時，某些部位的肌肉承受一定量的負荷後，時間長了，肌肉疲勞後也會產生這種抖動現象。練功時，有時抖動幾次就停止了，說明某些部位的肌肉放鬆了，自動調節了。有的人一直在抖動，說明某些部位的肌肉沒有放鬆，可繼續練習，待全身出汗後再停功，停功後用熱水擦身，會感到很舒服。如果是練自發動功，那麼按自發動功的練功原則、注意事項和收功方法進行。但練功時絕不能有意識地要身體動起來。這樣不好，易出偏差。

## 247 為什麼練功時身體有溫暖感和出汗現象？

不管是夏天還是冬天，不管是清晨或是夜晚，練習氣功時都會有身體發熱、出汗和溫暖的感覺，這是好現象，也是練功的良好效應。

練功時，雖然從外表上看運動量不大，但身體的內運動卻比較激烈，從而促使植物神經興奮，運動分析器和皮膚分析器也相應興奮，使肌體新陳代謝旺盛，血液循環相對加強，汗腺分泌力增強，皮膚溫度上升，使身體產生發熱和出汗的正常現象。

作者採用熱象儀實驗，練站樁功三分鐘後，手心勞宮穴的溫度就上升二・八度C。皮膚溫度上升了，身體就感到有熱感或溫熱感，要散熱，就會產生出汗現象。但在練功時，如果身體感到很熱，出汗很多，也要加以適當控制。控制的方法是，一方面縮短練功的時間，另一方面減輕練功的強度，或減輕意識對某一部位的刺激。

如練功時身體發熱出汗，練功後應把汗擦乾，及時穿上衣服，注意保暖。如果出汗較多，不要馬上直接吹風；如不要開電風扇或坐在風口上，也不要立即用冷水洗手或沖身，應稍等片刻後再進行沖洗，避免因受涼和冷刺激而出現偏差。

## 248 爲什麼練功時某些部位的皮膚、肌肉有酸、麻、脹、熱、涼、重、癢等感覺？

練習氣功時，由於氣機發動後全身生理、生化都在發生變化，特別是交感神經和副交感神經興奮與抑制逐漸趨於平衡。例如練功前情緒激動，使交感神經興奮性增強，副交感神經減弱，而練功時人處在較安靜的狀態，情緒較穩定，交感神經的興奮性相應地抑制，副交感神經的興奮性相對增強。

與此同時，練功當中，血液循環加強了，內分泌系統功能提高了，新陳代謝改善了。由於神經在調節，氣血在調和，經絡在疏通，肌電在變化，因而引起身體某些部位的皮膚肌肉有發麻、發脹、發熱、發涼、發酸、發重、發癢和蟲爬、蟻走等感覺，氣功上俗稱『八觸』。這些都屬於正常現象，不必驚恐、緊張，只要順其自然地練下去，必會獲得較好的效果。

## 249 為什麼有的人練功時眼前會出現各種各樣的幻景？

練功時，有的人眼前會有各種各樣顏色和各種各樣形狀的景物出現，氣功稱這些現象為『幻覺』。這種現象的出現並不神秘，而是大腦皮層進入深度抑制後的產物，它與作夢的道理相同，兩者都是以往經歷過的事情在大腦中留下的印象、痕跡，在一定的條件下重新呈現出來。但幻覺與做夢的不同之處在於：幻覺是在練功入靜的情況下出現，而做夢是在睡眠的情況下出現。因此練功時出現幻覺不必緊張，不必害怕，但也不要追求，順其自然，繼續練下去，經過一段時間就會消失。如果這些幻覺繼續存在，影響練功，可考慮改換另一種練功方法，此現象就會逐漸消失。

## 250 練功時全身感到發冷，是否可以繼續練下去？

練功者在練功時，一般都有感到舒適，或感到全身發熱、出微汗等良好效應。但有的人在練功時，因精神緊張、恐懼、憤怒等心理狀態，出現全身發冷，甚至越練越冷，這時繼續下去是不適宜的，應該暫時停止練功，等第二天再練；或者臨時改做一些輕鬆愉快的肢體活動，或其他有益的文體活動，待精神緊張和恐懼、憤怒的心理平靜或消失後再繼續練功。如果第二次練功時又出現全身發冷現象，就必須採取措施，如練功前先喝一杯熱牛奶、熱咖啡、熱豆漿、熱白開水，使身體有些溫暖感，這樣怕冷的現象就會逐漸消失，待此現象消失或減輕時再練，效果更好。如練自發動功時出現發冷現象，可在收功後練習一下站樁功（中位或低位），全身即會轉暖。

## 251 練習站樁功，膝關節產生酸痛等反應是正常現象嗎？

是屬於正常現象。因為練站樁時，雖說身體要儘量放鬆，但身體要求保持一定的姿勢，所以放鬆是相對的。由於膝關節要保持一定的屈度，特別是中位站樁和低位站樁，膝關節的負擔量就更大；再加上站樁時內運動較激烈，某些器官、某些部位反應較大，因此，氣功鍛鍊後，全身有點酸痛，特別是膝關節酸痛更加厲害。這是正常現象。隨著練功時間的延長，這些現象會逐漸消失。這同體育鍛鍊有些相似：『沒有酸痛，就沒有訓練。』站樁時沒有這些反應，就達不到鍛鍊身體的目的。因此，練站樁功時全身發熱，出微汗，膝關節有些酸痛，都屬於正常現象，甚至可以說是個好現象。

## 252

# 練站樁功時間長了，會不會產生下肢靜脈曲張？

不會。下肢的靜脈分淺靜脈和深靜脈。下肢淺靜脈有大隱靜脈及小隱靜脈；深靜脈有脛後靜脈、脛前靜脈、膕靜脈、股靜脈。深淺靜脈靠交通支相通。不管是下肢深淺靜脈或交通支，都有一個特點，就是有靜脈瓣膜，這些瓣膜是防止血液沿靜脈向心臟方向流動時發生倒流的『裝置』。而靜脈曲張是因為靜脈血管的彈性減弱，管內瓣膜功能不全，使防止血液倒流的瓣膜變性，血液循環不疏暢，下肢的靜脈血液不能順利流回心臟而集聚在下肢，從而導致下肢靜脈曲張。

站樁，看起來下肢不動，但站了一些時候，下肢感到熱乎乎。這說明站樁不僅能增強肌肉的力量，也能增進血管壁的彈性，提高靜脈血管瓣膜的功能，從而促進下肢的血液循環。所以，站樁不僅不會產生下肢靜脈曲張，而且能增強下肢血液的回流作用。

## 253 練站樁功時可以聽音樂嗎？

練習站樁功時，要注意姿勢的正確，身體保持相對放鬆，呼吸以自然呼吸爲主，意念以安靜爲主，或採用良性意念法。

爲了使站樁的時間延長，有的人在練站樁功當中，邊進行調身、調息、調心的鍛鍊，邊收聽某些輕鬆愉快的音樂，可使身心愉快、輕鬆，從而使大腦皮層中的某些不良刺激、緊張信號得到緩解與消除。這不僅能排除雜念，消除疲勞，而且感到時間過得較快。因此，聽音樂是可以的。但在收聽音樂時，宜選擇輕音樂，音量小些。在聽音樂的同時，要注意『三調』的鍛鍊，而不是專門欣賞音樂，否則，與一般的音樂欣賞就沒有什麼區別了。練習站樁功之際，收聽輕鬆愉快的音樂，不僅能增強練功的效果，而且能防止氣功出了偏差。

## 254 練站樁功有時也會不由自主地舞動起來，怎麼辦？

站樁是仿照樹木深根在地，固定不動之狀態下生長發育、壯大起來，運用到人體健康治療、強身上的一種功法。

站樁功要求放鬆、自然，保持正確姿勢，身體不能亂動，呼吸調和，精神愉快即可，不要求舞動。但有的人站樁到一定階段，在某些情況下，突然不由自主地動起來，這是由於身體氣機發動的結果，沒有什麼關係。

一般而言，站樁是不主張舞動的，如果突然產生舞動現象，那也順其自然，如果動得舒服，以後練習時就繼續讓其舞動，但千萬不要追求，以免偏差。如果動得不舒服，就按自發動功的收功方法，結束舞動現象。若喜歡舞動，就必須根據自發動功的練功原則、注意事項進行（**詳見自發動功一問**）。

## 255 練功後手指端變粗了，怎麼辦？

我們經過多次測試，證明人在氣功狀態下血管容積增大，練功後，手指端變粗是肢端末梢微血管在氣功狀態下血容積增大，血流量增多，收功後血液未能及時回流、仍滯存於肢端所致。因此，我們主張每次收功後都應稍用力搓揉手掌、手背和手指，讓指端血液及時回流，以防止指端變粗的現象；若手指端已變粗了，也可以通過這個辦法解決。

## 256 練功受驚後，應該怎麼辦？

有些人在練功過程中，如在入靜和意守之際，有時外界往往有巨響突然襲來，或功中出現幻覺現象，因而恐懼受驚。患者受驚後常表現為惶恐不安，心律不齊，或伴有機體不同性質的異常感覺，以往練功時之良好現象如入靜迅速、呼吸細長、全身舒服感等現象也隨之消失。出現這種情況時，必須立即停止練功，用雙手手掌按住耳門處做鳴鼓十次，或喝一杯熱茶，然後用熱水擦臉或用熱水浸雙手一～二分鐘，最好洗個熱水澡，以此來放鬆肌肉、平靜情緒和消除緊張。值得一提的是，如果在練功入靜時突然發生意外，思想千萬不要緊張，要心靜意定，採取不理不睬的態度，順其自然地練下去，就可避免受驚或出偏差。

## 257 急性扭傷應如何進行合理的氣功療法？

在日常工作、生活和運動當中，皮膚、肌肉、關節、骨骼碰傷，特別是軟組織扭傷經常發生。有一部分患者會立即採用熱敷或用紅花、透骨草、伸骨草、荆芥、防風之類的中藥進行熏洗療法或對扭傷部位立即進行氣功意守和氣功按摩療法。我們認爲，這樣治療都會導致血管擴張，滲出加快，腫脹自然加劇，組織破壞也就加重，對治療扭傷是不利的。

一般來講，軟組織遭受急性扭傷之後，受損的肌肉、韌帶、關節囊等部位的微血管也必然損傷。在急性初期階段的治療原則，應選擇冷敷療法，使血管收縮，以減少內出血，使腫脹逐漸消退；待二十四小時以後，根據損傷的情況，才開始考慮熱敷、熏洗療法，氣功意守患處及氣功按摩療法。

一般在扭傷二～三天，腫脹消退，急性期過後，或扭傷日久，局部軟組織發生粘連，關節功能受限或局部受傷出現瘀血硬塊時，採用熱敷、熏洗療法和氣功療法（包括氣功意守患處和氣功按摩），可達到疏通經絡，舒筋活血，氣行傷癒之目的。所以，急性扭傷要待急性期過後才進行氣功療法是比較適宜的。

## 258 本書介紹的這套自發動功的一般外動規律是怎樣的？

練習本書所介紹的這套自發動功時，在高度入靜的情況下，身體的各部位會自發地運動起來，這是一種正常的『靜極生動』現象。本功的肢體運動是自發的，也是有規律的。從外動的趨勢來看，是由小動到大動，由肢體的局部到全身，由猛烈到平穩，由亂動到有規律地動，由間息地動到靜動自如。從範圍來講，有各式各樣的拳式動作或一些類似體操、武術，舞蹈的動作，會自發地給自己按摩拍打、點穴、指示經絡，並會自發地做出類似虎、熊、鹿、鳥、猿等『五禽』的形象、動作和聲音。而各人自發的動作（包括五禽動作）都是不盡相同的。

肢體運動的正常規律是：

**靜→自發外動→間息動→靜動自如→虛無。**

即由無規律轉向有規律。

## 259 為什麼練習自發動功後有些人會頭暈作嘔？怎麼辦？

產生此種情況的原因，一般是練功者對自己所練習的自發動功功法掌握得不夠熟練，或是不遵照功法的要領及注意事項練功所致。凡是有意無意地不循章練習自發動功的人，收功後有時會出現頭暈作嘔的現象。例如體弱的患者採用站式姿勢練習自發動功（體弱患者應採用臥式或坐式）；如外動過度劇烈，不加抑制；如外動時間過長，造成身體過度疲勞，不適應；如練功者閉眼後沒有做到內視肚臍，而是內視『祖竅』穴或鼻端；如外動產生旋轉動作時不加意控制（產生旋轉外動時，應加意控制，採用反方向轉或坐下使旋轉停止）；如在風口的地方迎風練習，以致著涼——等等，都容易導致練功之後產生頭暈、作嘔的現象。

要防止這種現象的產生，就必須根據自身的體質與病況，選擇合適的練功姿勢、練功時間，控制練功的外動強度，切實按各種自發動功的程序及注意事項練習。

## 260

# 爲什麼練習自發動功後有些人會手腳冰涼?怎麼辦?

此種現象往往出現於本來就是手足溫度比較冰冷的人，因爲這些人多數是由於體溫調節作用特殊而引起，也有部分是因體弱、末梢血液循環差而致手足冰冷，這些人出汗特別多，手足皮膚經常濕潤。練功後出現兩手冰涼的人卻往往又是身上出汗多的人。看來這可能是人體爲了保存熱量（出汗是一種體內放熱的過程），維持體溫，四肢小動脈明顯收縮，外周血流減少的原因。

練習自發動功後，出現了此種現象是暫時性的，當練功時外動由大動轉入小動或靜止時，這種現象就會明顯改善。

在練習自發動功之後出現此種現象時，應即擦乾身上的汗，不要到擋風的地方去，應用力搓手和擦湧泉穴，並繼續練習一下中位或低位站樁功，即可排除上述現象。

## 261 練習自發動功時，意念活動程序未完便外動起來，怎麼辦？

按照本書介紹的自發動功功法練習，當練功進入眞正入靜時會產生自發的外動。有了第一次完全順其自然的自發外動以後，每次練習此功法便很容易外動起來。當練功比較成熟時，也往往有些練功者入靜後，意念活動還未完成時便自發外動起來。對此種現象，應立即加以抑制，強制自己完成全部意念活動後才可外動，否則會產生偏差，如會使練功者產生平時稍靜下來便手舞足蹈，或導致練功者大動不已，無法收功的毛病。因此須加注意，切不要把此種現象視爲入靜得法、功夫到家的標誌。

## 262 練習自發動功時，功間沒有產生外動，但收功時卻有點想動起來，爲什麼？怎麼辦？

產生此種現象一般是練功時間不夠長，未達到『陽氣』發動便收功——這是一種原因。另一種原因則是，練功時意念未能集中到意守部位，即練功過程未能做到意守丹田，一直到收功要意念繞肚臍轉圈時，意念才眞正集中到那裡，此時，『陽氣』

便微微發動，使外動也隨之產生。要克服這種現象，首先應做到練功時眞正入靜，做到眼要內視丹田，耳要聽著丹田，腦要想著丹田，亦即要輕輕地意守著丹田這個部位，使體內『陽氣』發動，以引發外動。同時可把練功時間適當延長一些（以收功後自我感覺沒有不適爲度），以保證有充足的時間利於『陽氣』發動。

## 263 練習自發動功一段時間後，練功時往往會感到體內有熱氣團或熱氣流，爲什麼?怎麼辦?

練習本書介紹的自發動功一段時間後，練功時往往會感到體內有熱氣團或熱氣流，這是練功者體內產生『內氣』的一種良好感應。這團熱氣會產生在各條經脈的一些部位，當功夫達到一定深度，『內氣』充足時，這團熱氣又會發展成一股熱氣流循體內經脈流轉，這就是氣功術語中所指的通大、小周天的感應。當練功者體內產生熱氣團竄動感應時，不應控制，不要追求，不能加意誘導，應繼續練習，順其自然發展，使『內氣』增強。『內氣』在體內穴位部位竄動能產生如針灸穴位的治療作用。『內氣』增強後，體魄也自然會壯健起來。

## 264 練習自發動功時，單側或雙側耳朵有時會出現『如風蓋耳』現象，爲什麼？怎麼辦？

五官有病灶，或上呼吸道發炎的練功者，在練習自發動功時，往往會出現此種現象，這是練功時『氣攻病灶』的感應。如出現此種現象，不要害怕，應繼續練下去，待排除後才收功（往往會很快便自我排除）。若收功後仍出現此種現象，可把口張合幾次，或捂著鼻子、合著口噴一下氣便可解決。有此種現象的練功者，日後應加強氣功的練習，以幫助消除病灶，使身體康復。

## 265 練習自發動功時，如何使意守丹田與自然呼吸配合好？

本書介紹的自發動功的意守部位是丹田，採用的是自然呼吸法，即要求練功者在練習此功時不要注意呼吸，使呼吸完全從屬於自然。這樣做有利於入靜，並能防止出現憋氣的偏差。但當練功者意守著丹田，進入全靜狀態後，呼吸便會不由自主地隨之深長、緩慢起來（這是此功不用加意練習呼吸，而會自然而然自發地練好呼吸的一個特點)。這是一種良好的練功感應。出現此種現象時，練功者應輕輕地意守丹田，對呼吸不加任何注意。此時絕不要忘記意守丹田，不要用意使呼吸達到自我要求的速度和深度，而應讓其自然發展，這樣，收功後練功者會覺得胸腔部有一種舒適感(呼吸系統病患者感覺尤其明顯)。如此堅持練習下去，將會使練功者每分鐘的呼吸次數逐漸減少，呼吸深度逐漸增大，呼吸系統的生理功能提到最高。

## 266 練習自發動功時，體內有感應但無外動，會產生效果嗎？

練習本書介紹的自發動功的一般練習者在掌握好功法之後，當練功進入完全入靜時，『陽氣』發動，會自發地外動起來。繼續加強練習，便會產生各種體內感應。功夫深化後，『內氣』感應也逐漸出現。這是一般練功規律。但有個別練功者，練習此功一段較長的時間後，產生了體內的各種感應，甚至『內氣』感應也產生了，但總是沒有自發外動，這可能是先有內動而不易產生外動的特殊規律所致。

我們經過長時間的臨床觀察，看到這種情況的練功者雖然在一段時間裡練功時不產生自發外動，但練功的效果還是很好。我們還對有這種情況的練功者進行過一些生理指標的檢測，證實了這個事實。我們認爲，這種練功者只要能做到眞正入靜，儘管暫時沒有外動，但已產生了練習靜功的效應。而且從觀察中看到，這種練功者堅持練習下去，終歸會自發外動起來，並且會外動得劇烈而有規律性。

## 267 練習自發動功時，體內患部往往會作痛，為什麼?怎麼辦?

當有病患的練功者掌握本書介紹的自發動功功法後，練功時往往會感到體內病患部位有疼痛或不適之感，且每次產生的持續時間不等，痛的程度不同，有時甚至會劇痛難忍。這是一種氣攻病灶的良好感應。出現此種現象時，練功者不應害怕，更不應中斷當次的練功（如遇到劇痛難忍時，可由練站式改為練坐式或臥式姿勢），應繼續加強意守，把功練下去，直至疼痛完全緩解方好收功。

長期觀察表明，練功時氣攻病灶所產生的疼痛會在繼續練功時自行緩解。在觀察中還發現，病患練功時，每出現一次氣攻病灶現象，病情就會向好的方面轉化一步。

## 268 練習自發動功時，有些人會流眼淚或鼻涕，爲什麼？怎麼辦？

有眼、鼻疾患，上呼吸道炎或肝氣鬱結的患者練習自發動功時，往往會出現流眼淚或流鼻涕的現象。這是一種氣攻病灶的良好感應，練功者不必害怕，應繼續練下去，待眼淚、鼻涕不再流時才收功。這對幫助練功者恢復健康有很大的好處。

## 269 練習自發動功外動劇烈時，可強制自己立即收功嗎？

練習者在練功前應明白，練功時外動的範圍應以不超過自己站著時向體側平舉兩手的範圍爲度，外動的強度應以收功後自身不感到疲倦爲度。如練功前能明確這一點，練功中一般是不會出現劇烈外動的。若出現外動劇烈時，不能強制自己立即停功，而應暗示自己慢慢停下來，當肢體回復到停止外動以後才收功。如果外動劇烈時即強制收功，會使身體感到不適，肢體在收功後又亂動起來，甚至會導致下次練功時產生大動不已，無法收功的弊病。因此，要十分注意收功的方法。

## 270 練習自發動功時出現咳嗽、痰液，怎麼處理？

有呼吸系統疾患的練功者，在練習本書介紹的這套自發動功時，往往會出現咳嗽及大量痰液。這是一種氣攻病灶的良好效應。遇到此種現象，不應抑制咳嗽，應把咳出的痰液吐掉，待咳嗽慢慢停止之後，繼續意守丹田，練功，直到不再咳嗽了才收功。這樣，經過一段時間後，病情便會緩解，逐漸好轉。

## 271 《行氣玉佩銘》的內容是什麼？

《行氣玉佩銘》是近代出土的文物。它記載了古代人們練習氣功的情況，證明我國人民在戰國初期（公元前四世紀時）就累積了豐富的練功經驗。

《行氣玉佩銘》中記載：『行氣，深則蓄，蓄則伸，伸則下，下則定，定則固，固則萌，萌則長，長則退，退則天，天幾春在上，地幾春在下，順則生，逆則死。』

郭沫若先生在《奴隸制時代》一書中，對此做了考證。他認爲，這是深呼吸的一個回合。吸氣深入則多其量，使它往下伸，往下伸則定而固；然後呼出，如草木之萌芽，往上長，與深入時的徑路相反而退進，退到絕頂。這樣天機便朝上動，地機便朝下動。順此行之則生，逆此行之則死。這就是古人所說的『導引』，今人所說的氣功。

我們認為，這一銘文具體而生動地敘述了古人練習氣功的調息過程，和內氣循經絡路線運行的情況；從而進一步證明，氣功是中國醫學的珍貴遺產之一，是使人健康長壽的一門科學。

## 272 馬王堆漢墓出土文物中有何重要的氣功文獻？

一九七三年，在馬王堆三號漢墓出土文物中發現了兩件重要的氣功文獻。一是迄今為止所能見到的最早的西漢初期繪製的彩色《導引圖》，其中有一幅彩色帛畫，繪有人像四十多個，他們練功姿勢多種多樣，有閉目靜坐的，有雙手抱頭的，有收腹下蹲的，有彎腰打躬的，有站立仰天的，有屈膝下按的，形像栩栩如生。它對於研究氣功的源流和發展，具有十分重要的價值。二是《避穀食氣法》，它是與《導引圖》聯接在一幅上的。其功法有許多特點，並提出了怎樣按照季節，選擇環境，進行『食物』的方法，對後人很有啓發；亦即：練功時要講究四時及地點、方向。

# 第十三章・偏差糾正

## 273 什麼叫練功偏差？

練習氣功的主要目的是防病治病，增強體質，使人健康。但極少數人練功時沒有掌握氣功的基本原則、要領和注意事項，另創一套，急於求成，以致造成頭暈腦脹、泰山壓頂、前額凝貼、丹田鼓脹、大椎腫脹、氣團纏身、胸悶憋氣、腿部痲木、心慌意亂、頭緊舌硬、失控大動、昏沉思睡、胸背寒熱、氣機衝竄、漏氣遺精、興陽衝動等現象。氣功界把這些現象稱爲練功偏差，又稱『走火入魔』。

發生練功偏差，自己必須想辦法解救，或請有經驗的氣功醫師進行糾偏。不然的話，會給練功者造成精神和肉體上的痛苦。

應當指出，極個別人產生練功偏差，並不是氣功本身的問題，而是練功者未遵循練功原則、要領造成的，因此絕不能因個別人練功時出了偏差，否定了氣功本質的東西。

## 274 產生練功偏差的主要原因是什麼？

練習氣功的過程中，練功者自覺產生一些良好的感應，這屬於正常現象。但有個別初學練功者，練功過程中產生不良的感應，這就屬於練功偏差。

產生練功偏差的原因是多方面的，其主要原因有下列幾種：

(1)沒有根據自己的身體特點、疾病情況、陰陽虛實、臟腑盛衰，而生搬硬套地選擇一種固定的練功方法。這種方法如與本人的條件和病情相適合，則獲得療效；若不適合，甚至與本人的條件相反，就會練出偏差了。

(2)沒有固定老師的指導，沒有長期練功的計畫，出於好奇心，見異思遷，一會兒練這個功種，一會兒又練另一個功種；一會兒向這個師傅學，一會兒又向那個師傅學；隨便拋棄原來的一套練功方法。這樣亂學亂練，沒有一個基本的練功方法，也容易出現偏差。

(3)盲目追求各種感應和現象。這是練功者較爲多見的不正確作法。這樣做就等於自己造成偏差。例如練習自發動功時不是順其自然練習，貪求動觸的滋味，不知不覺助長了動觸的程度，以致大動不已，無法收拾。

(4)練功方法執行得過於機械、呆板，全身沒有放鬆，意識與身體各部過於緊張，違反了活潑自在和自然放鬆的規律。例如練習站樁時，由於腰部沒有放鬆，呆板地堅持練下去，很容易造成單側或雙側骶棘肌受損，造成偏差。

(5)故意用意識引領氣脈的運行，以致把經絡路線引領錯誤，違反經絡的運行規律，不能循經道正規流注。例如，練功時間不長，就著意追求通大、小周天；這樣做不僅不能達到目的，反形成氣機聚集，造成泰山壓頂之感，就造成了偏差。

(6)在練功的過程中，對所見到和產生的一些幻覺，例如眼前浮現一些人影、物影和景象，以及各種顏色時，發生恐懼心理，或者用迷信的觀點分析，缺乏科學的認識，這就造成胡思亂想、膽怯驚慌等偏差。

(7)練功入靜時，突然聽到喊叫、巨響，產生受驚現象，例如產生害怕心理，這樣會造成心動過速、心率不齊、驚慌失措等偏差。

(8)誤聽沒有眞才實學的氣功師或醫師的所謂指導，道聽塗說，把氣功中出現的偏差現象當作良好的現象，並加以追求，造成偏差現象日益嚴重。

(9)練功時，由於某種原因，突然生氣，產生氣機逆轉，也會造成偏差。例如練功時突然打罵小孩，雖然只打一、兩下，罵一、兩句，身體中的某個部位就當即感到不舒服，產生偏差。

⑽沒有遵循練功的原則和注意事項，違反練功的禁忌事宜。例如練功後汗流浹背，就立即去洗冷水澡，洗後會感到很不舒服，甚至產生疾病。

練功出現偏差，完全是因爲沒有很好地掌握練功原則和注意事項造成的，絕不是氣功療法本身的問題。我們不能因爲出了偏差而片面否定氣功療法的好處，或者從根本上懷疑。要避免發生這些偏差，首先必須愼重地選擇適合自己的功種和練法，並堅持練功原則和遵循練功注意事項。若能認眞做好上述各項，堅持練習，定會獲得成效。

## 275 練功發生偏差時，自己應怎樣進行初步糾正？

一般來說，練功者根據氣功練習的原則、要領和注意事項進行練功，就不會出現偏差。如萬一出現頭暈頭脹、前額凝貼、泰山壓頂、丹田鼓脹、胸悶憋氣、心慌意亂等偏差，又沒有氣功醫師給予糾正，自己可進行初步解救。辦法是：

**改練其他功法**：停止原來的練功方法，找出原因，改練部位放鬆法和全身放鬆法，以及改練良性意念的動功，如太極氣功、十段錦等。

**採用拍打放鬆法**：即用自己的雙手，結合放鬆，從頭到腳進行自我拍打，拍打到身體哪一部位，就想到那一部位放鬆。

**按摩湧泉（腳心）法**：用自己的手掌心擦摩腳掌心，並有意地將氣下沉到腳心。每天擦摩兩腳心三百次。

**參加文體活動**：消極停動，不能解救偏差問題。除了以上辦法之外，還要多參加有益的文體活動和輕度的體力勞動。精神要愉快，思想緊張要消除，多聽些輕鬆愉快的音樂，改練良性意念的功種（絕對不能再練意守功）。這樣，經過一段時間的練習，有的偏差會逐漸減輕或消失。

## 276 練功時出現了『泰山壓頂』之偏差，該如何糾正？

個別練功者出了偏差，自覺氣聚頭頂，有如『泰山壓頂』之感，頭部覺得重壓、脹痛。這種現象主要是因意守過濃所造成。這時，練功者可改練三線放鬆功、部位放鬆功和全身放鬆功，一般是可以排除的。也可以在練功之後用兩手的中指輕壓兩處太陽穴，按順時針方向按揉一百次，然後再用兩手之中指輕壓兩個風池穴，按順時針方向按揉一百次。

氣功醫師糾正的方法是：氣功醫師半握拳，單取患者的百會穴，用大拇指指尖點在百會穴上，運用『外氣』向下一推，同時很快隨下推的手法，指尖做半個圓周的轉動。當患者感到頭部已放鬆，有泰山搬掉之感即可。

## 277 練功時出現了『前額凝貼』之偏差，該如何糾正？

個別練功者出了偏差，自覺氣聚前額，有如前額貼了膏藥，很不好受。這時，練功者可改練三線放鬆功，一般是可以排除的。也可請氣功醫師幫助糾正。其糾正方法是：氣功醫師用兩手大拇指雙取患者的印堂（兩眉之間），用大拇指的指端點在印堂穴上，其他四指和手掌把頭額左右輕輕抱著，然後兩手大拇指沿著兩眉左右橫撥到兩側太陽穴（在眉毛盡處凹陷中），發放『外氣』，大拇指指尖貼在太陽穴做圓周式的轉動十次，再回印堂穴，這樣操作往復十次左右，然後用大拇指在下眼眶揉動片刻，當患者感到前額輕鬆，好像粘貼的膏藥已被撕掉即可。

## 278 練功時出現了『丹田鼓脹』之偏差，該如何糾正？

個別練功者出了偏差，自覺氣聚腹部下丹田處，鼓脹甚大，在一呼一吸當中，丹田與之相應，向內凹進，有似深坑，向外鼓出，如吹氣球，整天肚子鼓脹，非常難受。

自我糾正之法是：用右手中指指尖輕壓肚臍下一寸三處，指尖朝下，用意下推，引氣下行，幾分鐘後即會感到氣感朝下，鼓脹減輕。再多做一會，丹田鼓脹即可消除。

氣功醫師用雙手大拇指和食指在肚臍眼兩側五寸處夾住兩側粗筋（粗筋長約四寸，斜行走向，成爲倒置的八字形），大拇指和食指夾在粗筋中段，運用『外氣』，然後向兩側平行拉開，把那條筋就勢拉動。咕嚕作響後鼓脹減輕，便能使患者恢復正常。

## 279 練功時出現了『大椎腫脹』之偏差，該如何糾正？

個別練功者出了偏差，自覺氣聚大椎（第七頸椎處），腫脹有如乒乓球大小。

自我糾正的方法是：人自然站立，全身放鬆，有意將全身做輕微抖動，幾分鐘後，感到大椎腫脹減輕即可。

氣功醫師糾正的方法是：先用中指點著患者大椎穴，指尖朝上，發放『外氣』，然後用食指和中指夾住腫塊，上下推拿。治療幾次，即可逐漸減輕患者症狀。

## 280 練功時出現了『氣團纏身』之偏差，該如何糾正？

個別練功者出了偏差，自覺熱氣纏身，猶如火燒似的。

自我糾正的方法是：出現這種偏差後，只要練功時去除意守，排除追求各種感覺，或改練放鬆和保健操，熱氣團就會逐漸消失。

氣功醫師糾正的方法是：用食指和中指指端在患者大椎處，運用『外氣』順脊椎往下拉：，連續八～十次，即可使熱氣團下降、消失。

## 281 練功時出現了『胸悶憋氣』之偏差，該如何糾正？

個別練功者在調息方面，由於不得要領，盲目追求異常的調息目標，弄得頭暈眼花，胸悶作痛，氣短憋氣，呼吸困難。出現這種偏差時，練功者應及時採用自然呼吸法或行步呼吸法，而不再用其他調息法，上述現象便會逐漸解除。

## 282 練盤坐功時出現了『腿部麻木』之現象，該如何糾正？

練盤坐功時出現盤腿麻木，這是一般初練功者常見的現象。有的練功者初學時，就做雙盤膝『五心朝天』，結果由於鬆靜不夠，出現腿部和全身麻木，甚至幾分鐘內不能起立，雖然不會造成嚴重的後果，但產生了痛苦。

糾正方法是：盤坐中或盤坐後，如果腿部麻木，用手幫助，把兩腿放直，然後垂腿坐著，用兩手按摩腿足部。按摩次序是從小腿到足背。兩、三分鐘後就可以解除麻木。

## 283

## 練功時出現了『心慌意亂』之偏差，該如何糾正？

個別練坐功和臥功者，在意念方面還沒有掌握正確的方法就強行意守、入靜，結果常因受到外界環境的突然影響而受驚，出現心慌意亂之現象。

糾正方法是：改練站樁功，不再意守身體某部位，而意念良性外景，如意想鮮艷的花朵、碧綠的海洋、蒼翠的樹林，或意想對身心健康有益的情景，或意想輕鬆愉快的生活景象。經過一段時間的鍛鍊，症狀就可減輕或消失。

## 284

## 練功時出現了『頭緊舌硬』之偏差，該如何糾正？

個別練功者獨出心裁，違背功理，也會弄出許多毛病。曾有一位練功者由於看到氣功書上寫著：舌頂上腭可以接通任督二脈，就呆板地照本學習，每天死死地、一刻不停地舌頂上腭，不肯放下，最後造成舌神經僵化，欲放不得，說話困難。

自我糾正的方法是：用兩手中指輕輕按摩頰車穴，每次三分鐘，約十五次左右，舌硬慢慢變軟即可。

氣功醫師糾正的方法是：運用『外氣』在患者的承泣穴、地倉穴、頰車穴及心俞穴輕輕按摩幾十下，舌便會慢慢恢復正常。糾正後，練功者絕不應如此練習了。

## 285 練功時出現了『失控』之偏差，該如何糾正？

有些練功者練習靜功時，出現頭部、甚至全身微動起來，這屬於正常現象。但有個別練功者追求動觸現象，越動越大，不可收拾，產生失控偏差。

自我糾正的方法是：出現此種現象後，練功者再練功時切不要再用意使之動觸。如再不能有效地完全控制，應暫停練功，參加輕微的體力勞動，或參加其他一些對心身有益的文體活動。經過一段時間後再行練功。

氣功醫師糾正的方法是：用『外氣』對患者大椎、曲池、合谷、肩井穴位輕輕按摩，使氣循經絡之路行走，使走火的軌道及時返正，就會逐漸糾正失控現象。

## 286 練功時出現了『昏沉思睡』之現象，該如何糾正？

有些練功者練習坐功或臥功時會不自覺地昏昏沉沉，打鼾思睡。出現此種現象，不要害怕和心急，及時糾正就可解決。

糾正方法：一是讓其安心入睡，醒後精力充沛，再行練功；二是練功時把輕閉雙目改為雙目微露一線之光，使之不斷接受外界一些輕微的刺激；三是改練站樁功和行步功。採用上述辦法後，都可以解除昏沉思睡現象。

## 287 練功時出現了『氣機衝竄』之偏差，該如何糾正？

有個別練功者練習坐功時，自覺『氣機上衝』，呼氣時自覺一股氣流從口噴出，吸氣時又覺一股氣流直竄丹田，造成心慌與不適。

自我糾正的方法：遇這種情況，應先停止原練功方法，例如把盤腿姿勢改為自然坐式，放棄其他呼吸方法，改用自然呼吸法，就會逐漸歸元，此現象也會漸漸消失。

氣功醫師糾正的方法：雙手掐患者雙肩井穴三十六次，再把右手掌心貼在患者大椎穴上，運用『外氣』，沿脊柱往下拉，使氣機下降，氣機衝竄現象就會減輕或消失。

## 288 練功時出現了『胸背寒熱』之現象，該如何糾正？

有小部分練功者練習坐功時，感覺胸前和背後熱得厲害，或胸前、背後發冷，冷得抖顫，這都屬於不正常現象。

糾正方法是：感到發冷時，應即停功，改日再練，並立即用熱水洗臉和浸手腳一會，冷氣就會逐漸消退。如感到發熱時，兩手掌心上提，到與兩眉同高時，再改換掌心朝下降，張口念出『哈』字音，向外呼氣，則熱感就會減退或消失。

## 289 練功時出現了『漏氣遺精』之偏差，該如何糾正？

有小部分男性練功者練意守會陰穴時，自覺有氣從前陰或陰部迸出，這叫**漏氣**。時間長了，不練功也會感到這種現象，甚至發展到經常遺精。

自我糾正的方法是：練功者本人應經常揉擦丹田及腎俞部位，使之感到微熱爲度。經過一段時間，漏氣遺精現象會逐漸減少、解除。

氣功醫師糾正的方法是：令患者仰臥，用中指和食指發放『外氣』於患者的臍中、關元穴，使其小腹感到微熱即可。

## 290 練功時出現了『興陽衝動』之現象，該如何糾正？

有部分男性練功者在意守丹田時陽氣勃勃，性欲衝動，舉陽不倒，甚至在夜間不練功時也有此現象。

有些人曲解興陽的理論，認爲這是好現象，甚至想方設法助長這種現象，以致墮於『房中術』的陷坑中。

聽信這種謬論，不但不能保健長壽，反而會損壞身體。對這種邪說要警惕。

糾正方法：練功時發現有興陽衝動的現象，應立即改換功法。例如用自然坐式，意守湧泉穴；或請氣功醫師用雙手大拇指和中指分別掐住患者雙手的合谷和勞宮穴，並發放『外氣』，就可平復興陽現象。

# 第十四章・國際動態

## 291 國際上建立了哪些氣功研究機構？

歐美一些著名大學，如美國麻省理工學院、哈佛大學、紐約州立大學和聖地牙哥海軍醫院、史丹佛研究院，英國的倫敦大學、倫敦布爾比克學院，都建立了氣功研究機構，開展了氣功的研究。一九七八年，瑞士瑪赫瑞希研究大學舉行了三十多次氣功學術討論會，還制訂了一個雄心勃勃的綜合研究計畫，邀請世界各國科學家前往共同研究。在歐洲、亞洲、非洲、拉丁美洲和北美洲還建立了許多氣功學術團體，培養了兩百多萬人。一九八二年來，中國大陸也開始了氣功學術研究和氣功推廣工作。

## 292 國際上召開過哪些氣功學術會議？

氣功在國外，通常叫作『瑜伽術』、『靈子術』、『生物回授』、『心靈能學』、『放鬆訓練』、『飛行技術』、『功夫』和『坐禪』等等。近年來，隨著氣功機理研究的進展，加之藥物的副作用，人們希望找到一種不用藥物的治病方法，因此，氣功這一項古老的練功術也逐漸受到國際上的重視。一九七三年在布拉格，一九七五年在摩洛哥，一九七七年在羅馬舉行過三次國際性氣功學術會議，廣泛交流了經驗，對促進氣功理論研究和普及氣功起了良好的作用。

## 293 國際上有哪些著名的科學家參加了氣功研究？

一九七四年，英國化學家兼物理學家克普克斯爵士運用現代的科學方法研究氣功的作用原理，經過長期的實驗觀察之後，第一個宣布氣布——心靈能現象確實存在。加拿大安大略省醫學會有三百多名醫學博士對氣功療法產生興趣，並參加研究工作。一九七四年諾貝爾物理獎獲得者約瑟夫森和一九七七年諾貝爾化學獎獲得者布雷高金等國際著名的科學家也參加了氣功的研究和討論。英國愛爾蘭鄧星克天文台副台長江濤教授對於一九七八年發表的『探測氣功運氣療法物質基礎的初步實驗結果』一文給予很高的評價。他說：『這些發現具有先驅工作的性質』，『是一項創見性的成果。』美國科學家陳德仁提出要同中國的氣功醫師協作，用科學手段對氣功療法進行研究。著名的科學家錢學森等也直接參加與支持氣功的科學研究工作。

## 294 國際上做了哪些氣功神奇表演？

據一九七四年美國《科學新聞》報導，在英國倫敦布爾比克學院，由兩位物理學教授漢斯特和波姆主持，對以色列氣功師蓋勒進行氣功實驗。參加觀測的有十幾名科學家。當蓋勒手握蓋革計數器發功時，記錄到強烈的信號，相當於每秒鐘從手上發出一百～一五〇個粒子（本底爲每秒一個）。蓋勒還對一塊單晶金屬圓盤進行發功實驗。他把手輕輕放在一位物理學家手上。在物理學家的手掌和單晶金屬圓盤之間還隔著一塊塑料板，互不接觸。蓋勒發功兩分鐘後，使單晶金屬圓盤明顯彎曲。在場的十幾位科學家都證實實驗是眞實的；最後，兩位物理學教授還簽署了實驗報告。

另據一九七八年瑞士瑪赫瑞希研究大學報導，該研究中心之氣功師在發功時，可使身體騰空而起（稱氣功飛行技術）。他們用腦電圖進行實驗，發現氣功師騰空時腦電圖呈現最大之相干性。他們對氣功鍛鍊者進行了生理、物理、生化、心理等方面的研究，並發表了一百多篇論文。

## 295

## 國際上開展了哪些氣功臨床實踐？

氣功的臨床實踐在歐美相當活躍，例如加拿大已有三千多人參加氣功臨床實踐，他們不僅治癒一些由精神因素引起的功能性疾病，還治癒一些器質性疾病。美國哈佛大學最近幾年一直從事氣功對高血壓療效的觀察。據報導，三十六例高血壓患者，治療前收縮壓和舒張壓分別為一四六／九十四・六毫米汞柱。潘特醫生分別採用氣功和在睡椅上靜坐（模擬氣功訓練的樣子），進行降壓試驗，結果表明，兩者降壓效果是不一樣。前者使病人經過一個療程的治療後收縮壓和舒張壓分別下降二十・四和十四・二毫米汞柱，而後者僅下降〇・五和二・一毫米汞柱。

據美籍教授牛滿江介紹，紐約洛克菲勒基金大學用氣功治療高血壓，參加實驗的有五百人，半年後，七五％以上都有顯著的療效。

有關衛生組織之研究結果還表明：氣功對缺血性心臟病的室性早搏有效。他們通過一種遙控監護裝置，對患者進行晝夜觀察，發現十一例病人中有八例病情減輕，早搏次數由治療前的每小時一五一・五次下降到一三一次。

聖地牙哥軍醫院已將氣功用於軍事訓練，例如用氣功訓練士兵在寒冷的條件下提高手溫，以便他們能在『不帶手套』的情況下操作。

## 296 國際上在氣功儀器使用方面有哪些動向？

一九六〇年，美國醫生瑪里納西和霍蘭德在治療中風和外周神經損傷的患者時發現：如果將患者有關功能受損組織的肌電圖變成視覺和聽覺能夠接受的信號，作用於患者自身，通過患者之意識活動，病情能較快地好轉。

一九六四年，安德紐斯醫生用同樣的方法，觀察二十例半身不遂的患者，也獲得了同樣的效果。這一結果引起美國、加拿大醫學界的重視。

從一九六九年起，他們研製了一系列電子監測儀器，如皮膚電阻器授計、血壓回授計、皮溫回授計、肌電回授計等等。病人練功時，因體內或者體表狀態改變而產生的『信息』能夠通過這些儀器反饋於病人自身，控制練功的時間和強度，糾正其偏差，引導入靜等等。這就是『生物回授法』。這種方法實際上就是利用現代化儀器幫助病人練氣功，提高訓練效果。

據加拿大的格門士和布朗士報導，他們用這種方法治療兩百名病人，結果六〇%症狀消失，三二%好轉，無效者八%。美國的布勒德禮等用這種方法治療一一四例，結果大多數在八～十二週後逐漸好轉，而這些患者都是經過長期常規治療無效的。

目前，這種治療方法正在迅速發展。一九七〇年，美國成立了『生物回授學會』，會員超過一千人。一九七四年又創辦了會刊，並逐年出版研究年鑑。

## 297

## 氣功在亞洲的情況如何？

瑜伽，在印度幾千年前就已存在，以後經由恆河流域，傳到喜馬拉雅山一帶，由修行者師徒相傳，經過了悠久的歷史。在印度，爲表示對該術的尊崇，曾開設『瑜伽學院』，以加強研究工作，現在印度已建立了好幾個瑜伽研究中心，經常有各國學者、專家到此留學取經。瑜伽術者曾在世界各地做過多次精彩的表演。

在日本，氣功也同樣有著悠久的歷史。據說，我國的靈子術在秦始皇時代已傳入日本。後來，唐朝鑑眞和尚東渡弘法，淸朝隱元禪師東渡傳禪，都對日本氣功產生較大的影響。目前在日本流行的有『網田式靜坐法』、『江間式公身鍛鍊法』、『藤田式息心調和法』以及田中守平的『靈子術』等等。

## 298

## 氣功在歐洲的情況如何？

在歐洲，波蘭和捷克把氣功作為訓練運動員的項目之一，在一九六四年奧運會比賽中獲得了良好的成績。此後，許多國家對此都重視起來。英國倫敦皇家學會會長克魯克斯第一個用科學方法研究氣功的作用。他經長期觀察後，宣布『心靈能』確實存在，並說氣功並非不可思議，而是有物質基礎的。據記載，中國的按摩術在唐代已傳入法國。二十世紀三十年代，漢學家馬伯樂曾在《亞洲雜誌》上介紹過中國氣功的『胎息法』、『閉氣法』等。

在西德也流行『呼吸自我訓練』。有的中小學，課間休息時就利用氣功作為消除疲勞的有效手段。

一九七四年五月，瑞士瑪赫瑞希研究大學曾做過一個有意義的試驗：對氣功師腦電波的變化進行了測試，發現氣功可使腦電波頻率減少，而波幅度增加三倍還多。這表明可使人們的功能回到兒童時期的慢波，使衰老的生化指標發生逆轉，使大腦各區域的波形趨向『同步』，也就是腦細胞的電磁活動高度有序化。

一九七五年，瑪赫瑞希研究大學又從生理學、生化學、心理學和社會學等方面對氣功進行了綜合研究，並根據其『綜合性研究計畫』，邀請世界一些科學家參加此項研究，曾出版了《超覺入靜與飛行法》文集。

在奧地利，醫學教授舒利茨於一九五八年首次發表文章，談論在體育運動中採用氣功的重要性及具體方法。他把這種訓練方法叫作『奧陶根訓練法』。以後很多國家都把它譯成『放鬆訓練法』。

## 299
## 氣功在美洲的情況如何？

現在在美國，約有十幾種傳授氣功的訓練班，例如『超覺靜坐訓練班』、『歐赫訓練班』、『生理回饋訓練班』、『行爲矯正訓練班』等等。僅紐約市就有八十個以上的『瑜伽術學校』。美國已經把氣功作爲宇航員的必修課程之一。

在加拿大，氣功療法也頗受歡迎，僅安大略醫學協會就有三百多名醫學博士倡導氣功療法，臨床研究相當活躍。一九六九年以來，他們研究了一系列電子監測儀器，通過這些儀器反饋於病人自身，糾正其偏差，引導其入靜。這就是『生物回授療法』。

## 300 美國推行生物回授療法

生物回授療法與中國的氣功療法原理相同，只是生物回授利用現代化的儀器幫助患者作氣功，以達到治療效果。

美國田納西一個患癲癇症的小孩、加利福尼亞州一個待產婦人、波士頓市一個『手指冰凍』的病人以及其他罹患頭痛、歪頸、心律不整和中風癱瘓的病人等等，彼此似乎並沒有什麼關係，可是這些病人卻有一個共同點，即他們全都是使用最新『生物回授』法(biofeedback)的受益者。這種治療方法教人控制一切下意識的軀體活動。

幾世紀以來，一些瑜伽和禪宗大師都宣稱他們知道運用這種治療法的秘訣。直至前六、七年，醫生們才開始利用電子器材認眞研究這種用意志控制的治療方法。

在正常情形下，人們不知道自己血壓的升降、腦波節奏的變動、肌肉狀況的改變和很多其它體內器官的情況，敏感的電子器材能使我們感到上述的一切變化。這類器材通過附著於軀體不同部位上的電極就能測出、放大和顯示體內的輕微波動——用『嗶嗶』的信號聲或閃爍燈光表示出來。這樣，我們就能及時應變或設法改正。

舉例來說，當急促的信號顯示血壓升高時，坐在生物回授機前的病人便可以集中精神，試行壓低自己的血壓。當速度減低的信號出現，就表示他已經成功了。

這種方法仍舊含有不少神秘成分——究竟一個人怎能在自己體內用誘導方法形成降低血壓、鬆弛肌肉、改變腦波形態或皮膚溫度的軀體或心理狀態呢？事實證明，他確實可以學到這種本能。而且用電子器材練習一段時日後，病人都能獲致相當不錯的本能，以後不用器材也能隨心所欲，自行引導至所需的狀態。

率先研究生物回授法的心理學家尼爾‧米勒在紐約市的洛克菲勒基金會同他的一些同事完成了大部分創基工作。經過多次嘗試，他們能使幾頭狗增減血壓和腸子的收縮，又能訓練老鼠在短短九十分鐘內把心率增或減到二〇％的平均幅度，而且在幾個月後，這些老鼠就保有控制心率的能力。

加州洛馬‧林達大學婦產科臨床教授羅伯特‧格理醫生最近診視一位女病人時，後者曾問他生物回授技術是否可以幫她在生產時減輕痛苦。『她第一胎出現過難產情形，因此對於第二次生育頗感憂懼。我就讓他試用生物回授法，結果十分良好。』格理醫生回憶說。後來，他讓其他三十位病人接受生物回授法訓練，結果都很滿意。

這些孕婦使用一種可以將肌肉狀態變成音響的特製器材，練習放鬆肌肉的技巧。用一種低沉的隆隆聲響來表示肌肉極度鬆弛。她們每日練習兩次，每次半小時，直到能鬆弛肌肉為止，到了後來，甚至可以不用器材。生育時，這些產婦用了只及通常數量三分之一的鎮靜劑和四分之一的止痛劑。而且他們的分娩時間也較短——平均四‧一小時，和一般的六──七個小時相較，短了許多。

美國亞特蘭大市艾慕里大學伍德魯夫醫療中心宣稱，生物回授法極可能幫助中風病人『憑意志促使』癱瘓的腿和脚走路。該中心的約翰・巴斯瑪芝安醫生發明了一具小型電子儀器，接駁在癱瘓的肌肉上，能測出通常病人感覺不到的輕微肌肉活動。每逢肌肉開始活動時，儀器就發出『軋軋』聲響。於是，病人就學習如何使儀器發出聲響──這就是肌肉響應腦子發出的訊號，『憑著意志』採取行動的結果。

紐約市的傷殘康復院及研究中心發現生物回授訓練對於中風（癱瘓）以及其它有關行動的疾病和嚴重肌肉痙攣的病人可能發生療效。該院用這種訓練治療歪頸（一種肌肉痙攣使頭和頸歪扭的病）已奏奇效。一個下巴向左歪了九十度已有三年之久的病人，每星期接受三次訓練，每次半小時，在八星期之內就學會了控制頸肌，因而頭部又恢復到原來的位置，和常人無異。

周期性偏頭痛和緊張性頭痛全是頭部一些血管增加的壓力所造成的。堪薩斯州托匹卡市的孟寧吉爾基金會發明了一種探測手指和前額溫度差距的儀器，以使病人用意志鬆弛頭部血管來提高它的溫度。血管鬆弛的結果，使頭部血管的壓力減輕，偏頭痛就消失了。緊張性頭痛通常由前額、頭蓋和頸部肌肉收縮引起，使用生物回授法治癒或減輕症狀的比率高達七五─八〇%。

『手指冰凍』病的正名是『雷諾氏病』，患者在初秋就得戴手套。因血液循環受阻，病人的十指感覺麻木，顏色蒼白，有時變成藍紫色，病情轉劇後再變成鮮紅色，一碰到冷空氣就痛得要命。波士頓市麻省全科醫院生物回授法治療一個三十一歲的雷諾氏症病人。經八段時間的訓練，他就能控制手指的溫度，即使觸摸冰冷物體也不感痛楚了。

巴爾的摩市立醫院預期生物回授法可以治癒早期的胸腔攣縮。那是一種具有潛在危險的心律不整症。病人的心搏通過附著在胸部的電極，能使一些小燈亮起來。病人看到綠燈亮了，就知道心跳應當加速，紅燈亮了就應減慢。接受了十小時的訓練後，很多病人就能隨意改變心律；即使在家裡，不用儀器幫助，也能控制自如。

洛杉磯市加州大學的腦病研究所、俄克拉荷馬州杜爾薩市的兒童醫療中心和諾克斯維爾市田納西大學的心理學系最近全在研究常發性和嚴重性癲癇症，以及該症發作時所引起的各種病症。

從醫學的新發展方面論斷，生物回授法在很短的時間已有長足的進步。目前，它雖然還在初步實驗的階段，未來的成就似乎不可限量。總之，身心是息息相關的，因此，用意志控制身體機能自然是合乎邏輯而可以辦到的。

國家圖書館出版品預行編目資料

氣功三百問／林厚省／著
-- 修訂一版 . -- 新北市：新潮社， 2014.08
面； 公分 . --
ISBN 978-986-316-550-7（平裝）

1. 氣功 2. 問題集

413.94022 103010124

氣功三百問
作　　者 林厚省

〈企劃〉
益智書坊
〔出版者〕新潮社文化事業有限公司
電話 (02) 8666-5711＊傳真 (02) 8666-5833
〔E-mail〕editor@xcsbook.com.tw
印前作業：東豪印刷事業有限公司

〈代理商〉
Creative Agency
創智文化有限公司
新北市23674土城區忠承路89號6樓（永寧科技園區）
電話 (02) 2268-3489＊傳真 (02) 2269-6560

2014年8月 修訂一版
2019年8月 修訂三版